李培刚新疗法丛书

THE COLLECTION OF LI PEIGANG NEW THERAPY

无菌性纤维组织炎治疗

（类风湿关节炎、强直性脊柱炎）

TREATING ASEPTIC FIBROSITIS

李培刚　著

Author: Li Peigang

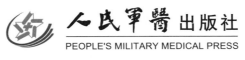

人民军醫出版社

PEOPLE'S MILITARY MEDICAL PRESS

北　京

图书在版编目（CIP）数据

无菌性纤维组织炎治疗 / 李培刚著 . -- 北京 ：人民军医出版社，2017.1
（李培刚新疗法丛书）
ISBN 978-7-5091-9150-7

Ⅰ．① 无… Ⅱ．① 李… Ⅲ．① 类风湿性关节炎 – 治疗 ② 脊椎炎 – 治疗 Ⅳ．
① R593.225 ② R681.505

中国版本图书馆 CIP 数据核字 (2016) 第 315145 号

策划编辑：高爱英　黄春霞　**文字编辑**：郁　静　**责任审读**：王三荣　姚　磊
出版发行：人民军医出版社　　　　　　　　　**经销**：新华书店
通信地址：北京市 100036 信箱 188 分箱　　**邮编**：100036
质量反馈电话：(010) 51927290；(010) 51927283
邮购电话：(010) 51927252
策划编辑电话：(010) 51927300-8748
网址：www.pmmp.com.cn

印、装：三河市春园印刷有限公司
开本：850 mm×1168 mm　1/16
印张：15.5　　**字数**：368 千字
版、印次：2017 年 1 月第 1 版第 1 次印刷
印数：0001-2000
定价：210.00 元

作者简介

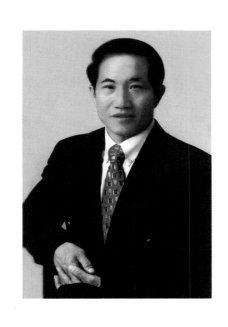

　　李培刚，主任医师，北京联合大学教授。1955 年出生，1972 年入伍任卫生员，1974—1976 年在天津医院学习，1977 年任军医，1984 年到地方工作，1989 年任主治医师，1993 年任副主任医师，1999 年任主任医师。1993—1997 年赴欧洲多国讲学。在骨折手术后骨折迟缓愈合、局部肿胀、肢体肌肉萎缩和关节强直等后遗症的研究中，为骨折手术后骨折愈合和功能恢复增添了新的治疗手段。在颈臂腰腿痛病临床研究中，对骨质增生、颈椎病、椎间盘突出、椎管狭窄诊治等有突破和创新。在类风湿关节炎和强直性脊柱炎的研究中，承担并完成了国家中医药管理局、河北省卫生厅科研攻关课题"106 例类风湿关节炎和强直性脊柱炎的扩大再研究"和"外伤性截瘫的临床研究"，专家鉴定意见认为达到了国内外先进水平，获得河北省卫生厅科技进步一等奖。

　　在创新理论基础上逐渐形成了一套特色疗法"李培刚新疗法"。该疗法以现代医学理论为基础，以人体生理解剖为科学依据，突破了传统医学的理论基础、检查方法和临床诊断，针对疾病的病因、病理及临床表现，运用新的临床检查技术和方法、新的诊断技术、新的治疗原则、新的治疗手法、新的运动机制及有效的锻炼方法治疗多种疾病，取得了很好的治疗效果。2003 年，"李培刚新疗法"通过了中国医师协会组织的由王澍寰院士等专家组成的专家委员会的认证，认为：该疗法在治疗截瘫、偏瘫、脑外伤后遗症、类风湿关节炎、强直性脊柱炎、颈臂腰腿痛病、骨折手术后等方面效果良好，为上述伤病增添了新的治疗手段，具有新颖性，治疗范围广，疗效明显，无不良反应，手法独特，简便易行，具有很好的应用价值，值得向社会推广应用。

内容提要

  本书是《李培刚新疗法丛书》之一，系统论述了作者在无菌性纤维组织炎（类风湿关节炎、强直性脊柱炎）诊治方面的临床研究成果。

  作者对类风湿关节炎和强直性脊柱炎的病名、病因、病理、诊断和治疗提出了一系列创新观点，把类风湿关节炎和强直性脊柱炎重新定性为无菌性纤维组织炎，根据病因、病理变化、临床特点，总结出一套全新的检查、诊断、治疗方法和有效的功能锻炼方法，治疗效果显著。

  本书着重介绍了李培刚新疗法治疗无菌性纤维组织炎的技术要领和治疗手法，全新阐述了功能运动机制和锻炼方法，内容新颖，治疗手法和锻炼方法示意图形象明了，方法科学有效，适合风湿科、骨科、康复科和全科医师参阅。

序

几年前，经朋友介绍认识了李培刚大夫，一方面是听说其医术神奇，另一方面也知道他正备受传言误解的困扰，因此让我有了了解真相的好奇。对李大夫的认识是通过较深入的交谈、粗读他的书和亲身感受，因为我没有太严重的"适应证"，李大夫的手法主要是让我感受到周身轻松和轻伤后的加快康复。在我与李大夫的交谈中，我曾带着疑惑和好奇问过很多问题，包括他的家庭、他成长的经历及他对各种医学问题的看法，渐渐对他有了一些了解。

首先打动我的是他的向上向善、要强要好之天性。李培刚大夫从小生活极其坎坷，父母早逝，家境贫寒。他几乎是在自我生存的挣扎中长大，而因此也失去了正统的受教育机会。很难想象一个人没有父母及社会的呵护，在逆境中长大，却仍然执着于自强不息，靠自学成为自食其力的有用之才，而且他选择了医学！看到他对自己、对家庭的强烈责任心，遇到困难的坚忍不拔，对待医术的认真执着，和对病人的极大耐心，我确实被感动。

其次是对他医术的理解。我曾带着问题多次询问并与他讨论，我认为李大夫是在充分熟知人体解剖的前提下用手精确感知各部位存在的问题，并在体表用特殊手法松解、分离开可能发生了粘连而紊乱的纤维组织，理顺各组织关系，恢复正常的肌肉、筋膜和血管的结构与功能，进而对那些以肢体为主的急慢性损伤进行有效的治疗。因为头部也有肌肉、神经和血管问题，内脏也有肌肉、神经和血管问题，如果能对症用手法去除，当然也会有效。"用眼去看病，用手去找病，用手去治病""手到其部，病在其处，手悟心会，法从手出"，这是李培刚大夫临床诊断和手法治疗的根本。依我的理解，李大夫治病的疗效既来自于我们惯于理解的理论基础，也来自于他那往往被人们小看或忽视了的悟性、直觉和长期实践的经验。瑞士著名医学家帕拉塞尔苏斯曾说过，"谁能治病，就是好医生。"尽管李培刚大夫不善交流，不善与人打交道，过于单纯耿直，曾经遭人误解和诋毁，我仍然认为他是个好大夫。而医学需要像他这样勇于突破、敢于创新的好大夫。

现代医学技术巨大的进步和发展虽然强有力地提高了医疗的能力，但并没有让医学"包治百病"，更无法实现人人被"手到病除"，医学仍然存在很大的局限性。对占人类约 70% 的慢性复杂性疾病的诊疗也并不能从现代高技术中最大限度获益，更何况过度诊疗及各种疗法的副作用等等。因此，对待这样一个有多种适应证的又几乎无副作用的医术，我们没有理由拒绝和排斥。

更难能可贵的是李培刚大夫坚持多年将自己的经验体会——"无病预防健身，小病轻病家治，大病重病医治"撰写成《李培刚新疗法丛书》让更多医生和患者受益。这套丛书通俗易懂，既可以作为技术推广的教材，也可作为广大患者自身防病治病的读物，我们又有什么理由不保持开放的心态去理解、去接受呢？因此，我愿意向广大朋友推荐本书。

（柯杨：北京大学常务副校长、医学部常务副主任，美国医学科学院外籍院士，教授、博士生导师，兼任国务院医改咨询委员会委员、中华医学会副会长、中华预防医学会副会长等职）

前　言

　　类风湿关节炎和强直性脊柱炎多迁延不愈，致残率和病死率甚高，是医学领域里的一大难题，此两种疾病发病原因不清楚，诊断尚不明确，目前缺乏满意的治疗措施，国内外的治疗方法主要是药物和手术治疗。激素或止痛类药物虽能暂时消肿止痛，缓解症状，但不能根治，长期服用还可导致胃肠出血、肝肾功能损害，使机体抵抗力和整体功能下降；采用滑膜和骨质增生切除手术，滑膜和骨质增生在切除后可再生，并且手术过程中人为地破坏了关节的正常生理结构，术后还可能产生瘢痕组织挛缩和增生肥厚，使病情加重。

　　笔者在多年的临床工作中对该疾病进行了专门研究，在以下几方面取得了突破和创新：

　　病名和诊断：将类风湿关节炎和强直性脊柱炎重新定性为"无菌性纤维组织炎"，解决了其病名含糊，诊断不准确的问题。

　　发病原因与病理变化：阐述了类风湿关节炎和强直性脊柱炎的发病诱因，同时阐述了该病的病理变化为肢体各纤维组织因炎症引起关节周围软组织肿胀、疼痛，造成肌肉萎缩，肢体纤维组织间相互交织在一起，各组织间粘连，组织关系紊乱，软组织增生肥厚，导致肢体关节纤维性强直或骨性强直。

　　治疗原则：研究总结出了根据病人的性别、年龄、病程长短、病情轻重程度、病变的部位和不同程度的病理变化需要，"以治为主，以动为辅，治动配合，动静结合"的新治疗原则。

　　治疗方案：根据疾病的临床表现和症状以及病理变化、病情轻重、病程长短、体质强弱，制定安全可靠、行之有效、轻重适宜的治疗手法、被动和主动功能锻炼方法。打破了以往类风湿关节炎和强直性脊柱炎患者禁止手法治疗和被动及主动功能锻炼，主张静止不动的陈旧错误的观念。采用新手法治疗，不进行手术和服药的情况下，可剥离和撕脱各组织间的粘连，理顺各组织关系，扩大各组织间隙，促进血液循环。配合科学有效的功能锻炼能消炎、消肿止痛，缓解痉挛，促使炎症和血水肿的吸收，软化机化的结节；促使肌肉和韧带等组织的血液循环，使肌肉增长，力量加强，恢复肌肉等软组织的弹性；肝、胃、肾等内脏器官的损害随治而愈。达到了整体免疫力和抵抗力增强，运动功能和各器官功能恢复、标本兼治的目的。

　　1986 年"类风湿关节炎和强直性脊柱炎（无菌性纤维组织炎）的临床研究"列为河北省科委和卫生厅计划内科研攻关课题。1990 年河北省科委和卫生厅组织的由尚天裕、葛宝丰、袁士祥教授等 15 位专家组成的专家委员会的鉴定认为：以手法为主，功能锻炼为辅的综合疗法，取得了前所未见的效果。方法新颖，手法独特，安全有效，易于推广，无副作用，是一种创新的治疗手段和方法，其局部及整体治疗效果显著，有效率及优良率高，使类风湿关节炎和强直性脊柱炎尤为早、中期患者的治疗有了突破性进展，达到国内外先进水平。

《李培刚新疗法丛书》是笔者几十年临床实践和研究的总结，希望能为临床相关医务人员提供一套新的治疗方法，从而为更多的患者解除病痛。

丛书付梓之际，笔者感谢曾经给予支持、鼓励的各位国内外友人。联合国副秘书长、联合国艾滋病规划署执行主任米歇尔·西迪贝先生 (Michel Sidibé, Under-Secretary-General of the United Nations, Executive Director of UNAIDS) 对于我的治疗技术的肯定和真诚推荐，让我深受感动。他在来信中写道：“在我 2016 年 7 月和 9 月两次访华期间，很高兴能够接受您对我的脚的治疗。现在我的脚已经有了很大改善，可以轻松地走路并不再感到疼痛。我会按照建议继续做练习，以便尽快恢复正常的步态。借此机会，我个人非常愿意推荐您的出色治疗——运用您的创新医学技术来治愈我的脚。祝愿一切都好，并希望您的技术可以让更多的人提高整体健康。”(It was a real pleasure to be under your care for my foot whilst visiting China in July 2016 and September 2016. It is much improved and I am walking with ease and with no pain. I continue to do the exercises that you recommended in order to regain and strengthen my normal gait. By copy of this letter, I would not hesitate to personally recommend you for the excellent work you have done fou me-using your innovative medical techniques to heal my foot. I wish you all the best and hope that many more take advantage of your skills to improve their overall well-being.)

笔者衷心感谢北京大学常务副校长柯杨教授给予的鼓励并为本书作序。原国家卫生部崔月犁部长、陈敏章部长，著名专家尚天裕教授、王澍寰院士、葛宝丰院士等前辈在笔者业务成长和探索创新过程中给予了热心的指导、鼓励和帮助，在此深表感激和怀念之情。

书中如有不当、不妥之处，敬请广大同仁和朋友们批评指正。

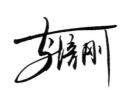

目　录

第1章 无菌性纤维组织炎诊治的突破与创新

第一节 新认识与新观点

无菌性纤维组织炎（强直性脊柱炎和类风湿关节炎）是病理不清、机制不明的常见病和多发病，是世界医学领域中的难症。其主要临床表现为：关节周围软组织对称性肿胀、剧痛，关节周围软组织和肌肉晨始僵硬，关节周围软组织挛缩、强直或屈曲畸形，肌肉萎缩。轻者关节功能受限或障碍，重者关节功能严重障碍或丧失。该病痛苦极大，而且迁延不愈，致残率和病死率甚高。不但严重地危害和影响了病人的身心健康，而且给其家庭和社会带来了沉重的经济负担。长期以来国内外医学界都在为攻克这一世界难题而做着不懈的努力，投入了较大的人力和物力，但是仍然未能将其病理和机制研究清楚。有些无目标性治疗和应付性治疗，不但无效果，反而给病人带来诸多轻重程度不同副作用。只是针对临床症状和表现进行治疗，而不是根据该病的病因和病理变化从根本上治疗，在治疗中所取得的效果是临时的，达不到根治的目的。

目前国内外治疗无菌性纤维组织炎（强直性脊柱炎和类风湿关节炎）的首选方法是药物治疗，主要包括水杨酸类和激素类，它们均具有临时退热、消肿止痛、暂时改善关节和肌肉功能的作用。但这些药物只是临时镇痛和缓解症状，不能彻底根治。长期服用上述药物还会使机体产生抗药性，导致机体各系统功能紊乱和损害，促使病情发展从而使病情加重。药物对消化系统、心血管系统、神经系统、血液、泌尿系统和生殖系统、运动系统产生不良影响。此外，长期服用激素类药物还可导致肾上腺皮质功能不全或萎缩、整体功能减退等，出现周身乏力不适、厌食、恶心、呕吐、头晕、头痛、怕冷、关节疼痛加重、肌肉酸痛僵硬等症状。

部分病人采用手术切除疗法，即临床上常见的滑膜和骨膜切除术及关节整形术。根据临床观察它们并非是理想的治疗方法，因为滑膜和骨膜的增生被切除后仍可再生，再生的滑膜和骨膜无止境地增长。同时手术人为地给病人的肢体关节造成了新的创伤，破坏了关节的正常生理和稳定性。手术后的外固定加上手术刀口处的瘢痕组织挛缩使关节功能受限或障碍程度加重，这样不但对治疗关节周围软组织隐患未能起到实质性和根本性的效果，反而给病人带来了新的创伤和痛苦，甚至使病情加速发展而加重。

目前国内外对无菌性纤维组织炎（强直性脊柱炎和类风湿关节炎）的病理和病因仍处在研究和探索阶段，如果遵循以往书本上的"类风湿关节炎和强直性脊柱炎患者必须卧床休息，禁止活动"，以及"运动会使肿痛明显，病情加重"的传统观念，患者的关节周围的纤维组织和肌肉长期静止不动，反而会使其关节周围纤维组织挛缩，关节囊、韧带、肌肉及其纤维组织萎缩，力量减弱。加上炎症的刺激，局部血肿的机化，各组织间相互粘连、甚至钙化，造成关节周围组织缺乏各种营养，出现关节骨骼边缘骨质增生、软组织肥厚等现象，导致关节功能僵硬、纤维性、骨性强直或屈曲畸形，关节功能严重障碍，甚至丧失。同时因局部而影响周身血液循环和新陈代谢变差，使各系统功能紊乱，整体功能和抵抗力下降。形成一种恶性循环，使病情越来越重。因此对无菌性纤维组织炎患者禁止活动的观点是消极的，起不到缓解症状和减轻病情的作用，对无菌性纤维组织炎的治疗和关节功能的恢复是不利的，反而使病情加重。

笔者针对无菌性纤维组织炎的临床表现和临床症状进行了深入细致的研究，找到了其发病原因，掌握了解了两种疾病的病理变化，并且根据各病的受累部位，在临床上将无菌性纤维组织炎分为周围型和中枢型两种。周围型无菌性纤维组织炎包括类风湿关节炎，而中枢型纤维组织炎包括强直性脊柱炎。

在正确诊断的前提下，针对疾病具体的病理变化需要制定出有效的治疗手法。在不服用任何药物和采用手术的情况下，通过李培刚新疗法的手法治疗均可起到消肿、祛痛，肌肉和关节功能改善和恢复的目的。同时针对肌肉和关节功能的需要研究出科学、合理、有效的锻炼方法，治疗后通过科学有效的锻炼，促进病人的血液循环，使肌肉增长，力量增强，加大肌肉、韧带的收缩和伸展度，扩大关节的活动范围，加强肌肉和关节的功能。治疗和锻炼方法有机地结合，能真正达到根治的目的。

笔者将以往的类风湿关节炎和强直性脊柱炎重新定性为"无菌性纤维组织炎"，新的诊断和新的疗法是重新修正的关键所在。

笔者经多年临床研究认为：无菌性纤维组织炎的肢体肿痛是"组织关系紊乱，纤维组织间相互交织在一起，组织间粘连，组织间隙消失，压迫所致"。运用辨证施治的方法，即根据不同病人的不同性别、年龄和体质，疾病的不同程度和类型，患病的不同部位、病人的不同承受能力，得出了适合各不同类型病人需要的治疗手法和科学有效的锻炼方法。治疗原则为"以手法治疗为主，以功能锻炼为辅，治疗与锻炼相结合；以动为主，以静为辅，动静结合"。

手法治疗没有任何副作用，在适应证范围内，是手术和药物不可替代的。根据手法治疗后病情恢复的需要，为巩固治疗效果，研究出适合不同

程度病人的有效的关节和肌肉功能锻炼方法。打破了以往类风湿关节炎和强直性脊柱炎患者禁止手法治疗和被动及主动功能锻炼，主张静止不动的传统、陈旧的观念。

经过大量临床实践证明，采用新的诊断、治疗原则、治疗手法与科学有效的锻炼方法相结合治疗无菌性纤维组织炎，能消肿止痛，松解关节周围纤维的挛缩，剥离和撕脱各组织间的粘连，解除组织间压迫，扩大纤维组织和神经血管间的间隙，加速肢体血液循环，促使炎症和局部血、水肿的吸收。配合肌肉组织的收缩和伸展以及关节的屈伸运动，促使肌肉和韧带等组织的血液循环，使肌肉增长，力量加强，恢复肌肉等软组织的弹性，加强了关节面的润滑性和肌肉、韧带、关节囊的收缩舒张力，促进了关节和肌肉及其他纤维组织功能的改善和恢复，提高了可协作性和配合性。同时通过对周身或局部的治疗，刺激和兴奋了神经和肌肉。起到了通过周围和局部手法治疗来刺激中枢神经，调节各脏器功能紊乱，再通过中枢神经和各器官系统功能的加强和恢复来带动局部神经和肌肉功能的改善和恢复，促进炎症和肿胀的消失。使关节、肌肉和各个器官乃至整体功能得到调节和恢复，整体抵抗力得到提高。使肝、脾、胃、肠、肾等内脏器官的损害随治而愈。达到了整体免疫力和抵抗力增强、改善，运动功能和各器官功能恢复、标本兼治的目的。形成了"以局部影响整体，整体带动局部；被动调动主动，主动取代被动"的辨证治疗理论。

1984—1990 年笔者先后承担并完成了国家中医药管理局、河北省科委和卫生厅计划内科研攻关课题——类风湿关节炎和强直性脊柱炎的临床研究，该科研成果已通过由尚天裕、袁士祥、葛宝丰等 15 位权威专家的鉴定，认为：该方法新颖、独特，安全可靠，无副作用，为国内外首创，具有科学性、先进性和可行性；是一种创新的治疗手段和方法，其局部及整体治疗效果显著，有效率及优良率高。经过多年临床观察，采用新疗法治疗无菌性纤维组织炎见效快，治愈率高，无副作用，而且对肝、脾、肠、胃等多功能损害起到了调理和恢复的作用，使病人整体抵抗力得到加强和提高，成为无菌性纤维组织炎（类风湿关节炎和强直性

脊柱炎）的重要治疗手段。

第二节　发病机制

一、体质因素

体质强弱是人体健康与否的基本条件。身体素质好，机体抵抗力强，防病抗病的能力相应就强。反之，身体素质较差，机体各器官的功能和抵抗力较弱，就很难防止和抵御各种疾病对机体的侵袭，而为各种疾病的发生和形成提供机会。无菌性纤维组织炎患者也不例外。体质强弱与无菌性纤维组织炎发病有着密切的关系，如情绪低落或高涨不稳定、精神长期处于紧张状态、精神创伤、长期过度疲劳与劳累、肝脾胃肠系统不良、神经衰弱、失眠、多梦、血管舒缩功能不全、经常手脚冰凉、怕冷、多汗、肌肉软弱和身材瘦小等均是患无菌性纤维组织炎及其他疾病的主要诱因。

二、发病原因

目前无菌性纤维组织炎的发病原因仍不清楚，但 90% 以上的患者有明显的致病诱因。有以下几点。

（一）气候与环境因素

1．天气变化　多数无菌性纤维组织炎对气候变化很敏感。当阴天、下雨或转晴天、寒冷、潮湿时，病人的关节周围组织肿胀及疼痛均可加重，这在天气突变、温差大、湿度高和寒冷伴有大风时更为明显。这是由于无菌性纤维组织炎病人关节及其周围血管神经功能不全、血管舒张收缩缓慢，且皮温升降迟缓的缘故。潮湿时湿度增高的刺激，致使关节周围神经的敏感性增强；寒冷时血流缓慢，血中和滑液内的纤维蛋白原增多，血内肾上腺素含量升高，甚至暂时性血栓形成，加上温度降低时血内球蛋白凝聚及滑液内透明质酸含量增多，致使滑液的黏度增高，而加大了关节活动时的阻力，因而使关节局部疼痛加重。

2．地域差异　北方干冷，南方湿热，温度

和湿度存在着较大的差异。温带、寒带与亚热带无菌性纤维组织炎发病率高，而热带低；潮湿地区高，干热地区低。可见无菌性纤维组织炎的发病与地域之间的关系。例如某人生长或长期工作和生活在北方或南方，身体已适应了当地的温度和湿度，如果忽然到南方或北方工作、生活，很难立即适应当地的温、湿度，加上生活、工作环境的变换，机体内难免不发生改变，整体抵抗力下降，严重的则会导致无菌性纤维组织炎的发生。

3．居住环境　理想的居住环境是人类健康的重要因素。研究表明：正常人体最适宜的环境温度为 $15 \sim 28℃$，相对湿度为 $30\% \sim 60\%$。如果一个人长期在潮湿、寒冷的环境下生活，极易引起各种疾病，特别是无菌性纤维组织炎及风湿病。

（二）职业因素

长期在寒冷、潮湿的地方工作，或者工作间内外温度、湿度相差悬殊，工作强度过大，工作时间过长、劳累过度等职业因素均可导致无菌性纤维组织炎。由于工作间的温度高于或低于室外温度，加上工作时劳累、活动量较大，躯干和肢体等处的肌肉收缩、舒张运动频繁，血液循环加速，新陈代谢极快，体表汗毛孔扩大，渗出大量汗水，这时如果突然进入温度较低、阴冷和有风的地方，身体不能马上适应室内或室外的温度，躯干和四肢的汗水及血流突然受到抑制，使肌肉和局部关节周围纤维组织受累，从而引起肌肉酸沉、疲劳无力、皮肤紧缩、汗毛孔紧闭、关节局部疼痛、活动受限，严重者则出现高热不退、关节红肿、剧痛等症状。

（三）年龄和性别因素

青年女性患周围型无菌性纤维组织炎者居多，特别以未生育和产后妇女发病率最高。女性常见与四肢肌肉和关节周围软组织对称性肿胀。男性常见于中枢型无菌性纤维组织炎及脊柱、骶髂和髋关节。月经期和孕产期是女性特有的正常生理周期和过程。由于在这"两期"身体内有着特殊的变化，特别在产后因失血较多，机体造血功能不能及时恢复，血液循环较差，体质较弱，过度的疲劳、大汗等均是致病的因素。加上一般女性缺乏这方面的防护知识，在"两期"内仍用凉水洗衣服、洗手、洗脚或用较凉的水洗澡、收拾冰箱，并且不注意休息，劳累过度，精神抑郁紧张等均可抑制周身和四肢血流，皮温下降，使肌肉舒缩缓慢，关节周围软组织僵硬、疼痛、肿胀，最终导致关节和肌肉功能障碍，功能丧失等严重后果。

第三节 病理变化

一、无菌性纤维组织炎的病理变化

无菌性纤维组织炎的病理变化可分为三期。

（一）滑膜炎期

主要表现为急性或亚急性肌纤维炎、肌膜炎、肌腱炎和滑膜炎。由于关节周围有滑膜渗出液而发生关节局部肿胀、变形，关节周围的关节囊、韧带、肌腱、肌肉和各种纤维组织发生水肿，加上炎症的刺激，使肌纤维组织出现反射性痉挛和疼痛，导致关节、肌肉运动功能受限、障碍，此时大量无菌性炎症在骨骺及关节上下即可出现骨质疏松现象。这一期的病理改变主要在滑膜，是无菌性纤维组织炎的局部免疫反应，而尚未出现全身性免疫反应。滑膜的组织学改变在发病第一周内即出现。

此期的组织学特点是：滑膜血管充血、水肿和纤维蛋白样变性渗出。滑膜表层细胞增生，炎症的刺激，血、水肿的渗出、机化，滑膜和其他纤维组织形成粘连，影响了关节周围肌肉和韧带等纤维组织的收缩、舒张功能。此期为X线病理学第一期骨质疏松期，相当于临床上的急性期。

（二）结缔组织增生期

急性炎症反应消退，血水肿渗出液逐渐吸收，滑膜中出现了肉芽组织增生，并与软骨和其他组织粘连，阻滞了软骨从滑液及其他组织中吸收营养，从而使软骨表面形成糜烂、溃疡和肉芽组织。由于中性粒细胞溶酶体内不断释放出的蛋白水解酶和胶原酶等的作用，于是软骨和骨骺结构破坏，

软骨细胞基质溶解、死亡，以至全部软骨被侵蚀毁损，关节周围关节囊和纤维组织纤维化。关节周围的各种纤维组织间相互粘连，组织关系混乱，局部血液循环和新陈代谢极差，造成局部恶性循环。因此在局部出现软组织增生、粘连、肥厚，限制了关节和肌肉的运动功能，使病情持续发展和恶化。

此期的组织学的特点是：滑膜细胞显著增生，淋巴细胞和浆细胞聚集，滑膜和其他组织内血管增多，肉芽组织和其他组织增生形成，纤维蛋白样物在滑膜和软骨表面及深层沉积，细胞坏死灶形成。坏死灶周围有淋巴细胞、中性粒细胞和浆细胞浸润，并呈"栅栏"样排列围绕，此即肉芽和其他组织增生的形成。绒毛显著增生、肥大，并可伸入到关节内。血管内膜、血管壁及其周围的淋巴细胞、浆细胞浸润，呈血管炎表现，并有大量的渗出液和胶原纤维性增生、硬化；滑膜血管内膜细胞中有大量溶酶体导致空泡形成，其后细胞碎裂，血管内膜变形，血管腔变窄、阻塞，血管壁呈纤维蛋白样变性、硬化。血管周围还可有大量浆细胞围绕着"网织红细胞"，形成小岛状。当滑膜内嗜中性粒细胞吞噬免疫复合物后聚集而形成像桑椹或一串绿葡萄状的细胞，称之为"纤维组织炎性细胞"。

在这一期已经出现了自身免疫反应，临床症状也逐渐趋于严重。此期相当于X线病理学第二期——破坏期，相当于临床上的亚急性期。

（三）纤维化期

关节软骨破坏后，纤维组织继续增殖侵入骨组织，引起骨组织炎症、坏死和纤维组织增生，而后发生钙化出现纤维性和骨性关节增生硬化，关节腔显著狭窄或完全消失。关节面被侵蚀，粗糙不平，骨吸收及骨髓表面的破骨与成骨反应而同时伴发边缘性骨质增生，致使关节面融合，造成脊柱椎体形成竹节状，继发骨关节病。由于韧带松弛，关节囊日趋纤维化，以及机械因素等导致关节周围软组织挛缩、强直、半脱位和全脱位，关节局部屈曲畸形，关节破坏缺损，关节功能急剧减退，部分或全部丧失。

此为第三期——严重破坏期，相当于临床上

的晚期。

二、无菌性纤维组织炎对内脏器官的损害及其病理变化

无菌性纤维组织炎不仅累及关节面、骨质和肌肉、滑膜等软组织，而且严重影响和侵害内脏各器官的功能。

（一）心脏

心脏损害表现在心肌深部、心内膜、心包膜及二尖瓣基底部有类风湿肉芽肿和淀粉样变性。肉芽肿硬化的结果导致瓣膜边缘性硬化和纤维环粗糙硬化，以心包膜硬化灶多见。心脏损害多半发生在无菌性纤维组织炎的急性期，很少发生在慢性期和病程较长的病人。心肌纤维呈营养不良性改变。心肌的典型改变为血管壁纤维蛋白样变性和出血、血管炎和局灶性心肌炎。心肌间质内有淋巴样细胞和浆细胞浸润。

（二）心包和胸膜

无菌性纤维组织炎病理改变为心包炎和胸膜炎，可见心包脏层和胸膜肥厚、纤维性粘连。浆膜表面覆盖有纤维蛋白或纤维蛋白样渗出物。病灶中心有成纤维细胞增殖并呈"栅栏"样排列，其周围是含有丰富毛细血管的肉芽组织。胸膜炎尤以胸腔积液常见，男性为多。

（三）肺

肺实质可出现毛细血管炎伴有水肿和出血，肺间质增生。大血管壁呈纤维蛋白样变性，血管内血栓形成。肺实质深部和胸膜内可见纤维化肉芽肿结节形成，于结节内可找到 RF 及其免疫复合物。结节增多增大时可形成空洞，以后可完全吸收、迅速破坏或形成纤维化，也可保持多年不变。

（四）肾

无菌性纤维组织炎的肾损害，表现为淀粉样变、药物性肾炎、间质性肾炎、肾病、局灶性狼疮性肾炎及肾硬化，但极少发生免疫复合物肾炎。

肾淀粉样变常合并有脾、淋巴结和胃肠道的淀粉样变。

（五）消化道

消化道出血可无临床症状，亦可表现为严重吸收不良综合征而致死。无菌性纤维组织炎的消化道病理学可见小血管周围细胞浸润，并杂有浆细胞；胃黏膜和黏膜下层水肿，肌细胞发生水肿变性，食管、胃和大小肠的黏膜及黏膜下层硬化、萎缩。肠系膜血管炎时，可引起肠梗死与坏死。

由于长期服用抗风湿药，病理学上也常见到并发的胃炎和胃肠溃疡。研究还证明了无菌性纤维组织炎病人的唾液腺分泌功能减低，多数病人无胃酸或胃酸分泌过少，胃蛋白酶分泌增多。

（六）肝

表现为门脉血管毛细血管炎、血管炎和血管壁纤维蛋白样变性。血管周围有淋巴样细胞和浆细胞浸润，库普弗细胞增生和肝细胞明显变性，直至小叶中央细胞坏死。病变活动度低者，肝小叶的网状结构和血管壁有透明样蛋白或淀粉样蛋白物质，叶间组织纤维性变及脂肪变性。

（七）胰腺

无菌性纤维组织炎病人常于肝病变的同时出现胰腺腺泡细胞萎缩，数目减少。研究证明，胰腺的分泌功能减退或抑制，胰蛋白酶减少。

（八）脾和淋巴结

脾主要是吞噬细胞内含有大量的含铁血黄素，淋巴细胞成分明显减少，并有单核细胞和浆细胞聚集，核糖核蛋白增多。胸腺内出现淋巴滤泡和生发中心，并有大量淋巴细胞增生和聚集。周围淋巴结有淋巴窦扩大，淋巴滤泡增生，浆细胞增多和浆细胞淋巴样组织增生，并含有 RF（类风湿因子）等。

（九）神经系统和内分泌腺

以血管损害多见，表现为血管炎和肉芽肿反应，这在脑、脊髓、周围神经和自主神经内都可发生，并产生一系列神经系统和自主神经功能紊

乱的症状。还可见甲状腺功能亢进或减退、卵巢功能减退等。

（十）眼

眼的虹膜炎、虹膜睫状体炎、色素层炎、巩膜炎和结膜炎等，目前已查明均系 RF 及其免疫复合物引起的血管炎所致。研究还发现，无菌性纤维组织炎病人的泪腺分泌功能减退。上述临床表现多见于中枢型无菌性纤维组织炎男性患者。

（十一）血液

无菌性纤维组织炎病人的外周血中常可见到反应性网状细胞增多；骨髓中可见网状细胞增生及吞噬现象；淋巴结活检也可见到吞噬性网状细胞。典型无菌性纤维组织炎病人的贫血呈正色素性贫血，其原因尚不清楚。可能是由于骨髓中的红细胞生成减少，红细胞溶解破坏加速。此外，还与铁的再分布及含铁血黄素沉积在滑膜及内脏等网状内皮系统细胞内、胃肠道对铁的吸收障碍及水杨酸类和消炎痛与布洛芬等非激素类消炎镇痛药产生的胃肠道隐性出血等因素有关。

第2章 无菌性纤维组织炎的临床检查与诊断

第一节 概述

李培刚新疗法在临床检查和临床诊断方面有自身的特点。除了对患者进行相关的常规方法和仪器检查外，根据各种不同疾病的临床表现和病理变化，对各种疾病均总结出用手在病人身体上找病的新颖而独特的检查方法。用手在病人身上或某一部位即可发现问题所在。"手在其部，病在其处"这种新的触摸寻找异常病变的检查方法，为疾病的诊断提供了新依据，为正确的诊断奠定了良好的基础。为治疗明确了方向。

在治疗每种疾病时必须做到"知病，治病，才能治好病"。在治疗疾病的同时，不能给病人造成新的痛苦，更不能加重病人的病情。李培刚新疗法在临床诊断技术上强调"以人为本，因人而异，因病而异"。针对不同患者、不同疾病的发病原因、病理变化和临床症状与表现经过全面的综合性的辨证分析，进行客观真实的判断，做出具体而正确的诊断。

第二节 临床检查

一、一般常规检查

（一）血常规

1. 血红蛋白和红细胞 早期病人多属正常，病程长者可减少，严重病例血红蛋白可降至35%~40%。网织红细胞可轻度增多。

2. 白细胞 多数病人的白细胞数增多，尤

以小儿显著。中性粒细胞和单核细胞增多，出现明显核左移。用激素过程白细胞升高；重症、晚期、病变进展，特别是伴有严重贫血和用免疫抑制药时白细胞数可明显减少。中性粒细胞内可出现中毒颗粒，亦可呈类白血病反应。

3. 嗜酸性粒细胞 嗜酸性粒细胞增多与非特异性炎症的活动度一致，亦可作为激素用量的指标，肾上腺皮质功能正常时用皮质激素后，嗜酸性粒细胞减少。以高热为主要表现的类风湿时嗜酸性粒细胞数升高或不消失，可与败血症或化脓性炎症早期的中性粒细胞增多的同时嗜酸性粒细胞消失相鉴别。无菌性纤维组织炎病人的嗜酸性粒细胞减少或计数为零时，多见于严重无菌性纤维组织炎伴发脉管炎或肾上腺皮质萎缩。

骨髓检查可见嗜酸性粒细胞增多，核左移；浆细胞增多；网状细胞增多及吞噬现象；巨核细胞在无菌性纤维组织炎早期明显增多，亦可呈类白血病反应。

4. 血小板 在无菌性纤维组织炎早期血小板增多，晚期减少。用免疫抑制药环磷酰胺等，及雷公藤、青风藤和山海棠等，亦降低。当血小板明显减少时，多为无菌性纤维组织炎伴发Felty综合征脾功能亢进所致。

（二）红细胞沉降率

红细胞沉降率可作为判定炎症活动度的可靠指标，其升降与无菌性纤维组织炎的活动度相一致。

正常值：儿童＜10mm／小时；成年男性0

~15mm／小时，女性0～20mm／小时。

低活动度时：20～40mm／小时。

中等活动度时：40～80mm／小时。

高活动度时：>80mm／小时。

血沉增快可不受抗风湿药治疗的影响，可与风湿热关节炎相区别。风湿热经激素或阿司匹林治疗2周临床症状好转，红细胞沉降率仍快者，要考虑无菌性纤维组织炎的可能。关节肿痛明显好转炎症现象已消退、红细胞沉降率仍持续增快或不下降时，表明无菌性纤维组织炎随时都有可能再发或恶化，但也有红细胞沉降率始终正常而复发或恶化的。

二、仪器检查

（一）X线检查

1. 周围型无菌性纤维组织炎的X线表现　周围型无菌性纤维组织炎的X线病理学可分为四期。

（1）骨质疏松期（图2-1）

①关节周围肿胀：关节周围软组织肿胀，上肢多发生于肘、腕、掌指关节周围和指间关节周围，下肢常见于膝、踝和跖趾关节周围。

②骨质疏松：早期为局限性骨质疏松，严重时呈普遍性骨质疏松，可出现囊状透亮区或横行透亮带改变，以长骨干骺端和近关节端最明显。

③骨膜反应：亦称骨膜增生，即小管状骨骨膜炎，是小儿无菌性纤维组织炎区别于成人无菌性纤维组织炎的唯一特点。骨膜增生通常与骨干骨皮质相平行，由干骺延伸至骨干中段或直至对侧近骨端处。骨膜下新骨最终亦可不留痕迹地完全被吸收，或与骨皮质融合形成骨膜增厚或骨膜斑，呈现干骺端喇叭状增宽和整个骨干增粗。

（2）轻度破坏期（图2-2）：此期由于关节软骨破坏、毁损，关节间隙狭窄，但软骨下骨皮质完整。这是无菌性纤维组织炎早期的特征之一。骨破坏的早期好发部位为掌骨头的桡掌侧、近端指间关节、尺骨茎突、尺桡关节端、第5跖骨外侧面、跟后囊附近及下颈椎和齿状突等处。病变进一步发展，出现软骨下骨皮质糜烂破坏，表现为关节面边缘性蚕食样侵蚀，模糊不清、毛糙或凹凸不平，进而出现囊状或斑块状缺损，即所谓假囊肿形成。

小儿骨破坏时亦可表现为骨骺两侧被压缩变薄、碎裂，常见于膝、踝关节，这也是小儿无菌性纤维组织炎的特点之一。

（3）严重破坏期（图2-3）：此期骨质疏松更为广泛且严重，骨的细致结构消失，骨皮质菲薄，其密度与髓腔和周围软组织相似，几乎不能区别，多处软骨下骨质破坏、缺损，关节间隙显著狭窄。

关节面的破坏，以膝、踝、髋为明显，以指

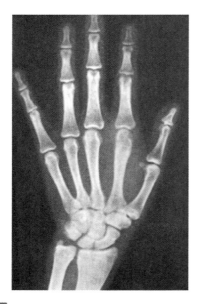

图2-1　骨质疏松期

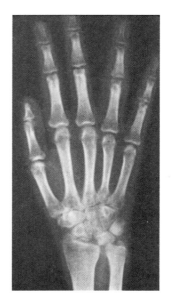

图2-2　轻度破坏期

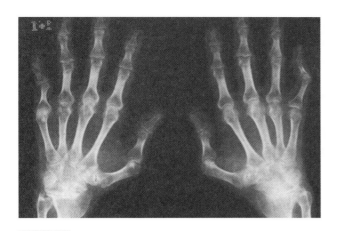

图 2-3 严重破坏期

骨改变为典型。关节面骨质糜烂破坏，最后以融合、增生、硬化而愈合，这种改变多见于腕关节和腕骨间关节。

软骨糜烂和变薄、关节间隙变窄，至少在发病 3 个月后才表现。骨的边缘性侵蚀糜烂常于病后 2 年内出现。足的改变通常比手明显得多。

小儿无菌性纤维组织炎关节面的破坏较成人重且深，可一直深到骨干部。骨干收缩变细，中间部的骨髓腔狭窄，骨干两端增宽，骨干变形可呈长方形。骨干皮质不清楚,呈松质骨样或出现"分层"现象。长骨骨干宽度与骨骺相比，显著变细且弯曲，也是小儿无菌性纤维组织炎的一个特点。

小儿无菌性纤维组织炎的骨破坏通常表现在骨骺部。骨骺可呈碎块状或多囊状破坏区，边缘性侵蚀糜烂、模糊不清通常比较广泛。骨骺增大、压碎或分离，多呈轮廓较清楚的方形、棒状或囊状。

（4）关节强直期：此期关节间隙显著狭窄或消失，关节面融合，关节半脱位或全脱位，纤维性或骨性强直。桡腕关节侧偏移位在无菌性纤维组织炎具有特征性。手、足、指、趾关节和寰枢椎脱位，也是典型的。

此期骨侵蚀糜烂的同时于边缘在新骨形成的过程中出现增生和硬化现象，形成钉状或鹰嘴状突起的"骨刺"，骨赘、骨桥或骨唇及轻度软骨下骨化。由于软骨尚未完全破坏，关节面受压不均，故可并发关节炎，但此硬化和"骨刺"比原发型骨关节病显得小且不发达。

2. 中枢型无菌性纤维组织炎的 X 线表现

骶髂关节的变化最早，呈双侧性，可见骨质疏松。软骨下骨质模糊，关节边缘硬化，以后关节间隙变窄，软骨下骨质呈锯齿状破坏。晚期关节发生骨性强直。脊柱 X 线片早期可见骨质疏松、小关节模糊；晚期关节间隙狭窄，小关节融合，关节间韧带钙化、骨化，脊柱后凸（即驼背）或强直畸形，脊椎间有骨桥形成;椎体形成一体，呈"竹节"样病变（图 2-4）。

（二）肌电图检查

肌电图（Electromyography），是通过肌肉检查观察记录人体神经、肌肉生物活动的一种方式，根据病人需检查部位的神经、肌肉所表现出的肌电图显示状况，来判断神经损伤的部位和损害的程度，同时对神经和肌肉功能的恢复以及神经纤维的再生做出评估，是目前检查神经损伤和肌肉萎缩、功能障碍的较科学客观的一项临床检查方法，为神经和肌肉的损伤早期诊断和早日治疗起到积极作用。

肌力测定标准：

0 级：肌肉完全瘫痪，通过观察肌肉严重萎缩，肌肉松弛无弹缩力。

Ⅰ 级：病人的肌肉随意主动收缩时虽然有收缩，但不能带动关节和肢体活动。

Ⅱ 级：病人主动活动时可带动水平方向关节活动，但不能对抗地心引力。

Ⅲ 级：病人对抗地心引力时关节仍能主动活动，但不能对抗阻力。

Ⅳ 级：病人肌肉能抗较大的阻力，但比正常者弱。

Ⅴ 级：正常肌力，可随意主动收缩，并担负人体正常功能的需要。

第三节 诊断标准和临床分期

一、诊断标准

（一）美国风湿病学会对无菌性纤维组织炎病诊断标准（1985 年）

1. 晨僵。
2. 至少一个关节活动时疼痛或压痛。

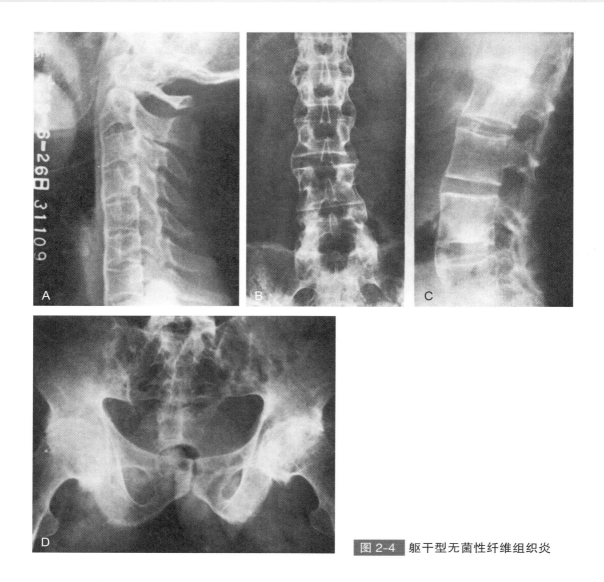

图 2-4 躯干型无菌性纤维组织炎

3．至少一个关节肿胀。

4．至少另一个关节肿胀。

5．对称性关节肿胀，同时侵犯机体两侧的同一个关节。

6．骨隆起部或关节附近伸侧的皮下结节。

7．X 线显示：关节附近的骨质疏松。

8．类风湿因子阳性。

9．滑膜中黏蛋白凝固不佳。

10．具有下述滑膜病理学改变中 3 个以上：明显的绒毛增生；表层滑膜细胞增生及呈栅栏状；明显的慢性细胞浸润及形成淋巴结的趋势；表层或间质内致密的纤维沉积；灶性坏死。

11．皮下结节中的组织学改变应显示中心巨细胞坏死灶，围绕着栅栏状增生的巨噬细胞及最外层的慢性炎细胞浸润。

诊断类风湿病具备 11 项标准中的 7 项均可确诊。

（二）国内有关无菌性纤维组织炎病诊断标准

国际一般通用美国的诊断标准，但为了更准确和直接地找出最客观的诊断无菌性纤维组织炎病的临床标准来，国内有几家医院较客观的提出无菌性纤维组织炎病的标准。

1．上海光华医院采用的诊断标准

（1）关节晨僵，至少一个关节疼痛或肿胀或压痛 6 周以上。

（2）两侧同一关节对称性肿胀 6 周以上。

（3）皮下结节存在或皮下结节典型组织学改变。

（4）典型 X 线改变。

（5）血清类风湿因子阳性、红细胞沉降率增快，免疫球蛋白增加，黏蛋白增高或免疫复合物阳性。

（6）滑膜或滑液有相符组织学改变。

凡符合上述 4 项者即可确诊为类风湿病。

2．李培刚新疗法对无菌性纤维组织炎病诊断新标准

（1）晨始周身肌肉酸、胀、沉和关节活动僵硬。

（2）关节活动时疼痛加剧，按压时疼痛阳性。

（3）上、下肢关节周围软组织同时出现对称性肿胀，如腕关节、掌指关节和近端指间关节、踝关节和跖趾关节受累。

（4）躯干及四肢肌肉僵硬，弹性差，肌肉萎缩，关节挛缩，纤维性关节强直和骨性强直。

（5）典型的 X 线改变。

（6）血沉增快。

（7）掌腱膜和跖筋膜增厚，压迫时剧痛。

符合上述 7 项中的 4 项均可诊断为无菌性纤维组织炎。

二、临床分期

经临床研究和实践，根据无菌性纤维组织炎病情的发展过程，为便于治疗，临床上可分为急性期，亚急性期，慢性期，缓解和愈合期五种类型。

（一）急性期（早期）

急性期的病人关节明显肿胀、剧痛，伴有关节局部温度和体温增高，晨始关节局部僵硬不超过 1 个小时左右，病程在 2～6 个月至 1 年之内，或已确诊的无菌性纤维组织炎新发病的关节周围软组织肿痛在 1～6 周。此期因炎性的刺激关节面和滑膜和肌肉和其组织均出现严重肿胀、剧痛，导致肌肉和关节功能受限或严重障碍，如不及时

有效的治疗，病情恶化，而转入亚急性期。

（二）亚急性期（中期）

亚急性期的病人，多关节肿胀疼痛，缓解与恶化呈波浪式反复发作和交替进行。晨始关节僵硬在 1～6 个小时，病程在 1～3 年。X 线片显示出现局灶性骨质增生、骨质破坏，骨质疏松和囊状性改变，骨膜炎性反应，关节间隙轻度变狭窄。病理变化比急性期有进展，出现血管炎和肉芽组织和血管翳的形成。

（三）慢性期（晚期）

慢性期多由亚急性期转来。多关节肿痛相继发作，几乎没有缓解期，但关节肿痛的程度比较轻。因病情较重，时间较长，加之对周围软组织炎性的刺激和侵蚀以及长期服激素类药对骨质的影响，而使骨质增生，骨质疏松破坏。久之有的关节逐渐发生关节半脱位或全脱位，屈曲和强直畸形，成为典型的无菌性纤维组织炎的临床表现。关节周围肿胀和疼痛不大明显，但四肢肌肉萎缩较严重，整体情况不良。因长期痛苦的折磨，药物对肝、脾、肾和胃肠等器官的损害，导致抵抗力下降，贫血，促使病情加重。晨僵 6 小时以上。病程一般在 3 年以上，可持续十几年或数年。

（四）缓解期

缓解期来于急性、亚急性和慢性病人。经过有效合理的治疗，病情好转且稳定，进入缓解期。此期病人关节周围软组织肿胀基本消退，疼痛明显的减轻或不痛，肌肉增长，肌力和肌纤维的弹性加强，关节功能明显改善或恢复正常。

（五）愈合期

该期的病人来于前 4 种。笔者对周围型无菌性纤维组织和中枢型无菌性纤维组织炎两种疾病进行了全面的分析和深入的研究，并针对其病理变化需要制订出具体的治疗手法和科学合理有效的锻炼方法。通过及时、有效的治疗，关节肿胀消退，疼痛和晨始关节周围软组织僵硬均逐渐消失，关节功能显著改善和恢复正常，肌肉增长，

肌力和韧带及关节囊等纤维组织收缩力加强,肝、脾、肾和胃肠道损害随治而愈,同时整体抵抗力增强。

第四节 鉴别诊断

一、周围型无菌性纤维组织炎

周围型无菌性纤维组织炎,早期低热为主要表现,与风湿热和风湿性关节炎相似。周围型无菌性纤维组织炎起病急剧,以关节局部红肿热痛为主。主要特征为游走性,痛肿来得迅速消得快,多发生在肩、腕、髋、膝和踝关节局部,肢体关节功能受限或障碍是一时或暂短的,对症治疗一般在1~6周关节局部肿痛消失,关节功能恢复,血沉和体温均正常。

二、中枢型无菌性纤维组织炎

中枢型无菌性纤维组织炎好发年龄17-40岁,多见于男性,占90%以上,女性较少见。早期中枢型无菌性纤维组织炎病人表现为腰骶部疼痛,后发展到整个脊柱肌肉僵硬疼痛,常在晚上睡眠时痛醒,而不能翻身,有时疼痛放射到上下肢。中枢型无菌性纤维组织炎的主要临床表现是颈、腰、骶髂和髋关节功能障碍,有时膝关节和踝关节周围出现肿胀和剧痛。此病因脊柱炎症刺激和颈、背、腰部肌肉韧带长期僵硬,活动时疼痛而代偿不动,数月后,脊柱和椎间与骨膜发生钙化,而形成纤维性强直→骨性强直,脊柱形成一体,椎体与椎体间有骨形桥梁形成,呈“竹节”状椎体。强直的过程临床上观察1~3年,病程不及时治疗可延续数十年。临床使患者躯干做前屈,只见腰髋关节呈90°角,胸腰椎呈板状,不见胸腰椎关节所呈现出的后弓幅度。后伸时,只见髋关节前倾,不见颈、胸、腰关节后伸的幅度,左右侧屈时均有明显的障碍或丧失。

X线片显示,双骶髂关节、脊柱椎体关节间隙模糊,狭窄,髋关节边缘出现齿状破坏,重者椎体呈竹节状,骶髂关节和髋关节融合,致使患者脊柱和髋关节功能严重障碍或丧失。中枢型无

菌性纤维组织炎症状与临床表现与颈部软组织损伤、落枕、急慢性腰损伤等急性软组织损伤不同,所以鉴别相对容易。

三、结核性关节炎

结核性关节炎具有结核病接触史和结核中毒症状,如低热、乏力、盗汗等不良反应,结核性关节炎病变持续进展,不像无菌性纤维组织炎那样缓解与加重交替进行。经对症治疗,即可取得进展或治愈。其临床症状是关节轻度或重度持续性疼痛,但有时夜间比无菌性纤维组织炎重。结核性滑膜炎早期可导致关节囊增厚,伴有单关节损害,不是对称性的。X线显示,结核性关节炎的骨质破坏灶边缘不整齐,界线不清,不破坏关节面、软骨和关节。该症按抗痨治疗即可见效,根据上述不同临床上诊断比较容易。

四、创伤性关节炎

创伤性关节炎来于外伤所致,如骨干、关节骨折、关节脱位、关节扭拉等急性损伤。如骨折和关节脱位及急性软组织损伤后,均采用手术、内外钢板和石膏及小夹板的固定。长期地固定肌肉萎缩,骨折部血水肿的机化形成粘连,关节挛缩,局部血液循环差,故而形成结缔组织增生肥厚,使肢体或局部关节疼痛。病人可对风寒和天气变化较敏感,因长时间静止不动,一动或略超量关节即可出现疼痛加剧,肿胀明显。稍休息后表面肿胀即可减轻和消退。创伤性关节炎临床上一般来于损伤的肢体和损伤的每一关节周围的软组织,而不是对称和多发性的,因此比较容易与无菌性纤维组织炎相鉴别。

五、大骨节病

大骨节病是一种由矿物质代谢异常所引起的疾病,主要侵犯骨骺板。发生在我国东北、内蒙古、宁夏等流行地区的水土中,锶和钡过多,而缺钙,导致人体骨骼和骨关节粗大,影响人体骨骼和骨关节的发育。主要侵犯儿童和青少年,发

病缓慢，临床上可分为四期。

1．前驱期 四肢关节隐痛、不灵便、有压痛、活动时可听到捻发样声音。

2．早期 四肢关节痛加重、关节活动受限、膝、踝、手指关节增粗、关节活动受限，肌肉有轻度萎缩。

3．中期 关节疼痛、关节功能障碍明显、手指短粗、关节部较大、肌肉中度萎缩，可见扁平足。

4．晚期 身体矮小，四肢、手指更加短而粗大、常有关节挛缩畸形、关节功能严重障碍、肌肉严重萎缩扁平足明显。

X线显示：骨骺板和骨端凹凸不平，软骨骨质致密，硬化并有小囊、关节边缘骨质增生，踝关节最有特点，主要表现为距骨上分关节面凹凸不平，距骨体有缺血性破坏等骨质变化。此症在早期和中期以及晚期均要注意与无菌性纤维组织炎鉴别区分。

第五节 人体关节正常值

人体运动关节是由骨骼和关节囊、关节韧带构成的。关节是人体运动的枢纽。关节的运动是通过肌肉的收缩和舒张来完成的。根据人体生理的需要运动关节完成每一个动作。在临床上每一个运动关节都有其特定的正常活动范围，这通常因人们的年龄、性别、体型、职业和锻炼情况而异。从事特殊职业的人员，如体操或杂技等，他们的关节运动范围均属于超正常的，是职业特技的需要，因而在临床上他们的关节活动范围是正常的。对一般人的运动关节而言，一旦处于非正常活动范围里，就意味着其运动关节功能或多或

少的出现了障碍，关节的运动功能遭到了破坏。因此，了解和掌握人体运动关节的正常活动范围，对于人们防病治病具有特别重要的意义。现将各关节活动正常值介绍如下：

一、下颌关节

下颌关节运动因年龄的不同而不同，活动的度数也有差别。儿童下颌关节做张口运动时为 2～3cm，成人为 3～4cm。

二、颈椎关节

中立位为面向前，眼平视，下颌内收。颈部活动度为：

1．前屈 35°～45°。

2．后伸 35°～45°。

3．左右侧屈 各45°。

4．左右旋转 60°～80°（图2-5）。

三、肩关节

肩关节中立位为上臂下垂，屈肘90°，前臂指向前方。

1．前屈 70°～90°。

2．后伸 40°。

3．外展 80°～90°。

4．内收 20°～40°。

5．中立位之旋转 内旋70°～90°，外旋40°～50°。

6．外展位之旋转 与对侧比较。

7．上举 160°～180°（图2-6）。

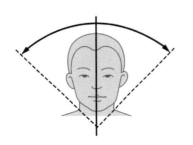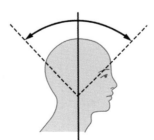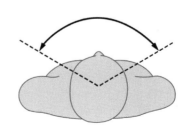

图2-5 颈部活动度

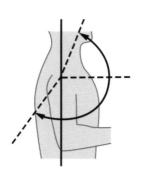
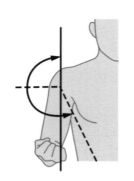
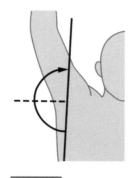
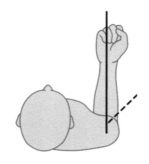

图 2-6 肩关节活动度

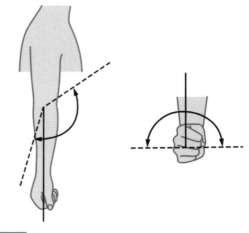

图 2-7 肘关节活动度

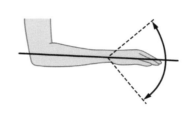
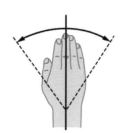

图 2-8 腕关节活动度

四、肘关节

肘关节中立位为前臂伸直（图 2-7）。

1. 过度伸直 10°。
2. 屈曲 135°～150°。
3. 旋前 80°～90°。
4. 旋后 80°～90°。

五、腕关节

腕关节中立位为手与前臂成直线，手掌向下（图 2-8）。

1. 掌屈 50°～60°。
2. 背伸 30°～60°。
3. 桡侧倾斜 25°～30°。
4. 尺侧倾斜 30°～40°。

六、手指关节

中立位为手指伸直（图 2-9）。

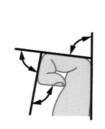
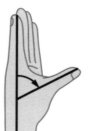
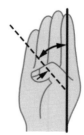
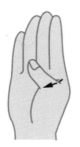
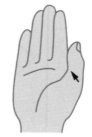

图 2-9 手指活动度

1．掌指关节　伸为 0°，屈可达 60°~90°。

2．近侧指间关节　伸为 0°，屈可达 90°。

3．远侧指间关节　伸为 0°，屈可达 60°~90°。

拇指：中立位为拇指沿示指方向伸指。

1．外展　可达 40°。

2．屈曲　掌拇关节可达 20°~50°，指间关节可达 90°。

3．对掌　不易量出度数，注意拇指横越手掌之程度。

4．内收　伸直位可与示指桡侧并贴。

七、胸腰关节

腰部中立位不易确定（图 2-10）。

1．前屈　测量数值不易准确，患者直立，向前弯腰，正常时指尖可达足面，腰椎呈弧形。一般为 90°。

2．后伸　30°。

3．侧屈　左右各 30°。

4．侧旋　固定骨盆后脊柱左右旋转的程度应依据旋转后两肩连线与骨盆横径所成角度计算。正常为 30°。

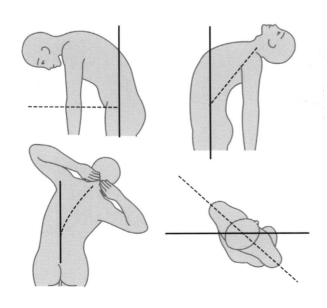

图 2-10　腰部活动度

八、髋关节

中立位为髋关节伸直，髌骨向上（图 2-11）。

1．屈曲　仰卧位，被检查侧大腿屈曲膝关节，髋关节尽量屈曲，正常可达 130°~140°。

2．后伸　俯卧位，一侧大腿垂于检查台边，膝关节屈曲 90°，被检查侧髋关节后伸，正常可达 10°~15°。

3．内收　固定骨盆，被检查的下肢保持伸直位，向对侧下肢前面交叉内收，正常可达 20°~30°。

4．外展　检查者一手按髂嵴上，固定骨盆，另一手握住踝部，在伸膝位下外展下肢，正常可达 30°~45°。

5．伸位旋转（内旋或外旋）　俯卧，将膝关节屈曲 90°，正常外旋 30°~40°，内旋 40°~50°。

6．屈曲位旋转（内旋或外旋）　仰卧，髋、膝关节均屈曲 90°，做髋关节旋转运动，正常时外旋 30°~40°，内旋 40°~50°。

九、膝关节

中立位为膝关节伸直（图 2-11）。

1．屈曲　120°-150°。

2．过伸　5°-10°。

3．旋转　屈膝时内旋约 10°，外旋 20°。

十、踝关节和足

踝关节位于中立位（图 2-12）。

1．踝关节背屈　应于屈膝及伸膝位分别测量，以除去小腿后侧肌群紧张的影响。正常 20°~30°。

2．踝关节跖屈　40°~50°。

3．距下关节　内翻 30°，外翻 30°~35°。

4．跗骨间关节（足前部外展或内收）的活动度　采用被动活动，跟骨保持中立位。正常各约 25°。

5. 跖趾关节运动　跖屈和背屈活动以踇趾　　　为重要。正常背屈45°，跖屈为30°～40°。

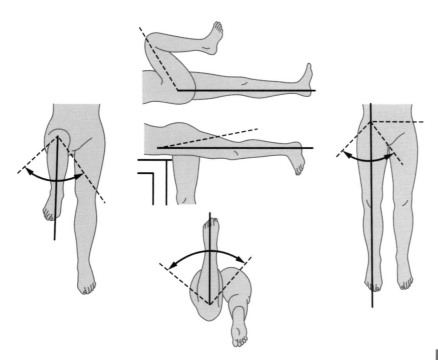

图 2-11　髋膝活动度

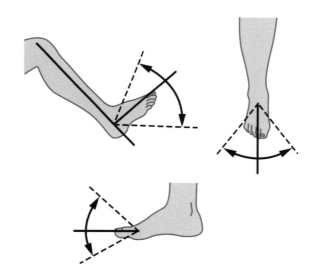

图 2-12　足踝活动度

第 3 章　李培刚新疗法的治疗手法

第一节　临床治疗原则

李培刚新疗法的临床治疗原则总的来讲就是"论病治病，辨证施治；知病治病，才能治好病"。强调正确诊断在治疗中的重要作用。

1. 急性期的治疗　对急性发作和伴有明显剧痛的肌肉痉挛、肿胀，如无菌性纤维组织炎，在施治中应用的力量开始要轻，随着手法的进行、局部的痉挛度缓解、疼痛的减轻、肿胀的消散而逐渐加大，以病人能接受为度。力量不能突大突猛，突大容易再度损伤局部各组织，突猛因剧痛会使病人精神高度紧张和局部出现反射性肌肉痉挛，不利于治疗，使病情加重。因此对急性期的病人，要根据病人的病理变化程度而运用最适度的力量和选择最佳的手法，作用因病、因人而异，方可达到缓解痉挛、解除疼痛、消散肿胀。达到各功能恢复的目的。

2. 慢性期的治疗　对无菌性纤维组织炎和慢性软组织损伤的治疗，首先要了解病情的性质和病理变化程度以及时间长短。临床上慢性软组织损伤和慢性病变，多来源于急性损伤的后期。在急性期，血水的渗出，肌肉的痉挛和剧痛，加之在肿胀和疼痛时禁止活动的传统观点，久之血肿机化，组织间粘连，关节周围组织挛缩，使各种纤维组织失去故有的伸展度和弹缩性。对此在初次治疗时力度相对要大，但要在不损伤正常组织的情况下，由浅入深地将局部的机化且粘连的不规则的纤维组织拨脱分离。此手段是解除和分离剥脱开组织间增生、肥厚、机化粘连的不规则

的结缔组织。第 2 天、第 3 天触摸时有轻微疼痛，但活动时感到轻松，无任何疼痛感。这种反应是必需的，也是正常的，更是必然的治疗和恢复过程。对此要告知病人不必紧张和害怕，这是因为手法治疗时将不规则粘连的组织拨开而造成的一系列症状和反应，第 2 天施行手法和力量时，由小逐渐加大，由浅到深，应用的力度不要超过第一次治疗的力度。3 天以后肿胀、疼痛缓解，功能有明显恢复，治疗效果随之即可出现。而后再次治疗时加大力度向深层探摸，按上述程序进行，最终把肢体肌肉和关节周围浅、深层的异常结缔组织病变解除，达到功能改善和恢复的目的。

第二节　技术要领

一、治疗手法概述

李培刚新疗法的治疗手法是以西方医学理论为基础，运用新的医学理论、新的医学观念、新的检查技术、新的诊断技术、新的治疗原则和科学有效的治疗手法实施的治疗新手段。这一治疗手法是治疗无菌性纤维组织炎的一种特殊形式和最直接的主导性治疗手段。它综合考虑各种疾病的不同病理变化需要，不同病情的轻重、急缓，患者体质的强弱和年龄大小以及接受能力的强弱等因素，采用最适度的手法和力量，如手掌、手指、前臂、肘尖、运动治疗手法，按照各种特定的技巧和规范化的动作，以力的形式在患者体表穿透深浅不同层次和不同邻里间的病变之处进行

的治疗。其疗效迅速快捷。这一治疗手法被比喻为"无形的手术刀",而其治疗形式则被比喻为"无形的手术",但是它无损伤及副作用。其所产生的治疗效果是手术、药物和其他治疗方法不可替代的。成为各适应证的"绿色"主导治疗手段。它具有新颖性、独特性;安全可靠、简便易行、无副作用、治愈率高等特点。

在临床应用时,根据患者的不同年龄、不同性别、不同体质以及疾病的不同种类、不同部位、不同性质、不同时期、不同程度和不同病理变化的需要,选择最佳的治疗手法和力量,进行合理准确的治疗。起到消肿止痛、解除肌肉痉挛、加速损伤组织修复、改善肌肉、关节和整体功能的作用,达到肢体各功能恢复的目的。

二、技术要领

术者先用手在周围型和中枢型无菌性纤维组织炎患者肢体的某一部位寻找异常病患,然后按照各种特定的技巧和规范化的治疗手法,以力的形式使手法在病人机体表面穿透深层病变处进行治疗。

治疗手法的具体操作形式主要包括用手指、手掌、前臂和肘部等方式。通过手法技术和力量运用有机的结合作用,使病人机体某一个部位的神经、血管、肌肉、肌腱、筋膜、韧带和关节囊产生治疗效应,使各软组织修复和功能恢复,这一切主要是通过不同手法的操作来完成的。由于在治疗操作过程中采用的手法形式和力量不同,对机体或某一个部位刺激强弱幅度大小的不同,从而形成了许多不同的治疗手法。通过广泛的临床实践,各种不同的手法对各种相关适应证均取得了显著非凡的治疗效果,达到了李培刚医学治疗手法治疗的目的。

治疗手法是技巧,是技术,是一种无任何副作用的、高效的物理运动形式和治疗方法。在临床应用中,手法的优劣、好坏直接影响和关系到临床治疗效果,因此必须重视手法的研究、总结和提高。要根据病人疾病的种类和病理变化,有针对性地制定适合不同病人和不同疾病需要的无菌性纤维组织炎最佳手法和力量作用于临床。特别要在"手法"上下功夫。

"手法"是治疗周围型和中枢型无菌性纤维组织炎各种疾病的根本。手法施于临床,在病人不知痛苦或痛而舒服(享受性疼痛)的情况下,把疾病产生的疼痛缓解和解除,便称为最佳手法。根据病人的病情轻重,在施治过程中手法各有所宜,要灵活运用。手法技术和手法力量的运用选择是否适宜,直接关系到治疗效果、功能恢复的快慢及是否遗留残疾。因此,讲究手法、技巧、技术、力量的应用是手法治疗疾病,使病人功能恢复的关键所在。

治疗疾病首先要对各适应证进行正确诊断,同时要了解其发病原因和发病机制。掌握了各种疾病的病理变化后,再根据不同的病理变化来选择不同的治疗手法、力量和治疗的时间长短。技术来源于检、诊、法、悟、时、力、技、巧的有机结合。

"检":新疗法中的科学先进、新而独特的临床检查方法,是在临床实践中总结出来的一种特定的检查方法。它是通过术者双手在病人机体的探摸检查来找出异常病变所在。这种检查方法为疾病的定性和疾病的诊断提供了可靠而直接的诊断依据。

"诊":指的是对各种疾病的正确诊断。要具备鉴别诊断能力,在治疗前做到心中有数,在治疗过程中有正确的临床诊断做保障,这样才能为手法的准确实施和疾病的有效治疗指明正确方向,确定治疗目标。

"法":指的是治疗手法。科学的治疗手法要根据临床上疾病的种类、病情轻重和病理变化需要而选择有效的手法和力量的运用,做到知病情,识病变,灵活应用手法,方可取得预期的治疗目的。

"力":指的是手法施治过程中应用的力量。在治疗过程中力量大小的适度运用和力量硬柔的结合是治疗和功能恢复的关键一环。在操作过程中,要根据病人的病情轻重、病程长短、耐受力强弱及性别、年龄、体质等因素,针对其病因和病理变化,而选择运用最佳的手法和适度的力量,以免产生手法不当。力大加重损伤,力小达不到病理变化需要。因此在治疗中,由轻逐渐加重、循序渐进,强调力和法的结合要恰到好处。

"悟":是指在实施治疗的过程中对异常病理

变化的感悟。无论采用哪种手法对病人某一部位进行治疗。首先治疗时术者手指感觉到治疗部位病理变化状况。如肿胀、纤维化、肌肉萎缩、肌肉痉挛、异常机化、粘连的条索，增生肥厚的结节、大小、粗细和软硬程度，弹性等，通过治疗上述各种异常，均出现明显好转。如肿胀明显消退，粘连纤维化的组织恢复弹性，萎缩的肌肉有明显的增长，痉挛和纤维化的条索由粗变细，由硬变软，增生肥厚的结节由大变小。此时为每次治疗的目的。第一次治疗结束后一定把第一次治疗的部位和所治之处手的感悟记在心中和病历上。当为病人进行第二次治疗时与第一次治疗的感觉相比，清除病人的病情恢复与否，才能做到心中有数，才能得知病情恢复的程度。

"时"：是指的为病人某部位实施治疗手法时，针对患者患部的异常病理变化的严重程度进行适度的手法和力量治疗。治疗过程中使痉挛和纤维化的条索由粗变细，由硬变软，增生肥厚的结节由大变小，由厚渐薄，疼痛缓解到消失。尽管如此，不能在肢体的某一部位反复治疗的时间过长。时间过长就会对局部的异常组织加重损伤。所以在手法力量适度时，时间也要恰到好处，避免人为损伤。

"技"：指的是治疗过程中的技术。作为专业医务人员，不仅仅会治疗手法，更要掌握人体生理解剖结构和各种疾病的诊断，以及疾病的病理变化。在给病人施治前要对所治疗疾病的病情做到心中有数，治疗过程中根据病情的轻重和治疗所产生的一系列变化，灵活选择手法的辨证应用和力量大小适度的有利结合。了解病情轻重程度，针对病情和病理变化而选择最佳的手法，同时运用最适度的力量。

"巧"：是指的机巧和技巧。"机巧"是指在治疗过程中的机会或时机。当病人在不同时间发生了不同类型和不同病理变化的疾病时，在具备上述诊断、手法、力量、技术条件的同时，要根据患病时间的长短而选择手法、力量。因此，手法治疗各种范围内疾病的时间选择也是非常重要的，不可轻视。"技巧"是指术者在临床施治中，根据各种疾病和不同病理变化而应用的手法、运用的力量和采用的技术是最佳的，三者的结合成

为技巧。它为疾病的治疗和肢体关节功能的恢复起到极为重要和决定性的作用。

手法治疗疾病靠的是先进的诊断技术和科学的治疗技术。不能单一地用强硬的手法、粗暴的力量和盲目的诊断，而要科学地选择和运用各种技术。如果治疗时用力过大，手法的动作过猛或粗暴，强拉硬搬，不讲究手法和技巧，在治疗过程中病人因剧痛使肢体局部肌肉等组织产生保护反射性痉挛，深层需要治疗的组织被浅层痉挛的肌肉等组织所掩盖，该治的部位或组织得不到治疗，反而使不需要治疗的正常组织造成新的损伤，使病情加重。使病人因精神紧张，产生惧怕心理，不合作或不再进行治疗，对手法治疗产生极坏的印象。但是，在这里必须说明和强调的是：运用手法技巧并不是说手法操作时不需要用力量，更不是否定"力"的作用。而是强调力的运用必须与手法和技巧有机而完美地糅合在一起，才是治疗手法和新技术价值的真正体现。

采用手法治疗疾病，病人避免了不必要的人为损伤和各种后遗症的发生。使病人感觉到手法运用的熟练、流畅、治疗到位、舒服而无痛苦（享受性治疗），达到了治疗疾病和功能恢复的目的。

第三节　技术要求

熟练的手法和技术应该具备持久、有力、均匀和柔和四大基本要求。给病人治疗中由表入内、由浅到深，起到"传透"的作用，既能治疗异常病变，又不损伤正常组织和器官。

"持久"，是指术者在临床治疗过程中，手法治疗时应用的力量要持久。因此需要强调功夫和力量的平均使用。没有扎实熟练和过厚的功底作为基础，在操作中会因时间过长手法出现走形，力量脱节，影响治疗作用，不规范，达不到预期的治疗效果。但是，如果只有熟练的基本手法，而没有力量，当病人异常病变部位需要用柔和而有力的手法和力量时，术者不能有力持久地进行，病人的酸、麻、痛、胀感不能解除，就达不到病人的需求和局部病理变化的需要，此时再治疗也是徒劳的，因此疼痛不能消除，功能不能恢复，疾病不能缓解。使病人对治疗丧失信心。不但达

不到对异常病变的治疗，相反将正常皮肤和浅层的软组织损伤，给病人带来新的痛苦。

"有力"，是指手法在临床应用中，要具备一定的力度。力量是治疗疾病并使之恢复的最重要因素之一。对病情轻、病变部位浅的病人不宜力量过大，根据病情和病理变化需要选择适度的力度。在治疗中需要时间的维持，力量平衡而耐久，才能达到手法的治疗效应。对体胖、耐性强、病情较重、病变部位深或患病时间较长的病人，则需要较大的力度。术者力量不足，在施治中力量不平均，也会导致手法的畸形，而不能达到病人和病变局部治疗的需要，不仅不会达到预期的治疗目的，反而可能会带来程度不同的副作用。因此强调术者加强各种手法和力度的锻炼，以适应各种不同情况病人的需要，力保疾病的消除和功能的康复。

"均匀"，是指在临床施治中，对患病的不同部位和运用的不同手法均需要一定的力量。如力量不足，功底不厚，缺乏耐力，在手法操作过程中，就会出现节奏不均匀，力量脱节、不平衡，动作紊乱。如具备力量、耐力和过硬的基本功，在治疗中，使动作协调，频率有节奏，而不存在时快时慢。用力一定要稳、准、妥、柔，不可忽轻忽重，要保持手法动作的连贯性。

"柔和"，是指在临床应用过程中，手法动作的节奏协调、持久、耐力和力量的平衡性，它们的结合才体现到手法"轻中有力而不浮，重中有轻而不滞"，是治疗手法技巧和力量的完美展现。

在手法练习和临床施治中，"持久、有力、均匀和柔和"这四个方面是密切相关的，也是相互联系的，更是相辅相成的。四者缺一则不完善，在治疗过程中就不能达到最佳效果。而力量和技巧有机的地结合在一起，则会使手法既有耐力又有柔和，这就是通常所说的"柔中有刚，刚中有柔，刚柔相济"。只有这样，才能达到传透治愈的目的。在临床应用中，最关键的是技术，技术来于手法、机巧、力量和技巧，力量则是发挥技巧的基础。医务工作者必须要有充沛的精力和强壮的身体，才能保证手法技术正常地发挥，运用起来手法不变形，得心应手。相反，即便手法掌握得

熟练，也难以达到治疗需要。要加强体能和力量的训练，自己体格健壮、身体健康，才能更好地为患者解除痛苦、恢复功能、恢复健康。在施治中，要使治疗手法技术运用做到持久、有力、均匀、柔和，达到"刚中有柔，柔中有刚，刚柔相济"的程度，而使手法技术不断地深化和提高。真正做到："手到其部，病在其处，手悟心会，手随心转，法从手出"，充分体现李培刚新疗法这一全新医疗体系的重要作用和价值。

第四节 基本手法

一、按法

临床上常用的按法有肘部、掌面、手指3种，根据不同部位和骨折类型的需要而实施不同的按法，按的力量为垂直（图3-1~图3-5）。

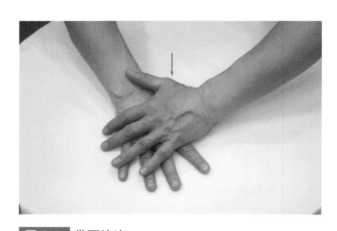

图 3-1 掌面按法

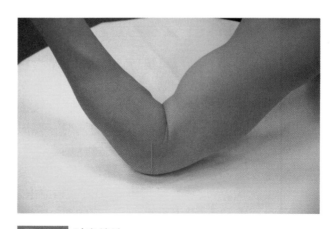

图 3-2 肘尖按法

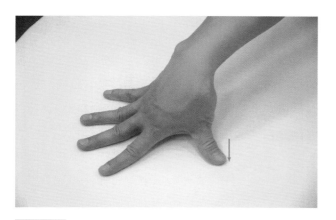

图 3-3　拇指按法

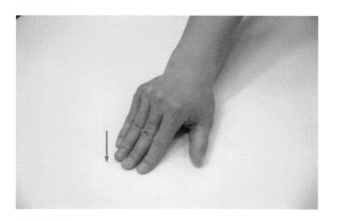

图 3-4　四指按法

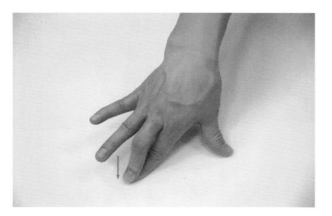

图 3-5　两指按法

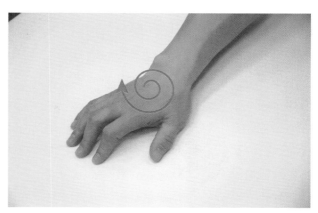

图 3-6　掌面揉法

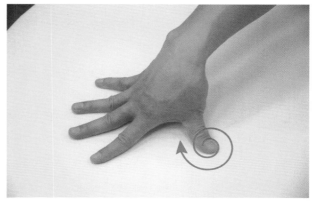

图 3-7　拇指揉法

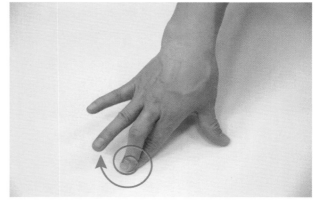

图 3-8　两指揉法

二、揉法

临床上常用肘尖、前臂、掌面和手指四种揉法。手指揉法又包括拇指、两指（示中指重叠）和四指按揉。根据不同部位和骨折类型的需要，在施治操作中，可分为定点揉和移动性揉法两种（图 3-6～图 3-11）

三、剥法

在临床施治中常用的剥法有肘尖、拇指直立、拇指横卧、四指（示、中、环和小指）剥离和两指（示、中指重叠）剥离法四种。针对不同部位和根据骨折局部病理变化的需要而选择进行治疗（图 3-12～图 3-16）。

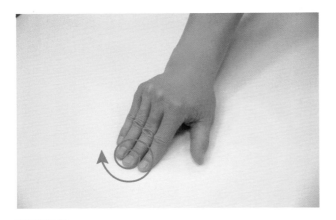

图 3-9 四指揉法

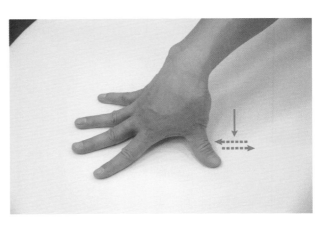

图 3-12 拇指剥法

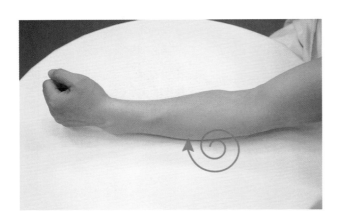

图 3-10 前臂揉法

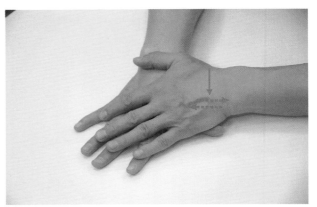

图 3-13 拇指横推法

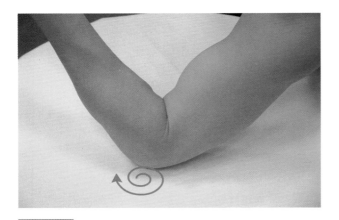

图 3-11 肘尖揉法

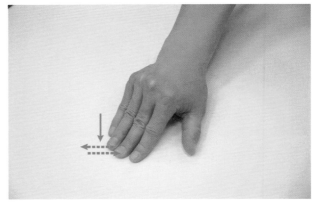

图 3-14 四指剥法

四、动法

动法在临床上常用主动和被动两种。主动是指患者的肢体关节自主运动。被动是指患者由于肢体关节功能障碍或丧失而需要在他人协助下运动。该手法作用于周身关节（图 3-17、图 3-18）。

五、拿法

拿法在临床治疗中，多用于大腿的前后侧和

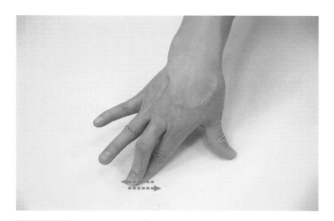

图 3-15 两指剥法

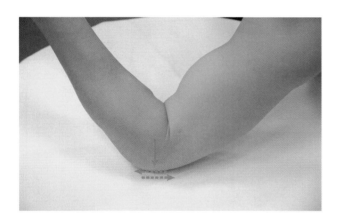

图 3-16 肘尖剥法

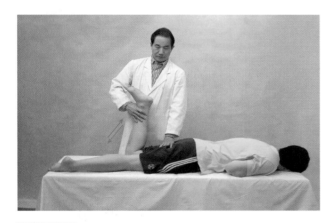

图 3-17 被动法

小腿的后侧（图 3-19）。

六、击法

击法在临床施治中，常用的是双拳和双手对

掌击法两种。该手法主要作用于背腰部和双下肢（图 3-20、图 3-21）。

七、推法

术者用双手掌重叠作用于腰部，用力推动腰部。该手法主要作用于腰部软组织损伤（图 3-22）。

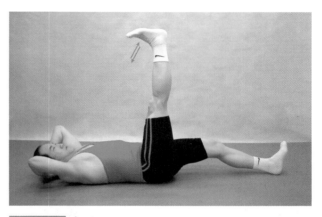

图 3-18 主动法

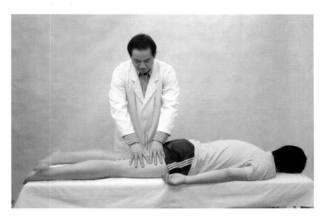

图 3-19 拿法

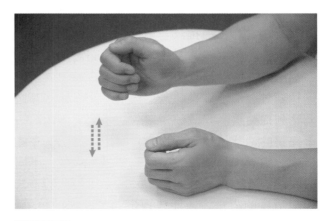

图 3-20 握拳叩击法

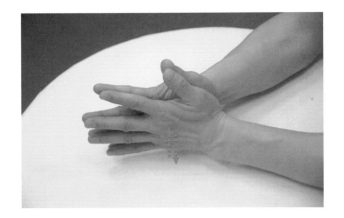

图 3-21　对掌叩击法

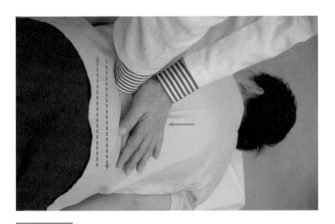

图 3-22　推法

第五节　治疗手法及要领

治疗手法是由基本手法转化而来的。基本手法是临床治疗手法中的一个基础，也是一种单一的动作方式。而治疗手法则是各种基本手法的优化和有机结合，如按法与揉法的结合，称为按揉手法；按法与剥法有利的结合称为剥离手法。而在临床中，各种治疗手法的有利结合运用，则既能达到各种手法各自的治疗作用，又能使相互之间达到促使提高疗效的作用，使手法真正成为一个完整的治疗体系和行之有效的治疗方法。在施治中，根据不同情况、不同病情轻重程度、不同时间长短、不同病理变化需要，采用最佳的手法和最适度的力量，才能体现出各种手法的价值，方可达到各手法的治疗效果和目的。

一、麻醉手法及要领

麻醉手法又称为压揉手法，在临床上为治疗的第一手法。根据患病部位的不同和治疗的需要而选择骨折上部不同的神经干、支麻醉手法。其手法有以下两种（图 3-23～图 3-25）。

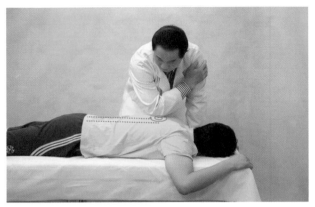

图 3-23　肘尖麻醉手法

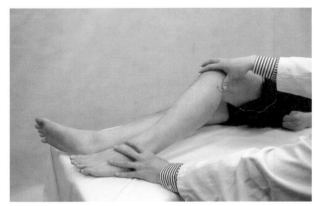

图 3-24　拇指麻醉手法

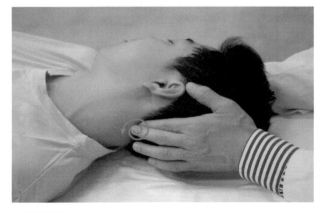

图 3-25　两指麻醉手法

1．肘尖麻醉　该麻醉手法（神经麻醉）多用于背、腰、臀、大腿后侧肌肉较发达的部位。用由小逐渐加大的力量在神经干支上进行垂直按压和按揉，通过外力传透到对分布和支配骨折损伤部位的神经干支起到一时性的麻醉和止痛作用。

2．手指麻醉　手指神经麻醉手法包括拇指和两指（示、中指重叠）麻醉两种，多用于头、面、颈和四肢肌肉不太发达及面积较小的神经根支暴露明显的部位。术者明确治疗部位，对分布和支配骨折损伤处的神经根支，使拇指和两指进行按压和按揉，达到病变部位神经根支麻醉的目的。

3．麻醉手法的要领　临床上不论是肘尖神经按压、按揉或手指的按压及按揉麻醉手法，在操作中，术者必须对患者的伤情和麻醉手法的力度做到心中有数。根据损伤的轻、重程度来选择麻醉手法的力量，起到神经传导和麻醉作用。肘尖和手指按压、按揉麻醉时均做到稳、准，力量适度，时间合适，以免力量过大时间过长造成神经损伤，加重病情。肘尖或手指定点按揉时，术者肘尖或手指的皮肤与患部的皮肤要紧密相连，形成一体，相互之间不允许出现移动和摩擦形成异体而损伤病人局部皮肤。其力量向深层传透，方能达到麻醉和刺激的目的。

二、按揉手法及要领

按揉手法在临床治疗中是最舒服、作用和效果最明显的手法之一。根据临床应用和部位的需要，该手法可分为肘尖、前臂、手掌和手指按揉四种。其中手指按揉手法又分为拇指、两指（示、中指重叠）和四指（示、中、环、小指）按揉手法。以上手法在治疗中，根据患者病变部位的不同而选择运用（图 3-26～图 3-31）。

1．肘尖按揉　该手法多用于不便于其他手法按揉的肌肉发达之处的深层结节、手掌腱膜及足底跖筋膜病变深处。术者肘关节屈曲，肘尖位于肌肉较发达或深层的肌肉，各种手术后及原发性形成的损伤后痉挛的条索、水肿形成机化的结节及挛缩的肌肉、神经、血管进行按揉。

2．前臂按揉　该手法常用于背部、臀部、大腿和小腿后侧面积较大、肌肉较发达的部位。术者使肘关节屈曲 90°，使前臂外侧或前、后侧位于患部损伤面积较大的部位，沿着骨折肢体肌肉的走行，由肌肉的起点下移至抵止点，自上而下按揉痉挛、挛缩、机化粘连和萎缩及纤维化的结节条索，反复进行数遍。

3．手掌按揉　该手法在施治中主要使大、小鱼际处在患部进行按揉，多用于面部、肩部、背腰部、胸部、腹部、大小腿、上臂、前臂、手和足背等处。进行的顺序按局部的肌肉起点至抵点，由上而下反复进行。

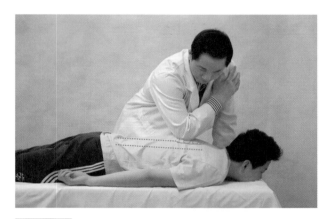

图 3-26　肘尖按揉手法

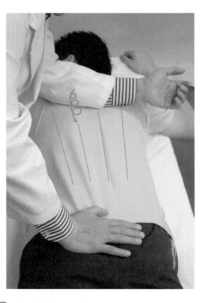

图 3-27　前臂按揉手法

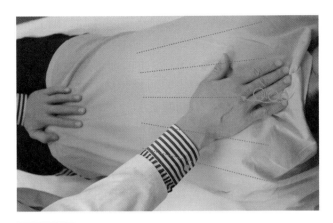

图 3-28　手掌按揉手法

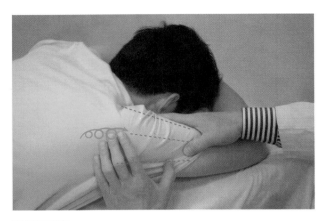

图 3-30　四指按揉手法

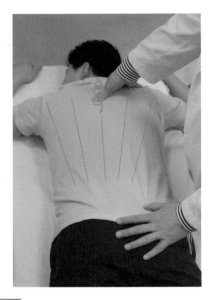

图 3-29　拇指按揉手法

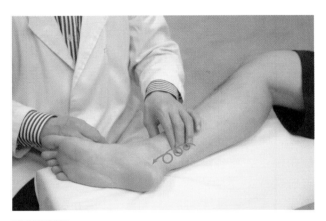

图 3-31　两指按揉手法

4. 手指按揉　手指按揉手法包括拇指、两指重叠和示、中、环、小手指四指按揉手法。该手法主要作用于周身各部肌肉、韧带、关节缓解和神经根支兴奋的按揉手法。以上各种手法根据患者损伤的部位不同而选择应用不同的手法和力量进行按揉。按揉进行的顺序由肌肉和神经及血管的走行自上而下反复进行。

5. 按揉手法的要领　肘尖、前臂、掌面和手指按揉手法，在不同部位和对不同程度的损伤进行按揉时，应用的力量由小逐渐加大，并由浅入深。按揉时术者的肘尖、前臂、掌面和手指的皮肤与患者局部的皮肤要形成一体，禁止相互间

产生摩擦，以免擦伤皮肤，影响治疗的进行和治疗效果。同时强调术者在各种手法按揉时皮肤与皮下肌肉等组织形成异体，使手法在局部肌肉等组织上进行不同方向的移动或滚动，但移动范围要适度，在正常移动范围之内，如超过皮肤的正常移动伸展范围，就会造成局部皮肤撕拉损伤。

按揉时一定要根据局部的肌肉、韧带、关节囊、肌腱的走行，以及患部损伤病理变化选择手法和力量。应用的力量一定根据躯干和四肢骨折后肌肉的痉挛、挛缩、机化程度和神经、血管及肌肉等组织的弹性、活动情况使用最适度的手法。用力过大、过猛均会使各软组织纤维、血管损伤和破坏，使损伤部位局部软组织损伤不能及时愈合和修复。因此按揉时力度和手法要适度，并沿着痉挛的条索，机化粘连形成的结节，增生增厚

的异常病理变化处反复进行按揉，循序渐进，使其由硬变软，由大变小，由厚变薄，软化吸收为止，同时通过不同的按揉手法和力量的穿透，使损伤部位局部的不同层次之间的组织粘连剥脱分离，使关节、肌肉、韧带及关节囊等纤维组织故有的收缩张力和弹缩性达到恢复的目的。

三、剥离手法及要领

剥离手法是治疗疾病的一种重要手法。主要作用于患者各种损伤后血肿及淤血的机化，各组织间粘连和各种术后瘢痕组织挛缩等异常变化。根据病人的损伤轻重程度和病理变化的部位，有针对性地选择最佳手法和适度的力量在患处进行剥离。起到剥开组织粘连、理顺组织关系、扩大各组织间隙，加速损伤局部及肢体血液循环、促进损伤部位愈合和损伤组织恢复的作用。达到肢体肌肉和各纤维组织及关节功能恢复的目的。

在治疗中根据机化和粘连部位而选择剥离手法。剥离手法有以下几种（图 3-32～图 3-36）。

1. **肘尖剥离** 在临床上，肘尖剥离手法多用于背、腰、臀、大腿前后侧、小腿后侧和手掌腱膜及足底跖筋膜的肌肉深层机化粘连的条索和结节的异常病变处进行剥离。剥离时按着局部肌肉等组织的解剖走行，术者肘尖屈曲，位于异常变化的痉挛条索和机化粘连的结节处，按其走行由内向外，由上至下，并对条索、结节处进行横剥和纵向弹剥。应用的力量根据患者局部病情需要和接受能力而由小逐渐加大，反复进行数遍。

2. **手指剥离** 手法包括拇指剥离、四指剥离和两指（示、中指）离。拇指剥离手法多用于躯干和四肢骨折手术后浅、深层肌肉机化粘连的条索结节处，四指剥离和两指剥离手法作用于肢体肌肉不发达或薄浅的肌腱和神经根支。

（1）拇指横推剥离：拇指横推剥离手法多用于骨折手术后背、腰及大腿部肌肉的异常条索和结节的病变处。术者一手拇指顺着背、腰及大腿部肌肉的走行，纵卧在异常条索及结节的外侧，另手掌位于拇指之上，双手重叠同时用力，使纵卧的拇指在异常的肌肉条索和结节上端或下端处由外向内来回推擦，其顺序由上至下，或由下至上，力量由小逐渐加大，反复进行。

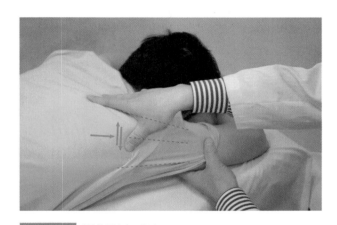

图 3-33 拇指剥离手法

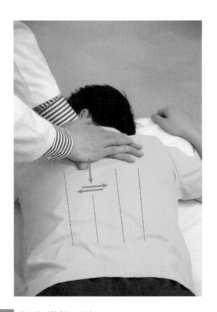

图 3-34 拇指横推剥离

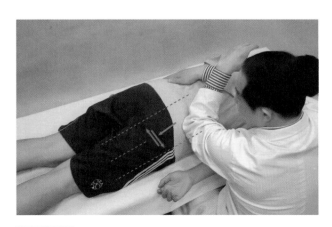

图 3-32 肘尖剥离手法

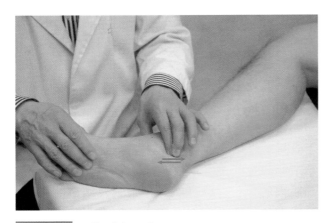

图 3-35 两指剥离手法

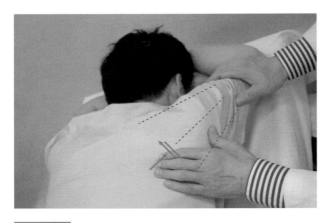

图 3-36 四指剥离手法

（2）拇指直立剥离：该手法在临床施治中可分为单指剥和双指重叠剥两种。分别作用于躯干或四肢的损伤后异常粘连条索和结节处，拇指位于条索和结节上端的一侧进行剥离。如肌肉较发达，异常条索和结节在深层，术者双拇指重叠置于病变处进行剥离。手法进行时，由上至下，由外向内，由浅入深，沿着异常条索和结节的形状反复进行数遍结束。

（3）两指剥离和四指剥离：术者或患者根据不同部位，采用示、中指重叠（两指）或示、中、环、小指（四指）位于机化粘连结节和条索的上端的一侧进行剥离，其顺序同上。

3. 剥离手法的要领　肘尖、拇指横推、拇指、两指及四指剥离手法，分别作用于不同部位的损伤，有针对性地进行剥离，要突出重点。以上手法在进行时，用力轻重要根据异常病变的程度需要而宜。由于该手法作用于深层痉挛、机化粘连

的条索和结节及肥厚处，所以在剥离手法进行时，要求稳、准，注意术者手指的皮肤与患者异常病变部位的皮肤紧密相连，千万不要出现摩擦，用力时不要移动，防止擦伤和撕拉伤局部的皮肤，要使手的皮肤与病人局部皮肤形成一体，皮肤与深层的条索和结节形成两体，使其发生移动和滚动，方能达到剥开理顺的目的。应用的力量由小逐渐加大，反复进行，当术者感到条索和结节由硬变软，由大变小，由厚变薄时结束。

四、运动治疗手法及要领

运动治疗手法是整套治疗手法的最后一种。该手法是通过术者的双手同时或分别位于患者头颈、躯干和四肢损伤关节的上下端，使关节做被动屈伸、旋转等被动运动。通过运动起到缓解痉挛，松解关节，通过被动收缩与伸展撕脱粘连，扩大间隙，促使血、水肿及渗出液体的吸收，防止再粘连。加强关节和肌肉等组织的功能，达到主动运动的目的（图 3-37）。

1. 运动治疗手法　运动手法又称为被动运动治疗手法。根据患者肢体关节周围或上下部软组织的损伤程度，在神经麻醉、按揉和剥离手法结束后，术者一手位于患者关节的近端，另手持握关节的远端，或双手同时持握关节的远端，使关节做各种被动活动。

2. 运动治疗手法要领　根据患者不同部位和损伤程度的轻重，术者一手位于关节的近端固定，另手或双手同时分别持握关节的远近端，使

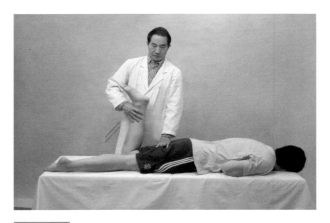

图 3-37 运动治疗手法

损伤的关节做被动屈伸、收展和旋转运动。根据骨折愈合的稳定程度和肌肉修复情况，其范围和角度要要随着痉挛度的缓解，由小逐渐加大，防止范围和角度过大，造成患病部位的关节及其周围软组织的人为损伤，影响肌肉和关节功能的恢复。

五、按拿手法

双手拇指与其余四指分别位于大腿的前、后两侧，用力下按的一瞬间再用力将大腿的肌肉拿起。主要作用于大腿软组织损伤（图 3-38）。

六、推搓手法

术者双手掌重叠位于患者腰部，用力下按。力量由小逐渐加大，当达到最大限度时，使双手用力推动腰部，使腰部来回搓动。其搓动度由小到大，反复数遍为止（图 3-39）。

七、敲打震颤手法

患者俯卧位，术者用双手对掌或双拳位于其颈部和其他脊髓损伤部位进行敲打，自上而下，应用的力量由小逐渐加大，以病人感到麻或向下传导且能接受为度。反复进行数次而结束。该手法主要通过外力，使关节及椎体旁脊神经根周围的粘连撕脱、分开，解除压迫，达到刺激脊髓神经传导的作用（图 3-40、图 3-41）。

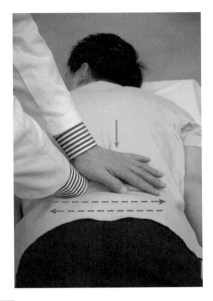

图 3-39　推搓手法

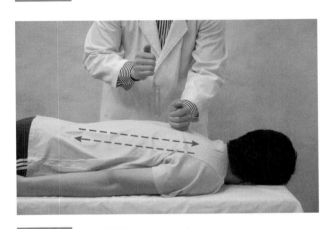

图 3-40　敲打震颤手法（一）

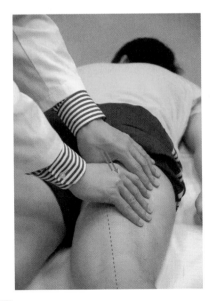

图 3-38　按拿手法

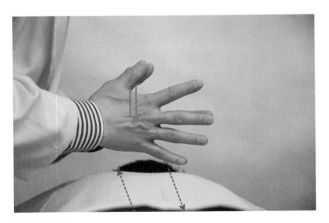

图 3-41　敲打震颤手法（二）

第六节　注意事项及禁忌证

一、注意事项

术者在治疗过程中，要对病人的病情轻重，体质强弱，治疗的机制有正确的认识。同时还要观察病人对手法的接受程度，有无其他并发症存在做到心中有数。根据不同情况，在治疗中给予重视和不同且合理的处理。治疗前要根据患病的部位选择最佳的体位。便于治疗手法和治疗过程流畅、得力。治疗时嘱咐病人要放松，不要紧张。治疗过程中，要随时观察病人的神色、精神面貌，并经常询问病人手法力量的大小是否合适，以病人能接受、舒服而不痛、不精神紧张为度。根据病人的适应度和接受能力灵活调整手法和应用的力量来解除痛苦。这样会给病人带来轻松、舒服的感觉，使病人对新治疗手法的技术产生浓厚的兴趣。避免因手法和力量运用不当给病人造成精神紧张和局部组织的损伤，产生新的痛苦，导致其他合并症的发生，使病人产生惧怕心理，这对治疗的进行和病情的恢复是极为不利的。

此外，术者在治疗前、后还应注意以下几点：

（一）治疗巾

手法操作时，应用一块 80cm×80cm、柔软而平坦的纯棉治疗巾。

治疗巾的作用：一是防止术者手指在治疗时与病人穿的衣服直接接触和摩擦，造成皮肤损伤；二是避免手指的皮肤在治疗时与病人的皮肤接触，防止接触传染病的发生。但在使用治疗巾时一定要注意：手掌或拇指治疗时，局部的治疗巾一定要平展，防止有褶而将病人的局部皮肤损伤；治疗巾要用高温和紫外线照射消毒，每个病人用一块，每日洗一次，防止病人之间交叉传染。

（二）指甲的修剪

指甲的修剪在临床施治中也是不可缺少的一环。术者应将手指甲及时修剪，不能超过各指的末端。如不及时修剪，在施治中会影响各指的用力和操作，同时容易将患者局部的皮肤损伤，给病人增添痛苦，给治疗增加困难。

（三）治疗力量的运用

力量的运用是关系到李培刚医学治疗手法技术发挥的关键。术者在患部施治时应用的力量要恰到好处，根据病情，不论需要多大力量，术者一定要从轻开始，随着手法的进行和手指肌肉的适应，再逐渐加大力量。这样术者手指运用灵便自如，力量大小适宜。否则因用力不当会造成手指疲劳和损伤，不能达到预期的效果。

（四）术后洗手

不管术者在什么条件下，室内或室外，温度高低，什么季节，治疗结束后一定要用热水洗手，千万不要用凉水。因为术者给病人进行治疗时，双手频繁用力完成各种动作，双手的血液循环旺盛，血流量加速，皮肤的汗毛孔相对扩大，这时用凉水洗手，冷热对抗，冷的凉气和湿度通过汗毛孔进入皮内，抑制双手指的血液循环，导致肌肉、韧带和关节囊僵硬痉挛，出现疼痛，甚至肿胀、功能障碍等副作用。因此术后切记，用热水洗手。

二、禁忌证

1. **传染性疾病**　急慢性肝炎、肺结核、肺脓肿、脑膜炎、麻风病等。

2. **肿瘤**　各种骨肿瘤、肌瘤、血管瘤、纤维瘤、神经纤维瘤、细胞瘤、多发性骨髓瘤、脊髓瘤等疾病。

3. **血液性疾病**　败血症、血小板减少、出血性紫癜等。

第七节　治疗效果

李培刚新疗法安全可靠、无副作用、见效快、疗效好、治愈率高，被应用于医学领域多种疾病的治疗，如颈臂腰腿痛病、类风湿关节炎、强直性脊柱炎、外伤性截瘫、脑血管疾病引起的偏瘫、脑外伤后遗症、周围神经损伤、骨折后遗症和各种手术后的治疗，避免了手术后遗症给病人造成的痛苦和不便。

它是一种全新而独特的物理方法，治疗效果显著。它通过治疗手法对人体的一点、一面或多点、多面、多层次疾患的治疗，起到了全身疏导的作用，达到整体治疗和各功能恢复的目的；同时对人体各器官和整体功能发挥着调节、增强和促进的积极作用，做到了"无病预防、健身；小病、轻病家治，早发现早治疗；大病、重病医治"，把影响人体的不良因素和隐患消除在萌芽之前，使身体各器官功能始终保持在最佳状态。各器官功能加强了，整体免疫力提高了，才能远离疾病，才能真正健康。治疗手法通过各种手法对人体的点、多点或多面的各个部位施行刺激，达到整体理衡和协调的目的，对皮肤、神经、血管、关节、脑、心脏、呼吸、消化以及性功能等均有积极的促进、调节、增强和恢复的作用。

一、对皮肤的疗效

促进末梢和表皮的血液循环及新陈代谢，加强皮肤的弹性，增加皮肤的紧张度和伸展度，同时加强皮下、皮内和皮肤末梢神经的传导功能，加速局部的新陈代谢和毛细血管的物质交换，特别对烧烫伤、电击伤、植皮伤和各种手术后瘢痕组织伤等引起的皮肤挛缩伤有较好疗效。因局部皮肤损伤或破坏，皮肤与皮下组织形成一体，加之皮肤瘢痕组织挛缩，致使皮肤和皮下的血液循环和新陈代谢极差，从而使皮肤和皮下组织机化形成粘连，结缔组织增生、挛缩、肥厚，皮肤的弹性减弱，伸展度减小，形成了一种恶性循环，因此使局部皮肤功能恢复甚慢，甚至造成肢体或局部运动功能受限、障碍或丧失。通过有效的治疗，可剥开皮下的粘连，软化皮内和皮下瘢痕挛缩增生的组织，扩大组织间隙，加速皮内和皮下组织的血液循环，加强末梢神经的传导和毛细血管的新陈代谢功能，使局部的皮肤弹性和伸展功能恢复正常，既起到功能恢复的作用，又达到美容的目的。

二、对滑膜的疗效

滑膜是一个统称，是人体不可缺少的组织。它分布在全身每一个部位，只要有骨骼、关节、

韧带、关节囊、肌肉、神经和血管的部位均有滑膜的存在。附着在骨骼表面的叫骨膜。关节腔内的关节面叫关节滑膜。关节韧带纤维间和内外的膜叫韧带滑膜。肌肉是由若干个肌束组成的，每个肌束有若干个肌纤维组织，纤维间和纤维周围的膜叫纤维滑膜；肌束之间和肌束周围的膜叫肌束滑膜；肌肉之间和肌肉周围的膜叫肌滑膜。肌腱周围的膜叫鞘膜。皮肤与肌肉之间的膜叫皮下滑膜。神经干支周围的膜叫神经鞘膜。血管周围的膜叫血管膜。以上各种膜的主要作用是减少各组织间相互摩擦，加大各组织间的活动范围，加强各组织相互之间的润滑度，互相促使，共同合作，共同维护各组织间的滑膜的正常间隙和滑膜及各组织的正常功能。一旦各纤维组织损伤，各滑膜间隙缩小，各滑膜间粘连，各组织之间就会相互粘连交织在一起，造成组织间隙和各组织关系紊乱，各组织邻里之间和层次之间形成缠裹性压迫，使肌肉收缩与伸展功能减弱，阻滞神经的传导功能，影响血液流速和血液循环及营养的供给，最终导致肌肉和关节肿痛、肌肉萎缩、关节挛缩、肌肉瘫痪，肌肉纤维化，造成运动功能受限、障碍和功能丧失。

手法治疗可剥离开各组织纤维间和各组织周围滑膜相互的粘连，恢复各组织间和周围滑膜的滑动及组织间的运动功能，理顺各纤维组织间滑膜的关系，扩大各滑膜间的间隙，解除滑膜对各纤维组织间的各种压迫，从而达到功能恢复的目的。

三、对肌肉的疗效

促使神经、血管、肌肉等组织恢复、愈合。对急性肌肉、肌腱、关节囊和韧带等组织损伤的病人，通过有效的手法治疗可使局部的肌肉痉挛缓解，水肿消散吸收，损伤的肌纤维及时修复，使肌纤维和肌肉的弹性加强，力量增长，功能恢复，防止血肿机化、组织相互间粘连而影响功能；对慢性软组织损伤产生的肌肉的痉挛，血肿的机化，各组织相互粘连，形成大小不均、硬度不同、薄厚不等的结节和条索，给予有效的剥离、软化和吸收，使其间隙扩大，理顺神经、血管、肌肉

等组织关系，并解除上述因机化粘连对神经、血管的影响和压迫。因此加强了神经的传导，加速了局部和肢体的血液循环，增强了局部的营养，使肢体和局部的损伤组织早日修复愈合，恢复了肌肉和其他纤维组织固有的收缩力和舒张性。

四、对神经的疗效

采用不同手法对不同部位神经进行兴奋、抑制、治疗等多种刺激，可起到局部影响整体，整体带动局部，远端刺激近端，近端指挥远端，周围反馈中枢，中枢指挥周围的一种相辅相成的作用，达到使机体各器官功能恢复，神经传导功能和整体抵抗力加强的目的。

五、对血管的疗效

1．血管的弹性加强　经常采用治疗手法进行治疗，使皮内、皮下、肌肉内外和各纤维组织伴行的大、中、小血管壁的平滑肌弹性增强。血管壁由硬变软，由厚变薄；同时可使血管内径间隙扩大，保障血管的正常功能。

2．血流量的增加　通过不同手法及不等力量的治疗，使血管收缩和舒张力随着血管壁弹性的加强而加强。血管壁由厚变薄，管腔由窄变宽，血流量增加，血流速加快，毛细血管的物质交换和新陈代谢增加，使周身的血液黏稠度降低，循环平衡，防止了高血脂、高血糖引起的心、脑血管硬化，供血不足而导致的心脑栓塞等合并症的发生。通过治疗手法作用于局部，可刺激兴奋血管、神经，调节并加速全身的血液循环，使之畅通无阻，增强各器官的功能，促使各功能的恢复。

六、对关节的疗效

关节是人体运动的枢纽，也是人体的减震器。关节功能的正常与否，直接关系和影响到人体健康及运动的平衡。因此治疗手法对关节的作用极其重要。

治疗手法可直接针对关节周围的关节囊、韧带和肌腱的病理变化进行有效的治疗。对外伤引起的关节周围软组织损伤，血水肿的形成和风寒湿无菌性炎症引起的肿胀、局部疼痛、关节活动受限等，可通过手法治疗解除疼痛，缓解痉挛，消散肿胀，防止血、水肿机化粘连致使的关节强直，改善局部和肢体的血液循环和营养供给，促进关节和局部软组织的新陈代谢，加速局部损伤的修复和愈合。

通过治疗手法治疗可解除肌肉、肌腱移位，韧带绞锁，小关节紊乱，关节半脱位和脱位，从而起到润滑关节和保护关节功能的作用。

七、对脑的疗效

采用治疗手法治疗颈和头部，保障颈部和颅底部伴行的神经、血管、肌肉的正常位置和间隙，使其功能正常运行。防止因其相互粘连，使颈部肌肉等组织相互约束，压迫颈部伴行的血管和神经，使脑的各种功能紊乱而引发的一系列症状。同时治疗手法可促进大脑神经传导，促进脑血和氧的供给以及新陈代谢，并增长和加强脑细胞的生命力。

八、对心脏的疗效

采用治疗手法在颈部和背部脊柱的左侧与肩胛骨的内缘交界处、心脏的后侧进行治疗，可防止和解除颈部主动脉弓和颈内外动、静脉周围各组织的压迫，使心脏输送回收通畅，减轻心脏的循环负荷，减少心脏异常病变的发生。此外，还可解除颈椎支配心脏的神经根支的压迫，使心脏的肌肉始终处于正常收缩和舒张状态。如颈部和背部肌肉、韧带粘连、挛缩，失去固有的弹性，呈板状压迫局部的神经，会影响心脏和呼吸运动功能，引起胸闷气短，心悸，甚至出现心绞痛等症状，临床上有心电图的改变。这种病人心脏本身并没有器质性病变，只是由于周围的因素压迫诱发而出现上述症状，可称之为功能性反应或假性心脏病，如长期不解除压迫因素，就会导致心脏器质性改变。针对上述病例，可通过颈、背部的手法治疗，解除压迫，使心功能恢复。

九、对呼吸系统的疗效

治疗手法作用于颈、背和胸部，可解除颈、背部结节对支配肺的神经的压迫，同时缓解背胸部的呼吸肌痉挛、背胸部手术后的瘢痕组织引起的粘连，改善和加强胸背呼吸肌的收缩、舒张运动功能，提高肺的呼吸功能。

十、对消化系统的疗效

治疗手法通过对脊柱两侧和腹部的治疗，刺激兴奋脊柱两旁支配肝、脾、胰、膈、胃、肠的神经，按其位置及走行进行治疗可得到如下效果：

1. 背部治疗　通过脊旁支配神经的治疗，刺激兴奋腹腔各器官，加强各器官正常功能。

2. 腹部治疗　治疗手法直接作用于腹腔各器官，促进各器官的血液循环，加强腹部肌肉的弹性。通过治疗手法治疗可解除胃肠痉挛，消除疼痛，促进胃肠蠕动，增加胃肠营养的吸收，减少胃酸，加强胃肠食物的消化。同时也可使胃肠黏膜炎症和溃疡修复、愈合，调节肝、脾、膈、胰和胃肠功能，对急性痢疾和肠炎也有明显的止痛和止泻作用，同时还具有剥开肠黏膜之间的粘连、软化腹内痉挛、条索和结节的作用。

十一、对泌尿系统的疗效

在腰及下腹部治疗，刺激和兴奋支配肾及膀胱的神经根支，加强肾和膀胱括约肌的收缩、舒张功能，缓解膀胱括约肌和输尿管的痉挛，加强排尿功能，防止膀胱功能低下、括约肌收缩减弱、膀胱内的废尿不能及时排出干净，残留物存留容易引起膀胱炎、尿道炎和尿道感染等并发症。

十二、对生殖系统的疗效

1. 男性　通过治疗手法在腰骶和下腹部进行治疗，可作用于支配生殖器的神经，使其对睾丸、前列腺、精囊、输精管和阴茎刺激、兴奋，加强其功能，增强性感意识；同时在腹部和会阴部进行不同的手法治疗，来缓解或解除前列腺、精囊和输精管的痉挛，防止因前列腺肥大和纤维组织机化、粘连而造成的压迫，加强和改善各项功能的恢复。

2. 女性　通过在腰骶部和下腹的治疗，刺激和兴奋支配阴道、子宫和卵巢的神经，加强阴道、子宫和卵巢的收缩和舒张运动功能。在腹部直接按揉子宫和输卵管及卵巢时，可加强子宫肌肉的收缩和弹性。对子宫萎缩和子宫发育不全的患者，通过手法治疗可促使子宫增长；对输卵管狭窄、不受精、不育者通过治疗可扩大增宽输卵管；对闭经和月经不调者，通过治疗可促进子宫的血液循环，加速子宫的血流量，促进子宫内膜毛细血管的物质交换和新陈代谢及周期的更换。治疗手法可间接作用于子宫，通过不同的治疗手法缓解紊乱，解除子宫、输卵管和卵巢的痉挛，达到改善和恢复功能的目的，同时对盆腔炎有较明显的治疗效果。

第 4 章　李培刚新疗法的运动机制与锻炼方法

第一节　运动机制

科学合理有效的运动是人类健康生存之根本。

运动是一种统称。人们因为年龄阶段的不同，所从事职业的不同，爱好和生活习惯的不同，所进行的运动和活动方式也有所不同。运动和静止是对立统一的，动和静要根据每个人的具体情况进行科学、合理安排。何时动？如何动？怎样动？何时静？如何养？怎样养？才有益于人体健康，这其中包含着各自的科学道理和有效的方法。

运动在临床上可分为主动运动和被动运动两种。被动运动和主动运动是任何治疗手段不可替代的。运动在治疗和功能恢复中具有重要作用。有效的锻炼方法，是根据各种疾病的病程长短、急缓、轻重程度、患者年龄大小、体质强弱、性别和职业的不同，适合各种病情需要的，"以动为主，以静为辅，动静结合"的新颖而科学有效的锻炼方法。有效的锻炼方法不仅巩固了治疗手法的治疗效果，而且促进了疾病早日康复训练。打破了以往对急性肿胀和疼痛疾病要固定、静止不动的传统观念。特别是反对剥夺无菌性纤维组织炎患者主动运动权力，使病情加重，造成运动功能障碍或丧失。为患者的功能恢复起到了积极而重要的作用，并且防止了后遗症的发生。为大众防病、健身提供了有效的方法。

一、医学运动原理

人体的运动系统包括骨骼、关节、韧带、肌肉、肌腱、筋膜、关节囊、神经、血管、各种滑膜等组织。这些组织都是为人体运动动作、活动方式及生活和工作需要而服务的。骨骼在人体运动过程中起着杠杆和支撑的作用。关节是人体完成每个动作的重要组成部分，它由骨骼上、下两端关节面与韧带连结构成，是人体运动的枢纽，也是人体抵御横向和纵向压力冲击及震荡的缓冲器。人体的韧带连结骨骼上下两端，在关节周围保护着关节囊，支持着关节，并随着关节的屈伸、收展而收缩与伸展。而真正的负重是强大而有力的肌肉，肌肉中间是肌腹，肌腹的上下两端是坚韧富有弹性的肌腱。肌肉、肌腱等的收缩与伸展、关节的屈曲与伸直、内收外展与旋转都是在神经的支配协调和指挥下完成的。人体运动与静止的同时，骨与关节之间，骨关节与韧带之间，韧带与韧带之间，肌肉纤维与肌肉纤维之间，始终起着保护、支持、配合、协调、固定、对抗统一和相互制约的作用。

以往有一种错误的认识，认为关节运动可以带动肌肉等纤维性组织，肌肉是为关节服务的。实际上是肌肉、韧带的收缩与伸展带动关节的屈伸、收展和旋转，而关节恰恰是为肌肉服务的。它们的共同合作、相互配合才能满足人体生存和生活的需要。因此肌肉、韧带和关节囊收缩与伸展得越多，肌肉、肌腱、韧带和关节囊的纤维组织就越强壮，越健康，而不易受损，也就不易受到各种不良病因的侵蚀。相反，一旦肌肉和关节周围的软组织受风寒湿的侵入和炎症及其他因素的刺激时，将导致关节和其他组织间的合作协调出现异常，使关节平衡和整体功能紊乱。

肌肉、关节及周围软组织损伤后，在临床治疗方法上和处理原则上有一定的分歧，也是中西医争论的焦点。国内外西医对关节和软组织急性损伤的治疗方法是：损伤后，为防止和避免血水渗出和肿胀的形成，对血、水肿形成的患者，主张静止不动，较严重者给予石膏等固定，以防加重损伤和血水液体的再渗出。因此，在肢体关节处给予不同形式的外固定，这样虽然内部出血减慢或停止。同时损伤的肌肉等组织因疼痛出现组织痉挛，神经出现一种异常性紧张、反射和兴奋，使损伤组织内的毛细血管和未损伤的毛细血管渗透性增强，在损伤的局部，组织间充满渗出的血水而出现肿胀，无疑对局部的组织形成一种压迫，影响了肢体局部的正常血液循环，破坏了局部毛细血管的营养供给、新陈代谢和物质交换的正常运行。而局部和肢体由良性循环改为恶性循环，加之肢体一段时间的外固定，无疑对肢体局部肿胀是一种再度压迫，使皮肤不能吸收和排出体内的废物，此时病人局部胀痛剧烈，循环受阻。2～3周后，将外固定的石膏或夹板拆除后，表面的肿胀看似消退了，渗出的淤血侵入局部损伤的不同层次和邻里组织间隙内，因不动不能及时吸收而在各组织间形成粘固，使各纤维组织紧紧粘在一起，在局部形成一种缠裹性压迫，因此导致正常的肌肉出现失用性萎缩，关节挛缩，关节纤维性强直，功能减弱甚至障碍。局部的肌肉等组织痉挛，血、水肿机化，损伤组织修复的瘢痕组织，挛缩关节不运动，肌肉、关节囊、韧带、肌腱、神经和血管长时间不收缩舒张，各组织相互粘连在一起而造成纤维组织增生肥厚。各组织间不是相互支持配合，而是相互约束限制。因此，影响和延缓了损伤组织的愈合。

笔者在临床治疗中将以往传统治疗原则对急性肿胀、疼痛的病人所产生和形成的一系列不良现象以及所造成的诸多后遗症进行了研究，总结出"以动为主，以静为辅，治动结合，动静配合"的新的科学治疗原则和治疗与有效锻炼相结合的

治疗方法，取得了前所未见的治疗效果。如对单一的软组织损伤，在条件和病情允许的情况下主张做一些适量的运动，既不加重损伤，又能促使损伤组织的功能恢复。这样肌肉收缩和伸展带动关节运动时可促使血、水肿和淤血吸收，防止和避免各组织间相互粘连，扩大了各组织间隙，有利于损伤组织的愈合和功能恢复。运动时有时局部会出现痛和肿，此种情况是必需的，也是必然的。忍痛继续活动，动度由小到大，坚持下去就是疼痛消失、肿胀消退、肌肉增长，力量加强，组织间隙扩大、关系理顺，血液循环流通，不规则的组织和血水肿随运动而吸收解除，各组织间恢复固有的相互配合、支持和协调的功能，使关节的功能恢复正常。如因肿胀、怕痛或初次运动疼痛加重不动而功能代偿，肿痛就会永存不消，反而在局部机化粘连，加重病情。

对上述关节运动障碍和软组织损伤的病人，不主张绝对外固定和静止不动处理，而主张科学合理地运动，靠正常的组织代替损伤的组织，利用正常的组织的功能保护损伤的异常组织，为损伤的软组织提供一个良好的愈合环境。这样损伤的组织很快愈合了，功能很快就恢复了，正常的组织收缩和伸展功能也加强了。而不会因长期固定和静养造成肌肉萎缩及功能减弱。运用关节的屈伸、收展、旋转带动肌肉等组织的主动收缩、牵拉及伸展运动，不但可解除因血水肿造成的内在压迫，而且通过适度、合理、科学和有效的运动，促使局部的血、水肿吸收，解除因损伤痛而引起的肌肉或肌纤维等组织痉挛，防止了血水肿的机化和组织间的相互粘连。起到及时调整、改善局部和肢体的新陈代谢，加速肢体、局部的血液循环和营养供给，促进损伤组织的修复和愈合的作用，达到肌肉和关节功能恢复的目的。新疗法的诞生为急、慢性软组织损伤患者的功能恢复开辟了新路。

二、医学运动原则

医学运动原则总的来讲就是一定要在科学合理的基础上进行有效的运动，它是新的运动锻炼方法的法则。笔者根据人体运动特点、关节运动

的范围和各种运动功能，制定出各运动组织的运动原则。针对每一个组织运动均有一个科学可行、合理有效的客观要求。

因此，运动原则和法则为人体运动组织力量的加强、肌肉的增长、关节活动范围的加大以及人体的协调性、平衡性、适应性和柔韧性的增强起到了重要的指导作用。使人们在运动时有法可依，有方可循。避免盲目运动，无效运动对人体带来的损伤。为人体健康起着保障作用。

三、新的运动理念

新的运动理念，首先以人为本，从人的运动本能和天性出发来论述人体的运动。对于人体而言，其本身就是动物，本能使然，运动就是他的天性。广义上讲，人从孕育到出生到死亡无时无刻不在运动着。而从狭义上讲，运动就是我们通常所说的锻炼。那么，如何运动？怎样运动才能使人生命健康，获得高质量的生活呢？

运动一定要根据不同人群的不同情况和需要而设计和制定不同的运动方式。无论是健康人还是病人首先一定要将不同性别、不同年龄、不同体质和不同健康状况的人群区分开来，同时根据疾病具体的种类、性质、病情等情况区别对待。做到具体问题具体分析，有的放矢，才能取得最佳效果。而运动过程中还要切记不要突猛、突大、过快、过多或迟缓过慢而持久。不要曲线性地运动，而要适度合理、循序渐进地运动——"台阶式运动"。这样才能做到既不加重损伤，还能使肌肉增长、力量加强，关节功能保持正常。才能真正达到健身、防病、治病的目的。

第二节　静止、运动的时机

关节、肌肉的静止和活动不要一概而论。要根据关节、肌肉、肌腱和关节囊、韧带实际损伤程度决定。对关节脱位、骨折、肌肉、肌腱撕断，刀割伤等严重损伤，均应给予对症治疗，合理的局部固定，静止休养，有利于关节的稳定和局部损伤的修复、愈合。不能整个肢体固定，要固定局部，但固定时间不能过长。强调损伤部位的上

下关节和肌肉的运动，促进局部和肢体的血液循环，加强局部的新陈代谢和损伤组织的营养的供给，促使局部血水肿的吸收，防止组织间的粘连，加速损伤关节软组织的愈合及功能恢复。同时要根据关节和软组织的愈合情况，尽早地解除外固定，在损伤肢体病情条件允许的情况下，督促病人忍痛进行关节活动和有力的功能锻炼，力求使关节功能早日恢复。

如对上述疾病不给予有效而合理的固定，盲目的活动只会加重损伤，关节功能不易恢复。如因损伤、肿胀不动或动得太晚，则不利于损伤组织的愈合，会造成关节功能受限障碍。因此静与动的效应是相对的，也是相辅相成的，要以动为主，以静为辅，动、静结合的治疗方法和处理原则，使其相互取长补短，才能取得最佳效果。

第三节　锻炼方法

一、被动锻炼方法

被动锻炼方法也称为他人运动锻炼方法，主要作用于四肢主动功能丧失的病人。通过科学合理的被动运动使萎缩的肌肉起到主动收缩与伸展的作用，防止关节纤维性挛缩和强直，扩大组织间隙，防止纤维组织相互粘连，减轻组织间的压迫，促使瘫痪肢体的血液循环。防止瘫痪肢体肌肉失用性瘫痪和萎缩。通过被动运动锻炼达到主动运动的目的被动运动方法作用于关节功能严重障碍、功能基本丧失或完全丧失的患者。通过他人被动活动，使患者肌肉等纤维组织被动收缩与伸展，从而起到撕脱开组织间的粘连，理顺组织关系，扩大组织间隙，加速血液循环，促使血、水肿吸收，达到主动锻炼使功能改善、恢复的目的。

1. **方法**　术者双手分别持握关节的上下两端，根据不同肢体和部位，使患肢关节做屈伸、收展和旋转运动。运动时，术者掌握肢体关节的屈伸、收展和旋转的正常范围和角度，要随着疼痛的减轻，痉挛度的缓解和接受耐力的增加而由小逐渐加大，反复数次结束。

2. **要领**　术者在做被动运动治疗之前，应了解病人肢体关节的病情轻重、关节运动功能障

碍的程度、肌肉和其他纤维机化粘连等情况，以免在运动过程中给病人造成新的损伤和不良后果。要根据病人关节的障碍程度进行，不要突猛突大，使关节活动过度。关节的屈伸、收展和旋转的范围由小逐渐加大，循序渐进，方可达到被动锻炼治疗的预期目的。避免损伤关节及周围的软组织而加重病情。

3. 作用　术者双手持握患者功能障碍或丧失的肢体关节上下两端，根据肢体关节的肿胀，肌肉萎缩粘连，关节挛缩，关节间隙狭窄和强直程度，通过被动活动达到撕脱关节周围纤维组织间的粘连，松解关节挛缩，扩大组织间隙和关节活动范围，加速了肢体的血液循环和新陈代谢，加强了肢体关节的功能和肌肉及各纤维组织的弹缩性，防止血、水肿的机化再粘连，肌肉萎缩、关节挛缩和关节的强直，促使了关节、肌肉纤维间和炎症的吸收，达到了消肿止痛，关节、肌肉功能改善和恢复的目的。

二、主动锻炼方法

肌肉和关节主动运动方法主要作用于患者肢体关节肿痛、关节功能受限，但仍存在一定的主动功能的功能障碍者。充分发挥病人自身的毅力和调动主观能动性，治疗后通过肌肉和关节主动运动，达到锻炼治疗和恢复的目的。

1. 方法　病人针对自己肢体、关节的肿胀疼痛，关节功能受限和障碍情况，治疗后进行有效的锻炼。活动时，要根据每一个关节挛缩的程度，关节强直的性质，肌肉萎缩程度，纤维组织间的机化粘连和肿胀轻重的程度等情况进行。关节做屈伸、收展和旋转时，活动的范围及幅度要适度，以免造成新的损伤。

2. 要领　患者使肢体关节做屈伸、收展和旋转时，自己要对关节强直、挛缩和关节狭窄、肌肉肿胀轻重做到心中有数。根据病情的需要由小逐渐加大，不要突猛突大，以免造成新的损伤。运动范围和幅度一次大于一次，次数一天多于一天，当达到关节所能承受的最大限度时结束。

3. 作用　主动运动是一种积极而有效的锻炼方法，也是巩固治疗效果、消肿解痛以及肌肉

和关节功能恢复最佳辅助手段。通过肌肉韧带和关节囊等纤维组织的主动收缩和舒张，使关节做各种运动，来撕脱各组织间的粘连，防止血肿机化淤血形成再粘连。扩大组织间隙，理顺组织关系，解除压迫。促进了局部和肢体关节及肌肉的血液循环，促使炎症和关节周围的血、水肿的吸收。加强肌肉、肌腱、韧带和关节、纤维弹缩性，使肌肉增长，力量增强。同时通过关节和肌肉等组织的主动运动，起到了消肿止痛的作用，达到了改善和恢复关节功能的目的。

第四节　科学运动的利和静止不动的弊

运动和静止是对立统一的。科学有效的运动是人体健康的重要保障。而静止不动无论对人体运动系统还是其他器官都是不利的。因此我们提倡科学有效的运动。

1. 科学运动对皮肤的利　保持全身的关节、肌肉运动，可增加皮内的血液循环，增强上皮细胞新陈代谢，促进汗腺的排泄，通过关节和肌肉的活动使皮下脂肪代谢吸收，同时促进了肌肉的收缩、牵拉运动，加强了皮肤的收缩、伸展度和弹性，使皮肤保持光润且富有较强的弹缩力起到了保护皮肤、防止皮肤粗糙起皱的作用。

静止不动对皮肤的弊：如长期不动，皮下脂肪肥厚堆积，皮肤的血液循环较差，影响皮肤的新陈代谢和营养供给，并导致皮肤汗腺和汗毛孔堵塞及血管萎缩，同时降低皮肤的收缩牵拉力量，减弱伸展性和弹缩性等功能，为此皮肤一旦损伤，因血供较差，伤口不易愈合，容易感染，使病情加重，导致其他合并症的发生。即便愈合也会形成瘢痕。此外易产生功能减退、皲裂、汗毛孔粗大、皮肤无光泽、无弹性及早期老化等副作用。

2. 科学运动对肌肉的利　肌肉运动可使肌纤维增粗或增长。肌肉纤维增粗或增长取决于锻炼运动的方式。肌肉增长，弹性和力量增强，肌肉的收缩、舒张和伸展可加速血液的循环和营养的供给，促进损伤的肌肉修复和愈合，通过运动使血水肿吸收，同时防止因血、水肿机化、静止不动而引起的组织间相互粘连，并通过关节的主

动收缩、伸展活动撕脱开机化粘连的组织，使肌肉和其他纤维组织功能加强和损伤组织的恢复。

静止不动对肌肉的弊：关节不活动，肌肉不做收缩牵拉运动，因血供较差，可导致肌肉缺血缺氧，肌肉纤维细而弱，此时肌纤维与肌纤维之间、肌肉与肌肉之间粘连，且相互影响功能，肌肉弹性差，力量弱，造成失用性肌肉萎缩，使功能受到程度不同的影响。一旦有不同程度的外伤侵犯，患者的关节和软组织功能减弱就易损伤，因局部血液循环较弱，损伤的组织愈合延缓或不愈合等现象发生。

3．科学运动对韧带的利　韧带跨过关节间隙，位于关节远近两端，环绕在关节腔隙的周围，称为关节平衡稳固的支持带、连接带和固定环，起着固定和保护关节的作用。关节的屈伸、收展、旋转运动需要韧带在收缩、伸展的情况下而完成每一个关节所需要的动作。关节经常进行适度的运动，使关节周围的韧带纤维增粗、变厚，弹性和伸展度增强，韧带纤维长期的收缩伸展运动，可使韧带上下、浅深两层和左右邻近肌腱等组织间润滑而光泽，各组织相互完成各自的功能协调作用，使关节始终保持最佳状态，保障关节的稳定性，达到缓冲和枢纽的目的。

静止不动对韧带的弊：如关节不进行有利的运动，或者静止不动，久之韧带和关节的血液循环较差，韧带纤维由粗厚变为细薄，因关节不运动或运动少，关节周围的韧带纤维不收缩、伸展或小幅度收缩、伸展，使纤维的弹性和伸展度减弱。一个姿势过久，关节周围的韧带被动收缩与被动牵拉，导致关节周围的韧带收缩性损伤和牵拉性损伤，使关节囊松弛，关节不稳定，牵拉不匀称。浅、深两层和左右邻近的各组织粘连在一起，一旦遇到外伤史，即造成程度不同的损伤，伤后因血供较差，加上上述因素不易恢复，容易形成失用性萎缩和挛缩，关节纤维性强直，出现韧带功能紊乱，使关节的稳定性较差，容易导致关节损伤和功能障碍。

4．科学运动对关节的利　关节的活动，可使关节腔内的润滑液增多，加大关节的活动度和扩大关节间隙，增强了关节和关节囊、韧带的收缩性及牵拉力和伸展度，使关节周围软组织的收缩和牵拉平衡对称，保障关节的稳定性，加大了关节的活动范围，增强了灵活性，同时一旦关节及关节周围的软组织损伤，通过关节的运动，可使关节腔内的积液和关节外的血、水肿早日吸收，以免在关节腔内形成沉淀物及关节外纤维组织关系紊乱，造成肿胀和粘连，疼痛而影响关节的功能。

静止不动对关节的弊：关节如经常不动，关节周围的关节囊、关节韧带弹性和伸展收缩力减弱；长期少动或不动，可导致关节内的血液循环差，关节间隙由宽变窄，活动范围由大变小，甚至关节周围的软组织挛缩，关节周围特异性炎症（无菌性炎症）刺激，关节腔内蛋白质的沉淀，血管翳迅速在关节面增长爬行，关节面很快被腐蚀破坏。非特异性炎症和周围的不规则组织把大量的营养吸取、阻断、消耗，造成软组织机化、粘连钙化、骨化导致或促使骨质疏松和骨质增生，甚至关节功能受限。此时，一旦遇到外伤或不同诱因使关节损伤，出现痛、胀现象，因不动、血供较差，伤后不易愈合，同时会使关节症状加重。

5．科学运动对神经的利　关节和肌肉等软组织的主动运动，可加强中枢对周围神经纤维的指挥信息，增强关节、肌肉、关节囊和韧带的活动度，通过活动，使损伤的神经根、支、微小的神经纤维再生恢复其功能，同时经常不断的运动，防止因血水肿机化和组织间粘连，并解除对神经根支和神经纤维的压迫。因此保障了神经指挥畅通。

静止不动对神经的弊：如关节经常或长期不运动，中枢和周围的神经根支不发达，甚至萎缩，因此中枢对周围神经根支及末梢神经纤维指挥和传导功能减弱，周围末梢的神经纤维向中枢反馈信息减慢，同时因关节、肌肉活动幅度小或不动，而神经穿出或通过狭窄部位的其他组织和神经鞘膜及神经纤维相互粘连，影响神经的传导兴奋功能。另外，一旦神经传导受阻或损伤，不及时有效的治疗，不能加强有效的活动和锻炼，神经周围的血、水肿形成机化粘连，神经损伤的再度压迫，影响了神经苏醒和恢复，给血、水肿机化、各组织相互间的粘连创造了有利条件，提供了机会，而加重了损伤和压迫程度。造成肌肉萎缩或肢体瘫痪，使病情加重。

6. **科学运动对血管的利** 通过关节和肌肉等软组织的运动，可加速动 - 静脉的输送和回流，促进毛细血管的物质交换和新陈代谢，同时使毛细血管管径增大，储血量增加，保障了肢体和局部的营养供给，维持了整体循环的平衡。

静止不动对血管的弊：关节和肌肉不经常运动，周身各器官的血流量减少，血管的管腔狭窄，血管壁的弹性弱，血液循环缓慢。从而影响了全身各系统的新陈代谢、物质交换和营养供应，导致大、中、小动、静脉血管管腔狭窄、管壁增厚，造成血黏稠度增高、血管硬化等综合并发症的发生，毛细血管萎缩、变小，因此只维持了人体各器官生命的血液供应，未能达到劳动和大运动量所需要的血液循环的运送和保障，使整体功能下降，当皮肤、骨骼、肌肉出现损伤或患疾病时，因血供较差，出现延缓愈合，甚至不愈合，使病情加重。

7. **科学运动对骨骼的利** 运动可促使骨皮质增厚，骨小梁增粗，骨松质密度增高，并促进骨骼的增长和儿童的发育，如骨折后，给予科学可靠的活动，可促使水肿的吸收，促进骨痂的形成，使其早日愈合，防止功能障碍，达到功能恢复的目的。

静止不动对骨骼的弊：不动可使骨的弹性和韧性减弱，小儿会影响发育，成人容易造成骨质疏松，骨皮质由厚变薄，骨小梁由粗变细，使骨小梁萎缩和骨质压缩，一旦遇到外伤，易发生骨折，骨折后会出现不易愈合等不良反应。

8. **科学运动对整体的利** 运动是人生命的良医益友。长期运动，使周身的关节、韧带、肌肉、神经、血管、心、脑、肺、肝、脾、胰、胆、肾等器官均处于正常运行之中。随着运动，各脏器的功能加强，使人的整体器官功能由始至终保持在一个正常的平衡状态，一旦个别系统出现紊乱或异常，其他器官相互紧密的团结起来，一致对异常的系统进行代偿、抵抗和隔绝性治疗，以整体抵抗功能代替个别异常器官功能，使其随动而治，增强整体效应。

静止不动对整体的弊：人体关节不运动，除了对上述的影响外，还可导致整体运动器官功能偏差不协调，同时使心、脑、肺、肝、脾、胰、胆、肾、胃、肠等系统功能减弱，甚至引起功能紊乱，使整体免疫力和抵抗力下降，整体功能不平衡，给各种疾病侵入机体提供了条件，创造了侵犯时机，成为各种疾病的繁殖地。

第五节　防病治病新观点

"努力找病，除恶务尽"的诊疗思想，造成人们对疾病的过度恐惧和对药物的过度依赖，化学药品的毒副作用以及医疗费用的不断上涨，使得患者不堪重负。片面追求高、精、尖仪器诊断疾病，轻视或无视患者的主观感受的诉说，往往造成医患关系的隔阂和紧张。

手法治疗手段以及"知病、治病、治好病""谁懂病、谁知病、谁治病、谁就能治好病""治病不等于防病、防病等于治病"，在诊疗思想上，不能仅专注于疾病的病因病理病位，还应当转向整个机体的防卫抗病反应及其调节机制上来。

医学的历史就是寻找生命与自然平衡之道的历史。"西方医学之父"希波克拉底说过"人间最好的医生乃是阳光、空气和运动"。世界卫生组织研究报告也指出，21 世纪的医学，不应该再继续以疾病为主要研究对象，应当以人类健康作为医学研究的主要方向。

第5章　下颌部治疗

第一节　头面部应用解剖

一、颅骨

颅骨位于脊柱上端的上方，由23块骨借结缔组织和软骨彼此牢固结合构成，有保护脑髓及感觉器官的作用，也参与构成消化道及呼吸道的起始部。可分为脑颅及面颅。

（一）颅前面骨（图5-1）

面骨共有14块，共同围成口腔，并与脑颅构成两眶及鼻腔。

1. 额骨

（1）额鳞：构成额骨的大部分。外面或额面凸隆而光滑。中部偏下方，左右各有一隆起，称为额结节。额结节的额下方，左右各有一弓状隆起，称为眉弓。两侧眉弓的内侧端之间，有一光滑面，称为眉间。眉弓的下侧，有一弓状锐缘，称为眶上缘，构成眶的上界。眶上缘的外端，移行于三角形的突起，称为颧突，与颧骨相接。

（2）眶部：为三角形骨板，构成眶上壁的主要部分。左右眶部，以深切迹即筛骨切迹相隔，有筛骨嵌入其中。筛骨切迹外侧缘的下面，有许多小窝，称为筛小窝，构成筛窦的上壁。小凹之间，前后各有一横沟，与筛骨迷路相合而成眶颅管及眶筛管，分别开口于眶的内侧壁，有血管及神经通过。

2. 上颌骨　上颌骨成对，与下颌骨共同构成颜面的大部，并构成口腔上壁、鼻腔外侧壁及眶下壁的一部分。

（1）上颌体：前面光滑而微凹，向前外方。下部有数个纵行隆起，称为牙槽轭，与尖牙及侧切牙相对应，有鼻肌附着。牙槽轭的外上侧，有一浅窝，称为犬牙窝，为同名肌的附着部。

（2）额突：为细长的骨板，自上颌体突向后上方。外侧面移行于上颌体的前面，有眼轮匝肌、上唇方肌及内眦韧带附着。

（3）颧突：为锥状的突起，自上颌体的前、后面之间，突向外上方。上面粗糙，呈三角形，与颧骨相接。前、后两面分别移行于上颌体的前、后面。

3. 颧骨　外侧面凸隆。其内上侧有一小孔，称为颧面孔，有颧神经的颧面及血管通过。中部有小隆起，为颧肌及部分上唇方肌的附着部。颞部凹陷。前部粗糙，接上颌骨；后部凹陷，构成颞窝的前界及颞下窝的外侧壁；上部为部分颞肌的附着部。

4. 下颌骨　下颌骨为面骨中最大的，以关节与脑颅相连。

（1）下颌体：近似蹄铁形。外侧面中部微凹，两侧凸隆。正中线的上部，有一微嵴。嵴的下方，有三角形的隆起，称为颏隆凸，两侧高起成结节状，称为颏结节。颏结节的外侧，有一孔，称为颏孔，有同名血管及神经通过。

（2）下颌支：为长方形的骨板。外侧面平滑，下部有一粗糙面，称为咬肌粗隆，为同名肌的附着部。

（3）关节突：上端肥厚，呈横椭圆形，称为

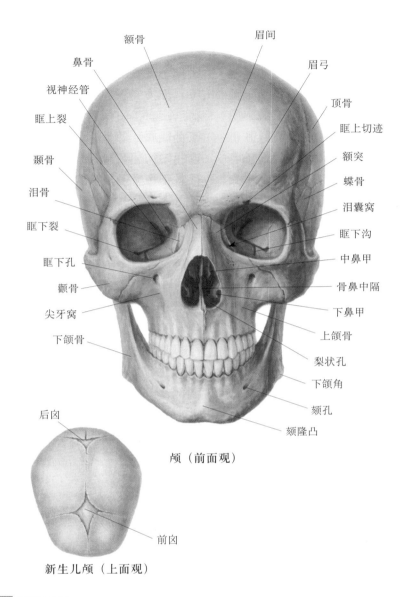

额骨　鼻骨　视神经管　眶上裂　颞骨　泪骨　眶下裂　眶下孔　颧骨　尖牙窝　下颌骨

眉间　眉弓　顶骨　眶上切迹　额突　蝶骨　泪囊窝　眶下沟　中鼻甲　骨鼻中隔　下鼻甲　上颌骨　梨状孔　下颌角　颏孔　颏隆凸

颅（前面观）

后囟　前囟

新生儿颅（上面观）

图 5-1 颅骨正面

下颌小头。小头下方较细的部分，称为下颌颈。颈的前面有小凹，称为关节突翼肌凹，为翼外肌的附着部。

（4）喙突：作扁三角形，突向前外方。外侧面平滑，有颞肌及咬肌附着。

（二）颅侧面骨（图 5-2）

脑颅由 8 块骨构成，其间围成一腔，称为颅腔，容纳脑及感觉器官等重要器官。

1．顶骨　为成对弯曲的方形骨板，介于额骨与枕骨之间，构成颅腔顶部及两侧壁。外面或顶面凸隆而光滑。中部的稍下方，有自前向后经过的两条弓状线，上方的称为上颞线，为颞筋膜的附着部；下方的较显著，称为下颞线，有颞肌附着。

2．枕骨　枕骨位于脑颅的后部，全骨呈内凹外凸的瓢状。前下部有一卵圆形的大孔，称为枕骨大孔，为颅腔与椎管的通路。

（1）枕鳞：为贝壳状弯曲的骨板，位于枕骨大孔的后方。其外面光滑而凸隆，中部有一隆起，称为枕外隆凸。自隆凸向前下方发出一嵴，达枕骨大孔后缘，称为枕外嵴。二者均为项韧带的附着部。枕外隆凸两侧，有两对弓状线，上一对称为最上项线，为帽状腱膜及枕肌的附着部；下一对较明显，称为上项线，有斜方肌及胸锁乳突肌附着。

（2）外侧部：位于枕骨大孔两侧。下面各有一卵圆形的隆起，称为枕骨髁，前端较细，后端较宽，表面凸隆并有向外下方光滑的关节面，与寰椎的上关节凹相关节。关节面内侧有粗糙的凹

面或小结节，为翼状韧带的附着部。

（3）底部：位于枕骨大孔的前上方。前面为四方形的粗面。上面平滑而微凹，斜向前上方，称为斜坡，容纳延髓及脑桥的下部。下面粗糙，中部有小结节，称为咽结节，为咽缝的分支部。底部的外侧缘，上面有浅沟，与颞骨岩部相应的沟相合，构成岩下沟；下面与颞骨岩部相接，形成岩枕裂。底部的后缘构成枕骨大孔大前缘。

3．蝶骨　位于颅底中部，枕骨的前方，形

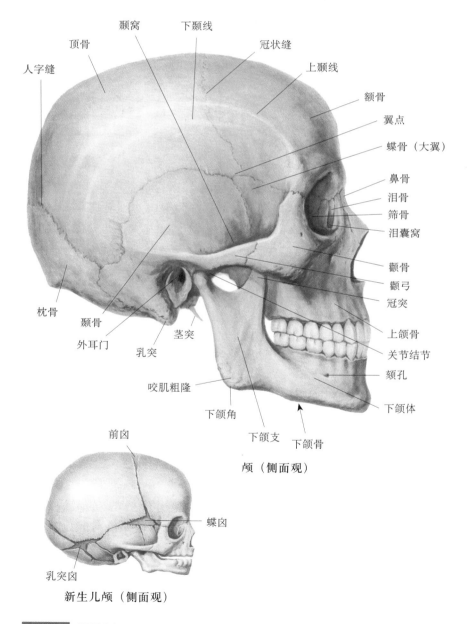

颞窝　下颞线
顶骨　　　　　　冠状缝
人字缝　　　　　　上颞线
　　　　　　　　　额骨
　　　　　　　　　翼点
　　　　　　　蝶骨（大翼）
　　　　　　　　　鼻骨
　　　　　　　　　泪骨
　　　　　　　　　筛骨
　　　　　　　　泪囊窝
　　　　　　　　　颧骨
　　　　　　　　　颧弓
　　　　　　　　　冠突
枕骨　　　　　　　上颌骨
颞骨　　　　　　关节结节
外耳门　茎突　　　颏孔
乳突　　　　　　　下颌体
咬肌粗隆
下颌角
　　下颌支　下颌骨

颅（侧面观）

前囟
　　　　　　蝶囟
乳突囟

新生儿颅（侧面观）

图 5-2　颅骨侧面

42

似蝴蝶，有蝶骨体、大翼、小翼及翼突构成。

4．颞骨 颞骨成对，介于蝶骨、顶骨及枕骨之间，构成颅底及颅腔的侧壁，内藏位觉器及听器。全体可分为鳞部、乳突部、岩部及鼓部。

（1）鳞部：位于颞骨的前上部。外面或颞面光滑而微凸，构成颞窝的一部分。于外耳门的上方，有近似垂直的浅沟，称为颞中动脉沟，有同名动脉经过。此沟下端的前下侧，有向前方的突起，称为颧突，与颧骨的颞突相接形成颧弓。

（2）乳突部：肥厚而不规则，位于鳞部的后下方。上方与鳞部间以颞线为界；前方以外耳门及鼓乳裂与鼓部相隔；内侧与岩部相连。

（3）岩部：位于蝶骨与枕骨之间，构成颅底的一部分。前面或锥体大脑面，构成颅中窝的底部，可见大脑轭及脑压迹。近尖端处，有一指状压迹，称为三叉神经压迹，容纳三叉神经的半月神经节。压迹的后外侧，有圆形隆起，称为弓状隆起。

（4）鼓部：位于颞骨鳞部下方及乳突部的前方，为一向后方卷曲的四方形薄骨板，构成外耳门和外耳道的前壁、下壁及后壁的一部分。内侧与岩部相接，形成岩鼓裂；后方接鳞部及乳突部。

（5）外耳道：为向内方及前下方的短管，主要由鼓部及鳞部构成（图5-3）。

二、下颌的连结

（一）关节囊

关节囊较松弛。其纤维层上方起自颞骨颧突、关节结节的前缘、下颌窝的内侧缘及蝶骨角棘和下颌窝后缘之间。

（二）关节盘

关节盘呈椭圆形，由纤维软骨构成，位于下颌窝和下颌小头之间。后部较厚，前部较薄；下面凹陷；周缘略厚于中部，附着于关节囊。关节盘分关节腔为上下两部。上关节腔介于下颌窝与关节盘上面之间；下关节腔则位于关节盘的下面与下颌小头之间。关节腔的上下两部之间通常是

相通的。

（三）下颌关节的韧带

1．颞下颌关节的韧带 上方起自颞骨颧突的下缘，斜向后下方，止于下颌小头和下颌颈。

2．蝶下颌韧带 为关节内侧的扁薄韧带，连结蝶骨角棘与下颌小舌之间。

3．茎突下颌韧带 为颈深筋膜的一部分，位于咬肌和翼内肌之间，自颞骨茎突斜向前下方，止于下颌角和下颌支的后缘。

三、头部诸肌

头部诸肌又称头肌，分为表情肌和咀嚼肌两种。表情肌因位于浅层，故又称头浅肌。咀嚼肌位于深层，又名头深肌（图5-4，图5-5）。

（一）表情肌

表情肌在起源上，均来自第二鳃弓的间充质，神经支配皆属面神经支配。

1．表情肌的分群 按表情肌的位置，可分为五群，即颅顶肌、外耳肌、眼周围肌、鼻肌和口周围肌。

（1）顶肌：位于颅顶部皮下，与颅顶的皮肤和皮下组织共同组成头皮。颅顶肌属于阔肌，其肌腹分为两部，后部叫枕肌，前部叫额肌。

①枕肌：位于枕部两侧的皮下。起自上项线的外侧半和乳突部上面，肌纤维斜向上外方，移行于帽状腱膜的后缘。与额肌共同作用时，使眼裂开大。枕肌受面神经的耳后支支配。

②额肌：居额部皮下。起自帽状腱膜，止于眉部皮肤，和眼轮匝肌相互交错。上提眉部及眼睑，使眼睁开。额肌受面神经颞支支配。

项横肌：位于皮下。起自枕外粗隆，止于乳突。

（2）耳肌：位于耳郭周围，包括3条肌肉。

①耳上肌：最大。起自帽状腱膜，抵止于耳郭软骨。作用为上提耳郭。

②耳前肌：常缺如。起自帽状腱膜，止于耳郭软骨的前部。可牵引耳郭向前。

③耳后肌：位于耳后，起自乳突外面，止于耳部软骨后面。可牵引耳郭向后。

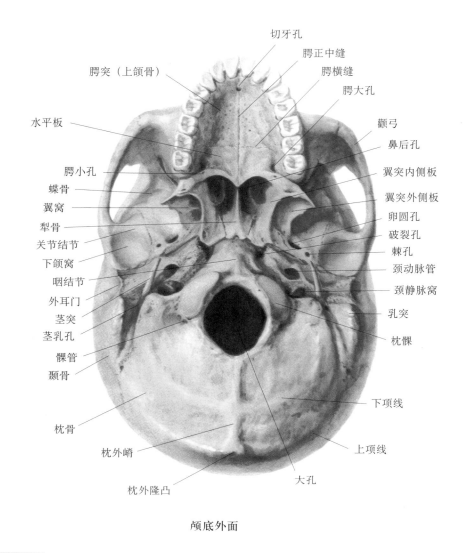

切牙孔
腭正中缝
腭横缝
腭大孔
颧弓
鼻后孔
翼突内侧板
翼突外侧板
卵圆孔
破裂孔
棘孔
颈动脉管
颈静脉窝
乳突
枕髁
下项线
上项线
大孔

腭突（上颌骨）
水平板
腭小孔
蝶骨
翼窝
犁骨
关节结节
下颌窝
咽结节
外耳门
茎突
茎乳孔
髁管
颞骨
枕骨
枕外嵴
枕外隆凸

颅底外面

图 5-3 颅底

（3）眼周围肌

①眼轮匝肌：分为眶部、睑部与泪囊部。受面神经的颞支和颧支支配。

眶部为三部中最大的部分，为眼轮匝肌最外围的部分，在眼眶的前面，肌纤维起自睑内侧韧带及其周围的骨性部，止于皮肤。其作用为使眉下降，上提颊部皮肤，眼睑用力闭合。

睑部位于眼睑皮下。起自睑内侧韧带及其邻近的骨面，止于睑外侧韧带。作用为眨眼，并能舒张额部皮肤。

泪囊部位于睑部的深面，起自泪骨的泪后嵴和泪囊的深面及浅面，与睑部肌纤维相互结合。

②皱眉肌：起自额骨鼻部，终于眉部皮肤。受面神经颞支支配。

③降眉间肌：起自鼻根部，向上终于眉间部皮肤。

（4）口周围肌：人为地将其划分为浅、中、深三层。

①浅层

口轮匝肌：或称口括约肌，位于口裂周围的口唇内。肌纤维部分起自下颌骨的门齿窝，不动时起自口角附近的黏膜及皮肤内，部分肌纤维为颊肌、犬齿肌、颧肌及三角肌的延续。收缩时可使口裂紧闭，并可做努嘴、吹口哨等动作，若与

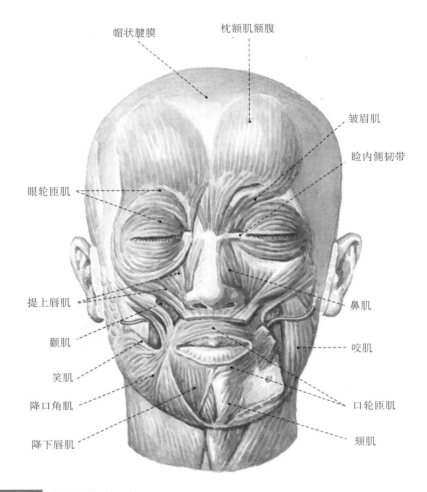

帽状腱膜　枕额肌额腹

皱眉肌

睑内侧韧带

眼轮匝肌

鼻肌

提上唇肌

咬肌

颧肌

笑肌

口轮匝肌

降口角肌

颏肌

降下唇肌

图 5-4 头部肌肉（一）

颊肌共同动作，可做吸吮动作。此肌受面神经的颊支和下颌缘支支配。

上唇方肌：位于眶下部的皮下。起点分三部：内侧部，起自上颌骨额突的下部；眶下部，起自眶下缘至眶下孔之间的部分；颧部，肌纤维部分起自颧骨前面，部分由眼轮匝肌眶部延续而来。这三部分肌纤维向下集中于上唇，终于上唇、鼻翼及鼻唇沟附近的皮肤内。由面神经颊支支配。

颧肌：起自同名骨的前面，终于口角的皮肤和颊黏膜。此肌牵拉口角向上外方活动，使面部表现笑容。

笑肌：部分起自腮腺咬肌筋膜，部分起自鼻唇沟附近的皮肤，终于口角皮肤，并和三角肌结合。此肌牵引口角向外侧活动。

三角肌：或称口角降肌。起自下颌骨的下缘，肌纤维逐渐集中于口角或口角皮肤。此肌收缩时，使口角下垂，产生悲伤、不满及愤怒的表情。三角肌受神经下颌缘支支配。

②中层

犬牙肌：或称口角提肌。起自眶下孔下方的犬牙窝，肌纤维集中于口角。此肌收缩时，上提口角。犬牙肌受面神经颊肌支支配。

下唇方肌或称下唇降肌：起自下颌体前面所谓斜线，终于下唇的皮肤及黏膜。此肌收缩时，使下唇下降。

③深层

切牙肌：起自上、下颌骨侧切牙的牙槽轭与犬牙牙槽轭之间，终于口角皮肤及黏膜。此肌收缩时，牵引口角向内侧。

颏肌或称颏提肌：起自下颌骨侧切牙及中切

牙的牙槽轭部,终于颏部皮肤。此肌收缩时,上提颏部皮肤,使下唇前送。颏肌受面神经的下颌缘支支配。

颊肌:起自下颌骨颊肌嵴、上颌骨的牙槽突的后外面及翼突下颌缝,终于口角皮肤。此肌与口轮匝肌共同作用,能做吹喇叭、吹口哨动作,故该肌又名吹奏肌。颊肌受面神经颊肌支支配。

(二)咀嚼肌

狭义的咀嚼肌共有四对,作用于下颌关节。

神经均由三叉神经运动纤维支配,按其位置分为浅层,包括颞肌和咬肌;深层,包括翼内肌和翼外肌。

1. 颞肌 颞肌位于颞窝部的皮下,颞筋膜的深面。起自颞窝的全部及颞筋膜的深面,止于下颌骨喙突的尖端及内侧面。此肌使下颌关节做前移及后退运动。颞肌受下颌神经的颞深神经支配。

2. 咬肌 浅层借肌腱起自颧弓前2/3,深层起自颧弓后1/3及其内侧面。二层会合止于

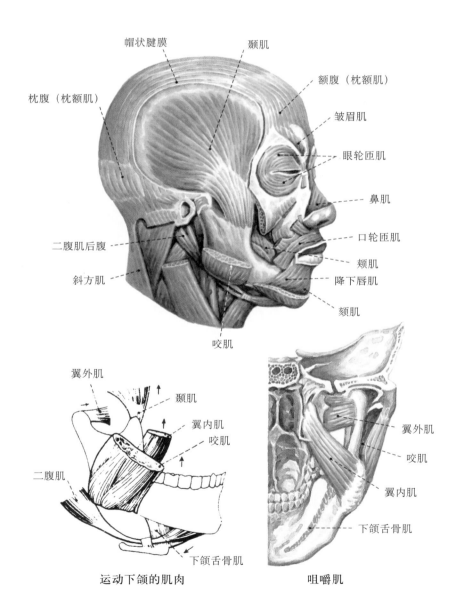

运动下颌的肌肉 　　　　咀嚼肌

图 5-5 头部肌肉(二)

下颌外面的咬肌粗隆。其作用为上提下颌骨，同时向前牵引下颌骨。咬肌受下颌神经的咬肌神经支配。

3. 翼外肌　起自蝶骨大翼的颞下嵴、颞下窝，止于下颌骨关节突内侧的翼肌凹、下颌关节囊及关节盘。此肌使下颌骨向对侧移动或使下颌骨向前移动。翼外肌受下颌神经的翼外神经支配。

4. 翼内肌　起自翼突，止于下颌骨内侧面的翼肌粗隆。此肌上提下颌骨，并使其向前移动。翼内肌受下颌神经的翼内神经支配。

四、面部应用神经——三叉神经（图5-6）

（一）第一支——眼神经

1. 额神经　为眼神经中最大的终末支。经眶上裂入眶后，在外直肌的上侧，滑车神经经外下方，向前行经上睑提肌及骨膜之间，分为眶上神经、额支及滑车上神经。

（1）眶上神经：为三支中最大者。向前行于上睑提肌与眶顶壁之间，经眶上切迹达额部。其终末支与眶上缘与面神经的颞支结合。

（2）额支：发出部位不恒定，在眶上神经的内侧，经额切迹分布于额部的皮肤及上睑。

（3）滑车上神经：向前内侧进行，经上斜肌滑车的上侧，穿过眶隔，与滑车上动脉伴行，它的终支穿眼轮匝肌及额肌，分布于额部中线附近的皮肤。

2. 泪腺神经　为三个终支中最小者。经眶上裂外侧部入眶后，位于额神经的稍下侧，向前外侧沿外直肌上缘，与泪腺动脉伴行至泪腺。经过中接受颧神经分来的一小交通支。

3. 鼻睫神经　经眶上裂的内侧部入眶内，先在视神经的外侧，穿外直肌两头之间，跨过视神经上侧，再向前内侧沿内直肌上缘前进。在视神经与上直肌之间分为终末支。

（二）第二支——上颌神经

1. 在颅中窝发出的分支　脑膜支为上颌神经始端发出的细支，与脑膜中动脉前支伴行，分出许多小支，分布于颅中窝的硬脑膜，并与下颌神经的棘神经结合。

2. 在翼腭窝发出的分支

（1）蝶腭神经：为2～3短支，自上颌神经干起始后，下降至蝶腭神经节。其中小部分纤维穿经神经节，大部分纤维贴附节内侧而过。

（2）颧神经：自上颌神经的上面发出，经眶下裂入眶，沿眶外侧壁前进，并分为颧面支和颧颞支两支。

（3）眶下神经：为上颌神经的直接延续，经眶下裂入眶，上颌神经自此处改称眶下神经。此神经与眶下动脉伴行，经眶下沟、眶下管，自眶下孔穿出至面部散开，分成四组终末支，其中有些支与面神经的分支交错形成眶下丛。

（4）上牙槽后支：恰自上颌神经进入眶下沟之前发出，一般为2～3支。向外下方，经翼突上颌进入颞下窝。有一支沿上颌骨体后面下降，分布于磨牙的牙龈及附近颊黏膜；其他支则与上牙槽后动脉伴行，进入上颌结节处的牙槽孔；经上颌窦后外侧壁内的牙槽管前进，与上牙槽中支及前支结合成上牙丛。

3. 在眶下沟及管内的分支

（1）上牙槽中支：在眶下沟的后部，自眶下神经发出，在上颌窦壁内的牙槽管中向前下方行，分为许多终末细支。这些支与其他上牙槽支结合而形成上牙丛。

（2）上牙槽前支：于眶下管前部，由眶下神经发出。经上颌窦前壁的牙槽管下降，加入上牙丛。

4. 在颜面部的终末支

（1）下睑支：一般为两支。向上行，分布于下睑的皮肤及结膜。

（2）鼻外支：向内侧经上唇方肌下侧，分布于鼻外侧区后部的皮肤。

（3）鼻内支：向下内绕过鼻孔外侧缘上升，分布到鼻前庭的皮肤。

（4）上唇支：有3～4支。向下行，分布于上唇及附近颊部的皮肤和黏膜。

（三）第三支——下颌神经

1. 脑膜支　即棘神经。自下颌神经干发出，接受自耳神经来的血管运动纤维后，与脑膜总动

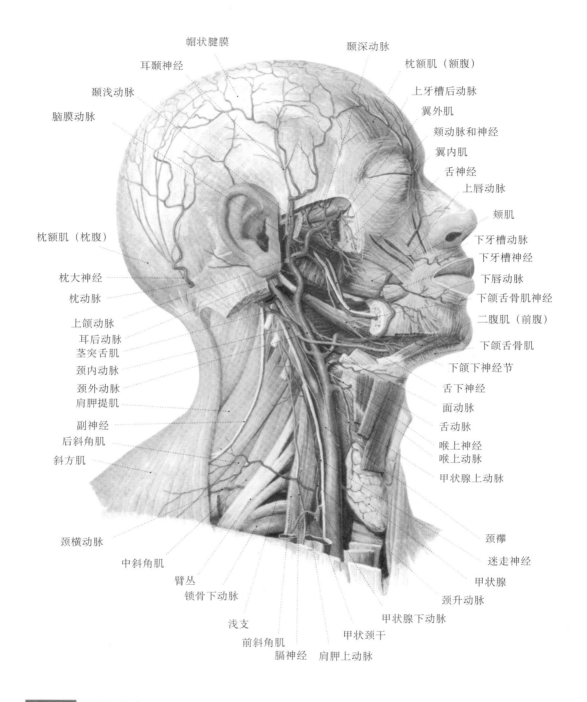

图 5-6 面神经分支

脉伴行，经棘孔穿入颅中窝，分为前后两支。

2. **翼内肌神经** 起于下颌神经干的内侧面，于翼内肌的内面进入该肌实质内。

3. **下颌神经的前股**

(1) 颞深神经：一有前后两支，即颞深前神

经及颞深后神经。均经过翼外肌的上缘，绕过蝶骨大翼的颞下嵴上升，分布于颞肌的深部。

(2) 咬肌神经：与咬肌动脉伴行，在下颌关节与颞肌之间跨过下颌切迹，分布于咬肌。

(3) 翼外肌神经：起于下颌神经前股或与颊

神经共干。

（4）颊神经：斜向前外侧，经翼外肌两头之间；向前下方穿颞肌鞘下部进入颞肌，随颞肌纤维下行，埋藏在下颌支前缘内侧的颞肌内。颊神经为感觉神经，颊肌的运动神经来自面神经。

4. 舌神经的后股

（1）舌神经：位于下牙槽神经的前内侧，经翼外肌和腭帆张肌之间，继而直下，经过翼内肌与下颌支之间，至下颌舌腺的后部则转向前，离开翼内肌的前缘。

（2）下牙槽神经：为后股最大的一支，初在翼外肌内侧，下降于蝶下颌韧带与下颌支之间；于此接受来自舌神经的一、二交通支。继而，穿下颌孔，入下颌管，与下牙槽动脉伴行，至颏孔处分为两支：其中一支为颏神经，经颏孔外出；另一支在下颌管内继续前进，一般称为切牙支。下牙槽神经在下颌管内发多数小支，相互结合，形成下牙丛。

（3）耳颞神经：多自后股发出，向后先以两根包围脑膜中动脉，在该动脉的后侧又合成一干，位于翼外肌与腭帆张肌之间。继经蝶下颌韧带与下颌关节之间，沿关节囊后进，入腮腺的上部。经此腺转向外上方，出现于腺的上端，然后跨过颧弓根部，沿颞浅动脉的后侧上升，分为耳支及颞支两终支。

第二节 颞颌部治疗手法与锻炼方法

一、治疗目的和效果

下颌部治疗的第一步是面神经麻醉手法治疗，通过拇指在面部神经根支的按压和按揉，起到缓解面部肌肉、关节囊和韧带痉挛，减轻疼痛，使面部肌肉等纤维组织放松的作用，达到止痛的目的，为其他治疗手法的进行打下了良好基础。随后进行按揉手法治疗，通过按揉，缓解面部肌肉和下颌关节韧带及关节囊的痉挛，减轻疼痛，理顺组织关系，扩大组织间隙，加速机体的血液循环和新陈代谢，促使下颌及局部血、水肿和炎症的吸收，促进肌肉和关节功能的恢复。

配合颞颌关节的张口、咬牙闭口和左右摆动的锻炼，通过关节的活动，起到防止撕脱关节肌肉和关节韧带与邻近的组织相互发生的粘连，加速血液循环，促使水肿和炎症的吸收，扩大了关节活动范围和幅度，加强了肌肉、韧带和关节囊中各纤维的弹性和关节的功能，防止水肿的再度机化粘连而影响关节及肌肉的功能，同时，颞颌关节的运动是巩固治疗的效果，也是一种间接而辨证的使功能恢复的手段，久之达到关节功能改善和恢复的目的。

二、治疗手法

1. **面神经麻醉手法** 患者取坐位或仰卧位。术者位于患侧（坐位）或头上部（仰卧位），一手位于患者头的一侧固定，另一手拇指尖位于耳垂前下方，按压通过和支配下颌关节的两神经根支。应用的力量由小逐渐加大，当患者感到面部麻木酸胀时，改为面部神经根支按揉手法。按揉手法的麻醉力度和作用大于拇指按压手法，当患者感到面部有麻木、酸胀感时维持 15~20 秒钟结束（图 5-7）。

神经麻醉手法，是下颌部治疗手法的第一种，也是治疗的第一步。它通过拇指在面部神经根支的按压和按揉，起到缓解面部肌肉、关节囊和韧带痉挛，减轻疼痛，使面部肌肉等纤维组织放松的作用，达到麻醉止痛的目的，为其他治疗手法的进行打下了良好基础。

2. **掌面按揉手法** 患者与术者的体位不变。术者一手位于患者头的一侧进行固定，另一手掌面位于患侧颞颌及面部，沿着颞肌、咬肌、颊肌和面神经诸支的走行，由起点下移至诸肌和神经的抵止点进行按揉，按揉的力量开始要轻，随着按揉的反复进行，颞颌关节囊、面部肌肉痉挛度缓解和疼痛的减轻，按揉力量逐渐加大（能接受）。当面部诸肌痉挛缓解，疼痛减轻时结束。在施术中，双手可交替进行（图 5-8）。

3. **拇指按揉手法** 患者体位与术者的位置不变，按揉的部位、肌肉和方向同上，但按揉的力度要大于掌面按揉手法。当达到按揉治疗最大限度时（能接受）巩固数次而结束。按揉结束时力量要由大减小（图 5-9）。

以上两种按揉手法，主要通过不同的按揉部位缓解面部肌肉和下颌关节韧带及关节囊的痉挛，减轻疼痛，理顺组织关系，扩大组织间隙，加速机体的血液循环和新陈代谢，促使下颌及局部水肿和炎症的吸收，促进肌肉和关节功能的恢复。

三、锻炼方法

1. 张口咬牙法　患者新手法治疗结束后，即刻做颞颌关节张口、咬牙闭口活动。患者张口、闭口咬牙为一次。张口时每一次要张到最大限度，咬牙时，要咬到本次的最大限度，一张一咬为一次，反复进行数次，当达到本组的最大限度时而结束（图 5-10）。

2. 下颌摆动法　下颌关节做左右摆动运动时，左右摆的动度要根据病人下颌关节的病情轻重和障碍程度进行。左右摆动为一次，动度幅度由小逐渐加大，反复数次而结束（图 5-11）。

以上张口咬牙运动每组 30~60 次，每日 3~4 组。下颌左右摆动每组 20~40 次，每日 3~4 组。最后结束时，患者用双手掌分别位于双颞颌关节处轻轻按揉，缓解和解除运动中所带来的微痛和疲倦感。

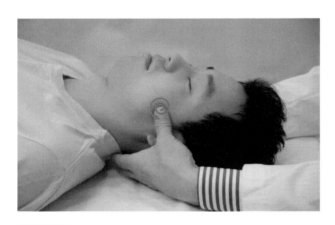

图 5-7　面神经拇指麻醉

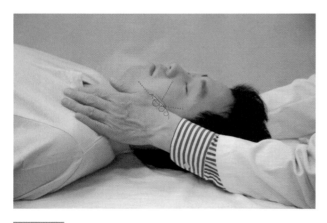

图 5-8　面部掌面按揉

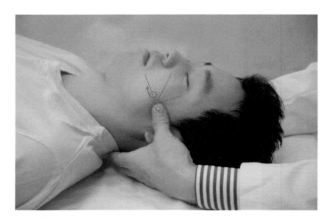

图 5-9　面部拇指按揉

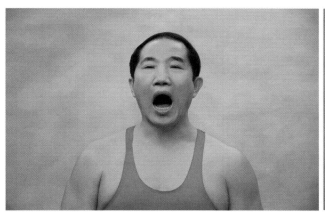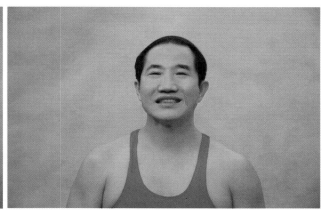

图 5-10 张口咬牙法

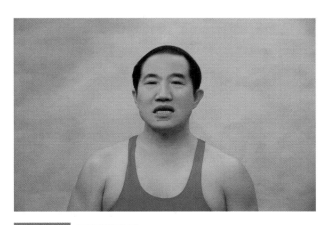

图 5-11 下颌摆动法

颞颌关节的张口、咬牙闭口和左右摆动方法，通过关节的活动起到撕脱关节肌肉和关节韧带与邻近的组织相互发生的粘连，加速了血液循环，促使了水肿和炎症的吸收，扩大了关节活动范围和幅度，加强了肌肉、韧带和关节囊中各纤维的弹性和关节的功能，防止水肿的再度机化粘连而影响关节及肌肉的功能，同时，颞颌关节的运动是巩固治疗的效果，也是一种间接而辨证的治疗手段，久之达到关节功能改善和恢复的目的。

第6章 颈部治疗

第一节 颈部应用解剖

一、颈椎骨

（一）椎骨的一般形态

椎骨主要由前方的椎体及后方的椎弓构成，二部之间围成一孔，称为椎孔。所有的椎孔相连成一管，称为椎管，容纳脊髓及其被膜。

椎体呈短圆柱形，上下面平坦而粗糙，有椎间盘附着。

椎弓呈弓形，由一对椎弓根，一对椎弓板、一个棘突、四个关节突和两个横突构成。椎弓根连结椎体的后外侧，上下缘各有一凹陷，分别称为椎骨上切迹和椎骨下切迹，上位椎骨的下切迹与下位椎骨的上切迹相合围成一孔，称为椎间孔，有脊神经及血管通过。

（二）颈椎

共有7个。第1、2、7颈椎属特殊颈椎，其余4个为普通颈椎。

1. 普通颈椎　椎体较小，呈横椭圆形。前面凸隆，上下缘有前纵韧带附着。后面平坦，中部有小静脉通过的小孔，上下缘为后纵韧带的附着部。

2. 特殊颈椎

（1）第1颈椎：又名寰椎，位于颈椎的最上端，与枕骨相连。全骨呈不规则的环形，无椎体及棘突，主要由两侧的侧块之间的前、后弓构成。

（2）第2颈椎：又名枢椎，为颈椎中最肥厚

的。自体的上面，向上发出一指状突起，称为齿突，其前、后面均有卵圆形关节面，称为前关节面及后关节面，分别与寰椎前弓的齿突关节面及寰椎横韧带相接。

（3）第7颈椎：又名隆椎，形状及大小与上部胸椎相似。其特点为棘突特长而粗大。横突粗大，后结节大而明显，前结节小而不明显。横突较小，有椎静脉通过（图6-1）。

二、颈椎的韧带

（一）椎骨间的连结

各游离椎骨之间借连结组织相连，可分为椎体间与椎弓间的连结两种（图6-2）。

1. 椎体间的连结　椎体间的连结借椎间盘及前、后纵韧带紧密相连。

（1）椎间盘：由纤维软骨构成，连结上下两个椎体之间。椎间盘的周围部，称为纤维环，坚韧而富有弹性，紧密连结相邻的两个椎体；中部稍偏后方，为白色而有弹性的胶样物质，称为髓核。椎间盘的形状与大小一般与所连结的椎体上下面相似。其厚薄各部不同，颈部和胸上部的较薄，腰部的较厚；颈腰部的前厚后薄，胸部的则相反。

（2）前纵韧带：很坚韧。为人体中最长的韧带。上方起自枕骨的咽结节，向下经寰椎前结节及各椎体的前面，止于第1或第2骶椎的前面。

（3）后纵韧带：细长而坚韧，位于椎管的前壁。起自第2颈椎，向上方移行于覆膜；向下沿

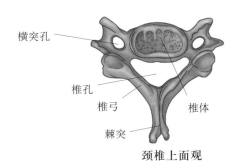

颈椎上面观

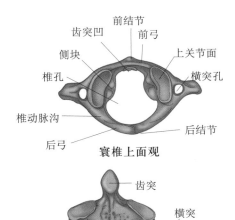

寰椎上面观

枢椎后面观

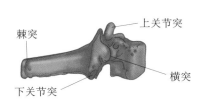

隆椎右侧面观

图 6-1 颈椎解剖

各椎体的滑膜至骶管，与骶尾后深韧带相移行。

2．椎弓间的连结

（1）椎间关节：由上位椎骨的下关节突与下位椎骨的上关节突构成。

（2）弓间韧带或黄韧带：呈膜状，由弹性纤维构成，位于相邻的两个椎弓之间。上方起自上位椎弓板下缘的前面，向下止于下位椎弓板的上缘及后面。

（3）横突韧带：连结相邻的两个横突之间，于颈椎部常缺如；胸椎部的呈索状；腰椎部的发

育较好，呈膜状。

（4）棘间韧带：较薄，沿棘突根部至尖部，连结相邻两个棘突之间，前方与椎弓韧带愈合；后方移行于棘上韧带。

（5）棘上韧带：起自第 7 颈椎棘突，向下沿各椎骨的棘突尖部，止于骶中嵴；向上移行于项韧带；外侧与背部的腱膜相延续；前方与棘间韧带愈合。

（6）项韧带：为三角形的弹性纤维膜。底部向上方，附着于枕外嵴和枕外隆凸；尖部向下方，与寰椎后结节及下 6 个颈椎棘突的尖部相连；后缘为斜方肌的附着部。

（二）颈椎与颅骨的连结

1．寰枕关节　由枕骨髁与寰椎的上关节凹构成。关节囊松弛，上方起自枕骨髁的周围，向下止于寰椎上关节凹的边缘。关节囊的周围有下列韧带。

（1）寰枕前膜：连结枕骨大孔前缘与寰椎前弓上缘。

（2）寰枕后膜：连结枕骨大孔后缘与后弓上缘之间。

（3）寰枕外侧韧带：连结寰椎横突的上面与枕骨的颈静脉突之间，加强关节囊的外侧壁。

2．寰枢关节　包括左右寰枢外侧关节、寰齿前关节和寰齿后关节（图 6-3）。

（1）寰枢外侧关节：由寰椎的下关节面与枢椎的上关节面构成。

（2）寰齿前关节：由枢椎齿突的前关节面与寰椎的齿突关节面构成。

（3）寰齿后关节：由齿突后面的关节面与寰椎横韧带构成。

（4）寰枢关节的韧带

①寰枢前膜：位于两侧的寰枢关节之间，上方起自寰椎前弓前面和下缘，向下止于枢椎体前面。

②寰枢后膜：位于寰椎与枢椎之间，连结寰椎后弓的下缘与枢椎椎弓上缘间。

③寰椎横韧带：连结寰椎左右侧块的内侧面。前面中部有一纤维软骨构成的关节面，与枢椎齿突后面的关节面相关节。寰椎的椎孔，由此韧带

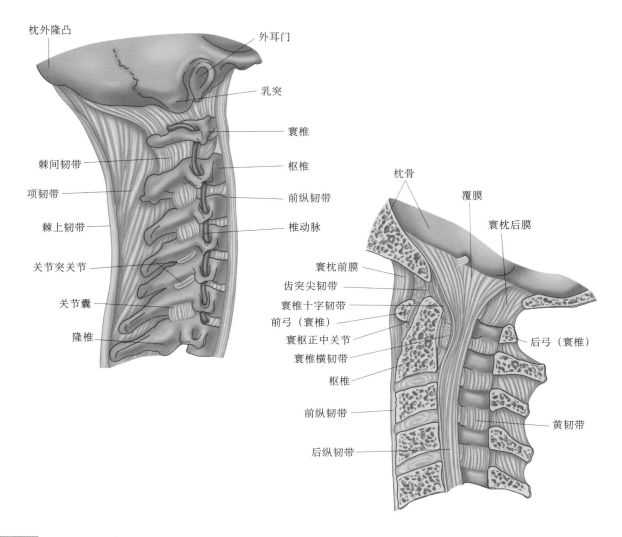

图 6-2 项韧带与覆膜和后纵韧带

分为前小后大两部：前有齿突；后部容纳脊髓及其被膜。自韧带中部，向上下方各发出一条纵行纤维束，前者附着于枕骨大孔前缘；后者则与枢椎体的后面相连。此二束纤维与寰椎横韧带共同构成寰椎十字韧带。

（5）连结枢椎与枕骨之间的韧带

①覆膜：位于椎管内，自斜坡沿齿突及其周围韧带的后面下降，于枢椎体的后面移行于后纵韧带。其外侧与寰枢外侧关节的关节囊愈合；前面连结寰椎十字韧带。

②翼状韧带：左右各一条，位于寰椎横韧带的上方。起自齿突尖的两侧，斜向外上方，止于枕骨髁内侧面的粗糙部，分别与寰齿前、后关节囊及寰枕关节囊愈合。

③齿突尖韧带：位于两侧翼状韧带之间，连结齿突尖与枕骨大孔前缘，分别与寰枕前膜和寰椎十字韧带愈合。

三、颈肩部肌肉

（一）颈前外侧诸肌

1. 颈浅肌　颈阔肌位于颈前外侧部，直接位于皮下，和皮肤密切结合。其下缘起自胸大肌和三角肌筋膜，前部肌纤维止于下颌骨的下颌缘和口角。此肌收缩时，可牵引口角向外。颈阔肌受面神经颈支支配（图 6-4）。

2. 颈外侧肌　胸锁乳突肌位于颈部两侧皮下，颈阔肌的深面，起点有二：一部分以短腱起

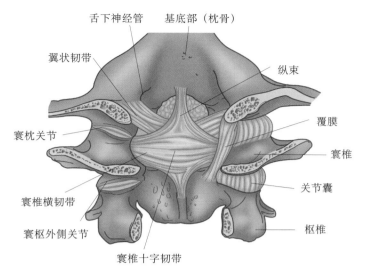

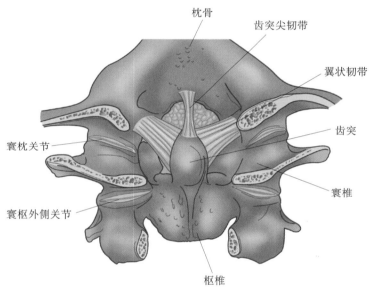

图 6-3 寰枕及寰枢关节

自胸骨柄前面，成为胸骨头；一部分起自锁骨的胸骨端，成为锁骨头。肌的深侧有颈总动脉通过。肌纤维向上后方，止于乳突外侧面及上项线的外侧部。此肌主要维持头的正常端正姿势，一侧收缩时，使头向同侧倾斜，面向对侧旋仰；两侧同时收缩时，使头后仰。胸锁乳突肌受副神经支配（图 6-5）。

3. 颈前肌 包括舌骨下肌群和舌骨上肌群。

（1）舌骨下肌群

①肩胛舌骨肌：位于颈前面，颈阔肌的深侧，胸骨舌骨肌的外侧。下腹起自肩胛骨上缘和肩胛横韧带；上腹与胸骨舌骨肌并列，并在其外侧止于舌骨体外侧部的下缘。此肌受舌下神经的分支支配。

②胸骨舌骨肌：起自胸锁关节囊的后面，止于舌骨体内侧部的下缘。受舌下神经的分支支配。

③胸骨甲状肌：下端起自胸骨柄的后面及第 1 肋软骨，止于甲状软骨斜线。此肌受舌下神经的分支支配。

④甲状舌骨肌：起自甲状软骨斜线，止于舌骨体外侧部及舌骨大角。此肌亦受舌下神经的分支支配。

（2）舌骨上肌群

①二腹肌：前腹起自下颌骨的二腹肌窝，后

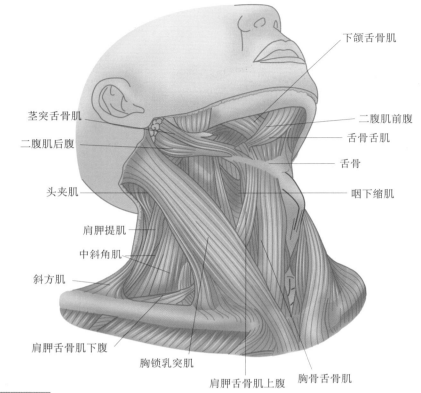

图 6-4　颈肌侧面浅层

下颌舌骨肌
茎突舌骨肌
二腹肌后腹
头夹肌
肩胛提肌
中斜角肌
斜方肌
肩胛舌骨肌下腹
胸锁乳突肌
肩胛舌骨肌上腹
二腹肌前腹
舌骨舌肌
舌骨
咽下缩肌
胸骨舌骨肌

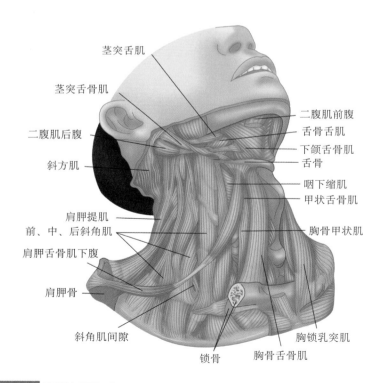

图 6-5　颈肌侧面深层

茎突舌肌
茎突舌骨肌
二腹肌后腹
斜方肌
肩胛提肌
前、中、后斜角肌
肩胛舌骨肌下腹
肩胛骨
斜角肌间隙
锁骨
二腹肌前腹
舌骨舌肌
下颌舌骨肌
舌骨
咽下缩肌
甲状舌骨肌
胸骨甲状肌
胸锁乳突肌
胸骨舌骨肌

腹止于颞骨乳突内面。此肌前腹由下颌舌神经支配；后腹由面神经的下颌二腹肌肌支支配。

②茎突舌骨肌：起自颞骨茎突，止于舌骨大角与体的结合处。受面神经的二腹肌支支配。

③下颌舌骨肌：起于下颌骨的下颌舌骨线，止于舌骨体的前面。可以下拉下颌骨。此肌受下颌舌骨神经支配。

④颏舌骨肌：位于下颌舌骨肌的上方。自下颌骨的颏棘起始，止于舌骨体前面（图6-6）。

4．颈深肌

（1）内侧群（椎前肌）

①颈长肌：位于脊椎颈部和3个胸椎体的前面。下侧部起自上位3个胸椎体及下位3个颈椎体，止于上位颈椎体及下位颈椎横突的前结节。上外侧部起自颈椎横突的前结节，止于寰椎前结节。此肌受颈神经前支支配。

②头长肌：起自第3~6颈椎横突的前结节，止于枕骨底部的下面，受颈神经的分支支配。

③头前直肌：起自寰椎横突根部，止于枕骨底部的下面，受颈神经的分支支配。

④头侧直肌：起自寰椎横突，止于枕骨外侧部的下面，受颈神经的分支支配。

（2）外侧群

①前斜角肌：起自3~6颈椎横突的前结节，止于第1肋骨上面的斜角肌结节，由颈神经前支支配。

②中斜角肌：起自第2~6颈椎横突的后结节，止于第1肋骨上面，由颈神经前支支配。

③后斜角肌：起自下3个颈椎横突的后结节，止于第2肋骨的外侧面中部的粗隆，由颈神经前支支配（图6-7）。

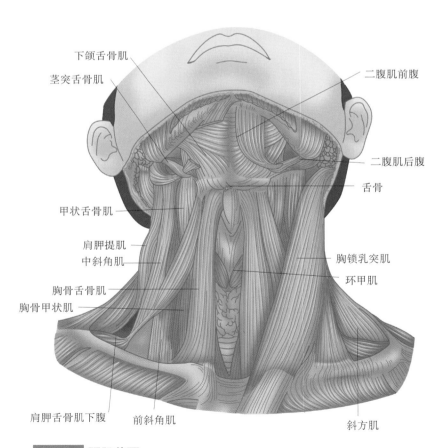

下颌舌骨肌
茎突舌骨肌
二腹肌前腹
二腹肌后腹
舌骨
甲状舌骨肌
肩胛提肌
中斜角肌
胸锁乳突肌
环甲肌
胸骨舌骨肌
胸骨甲状肌
肩胛舌骨肌下腹
前斜角肌
斜方肌

图 6-6 颈肌前面

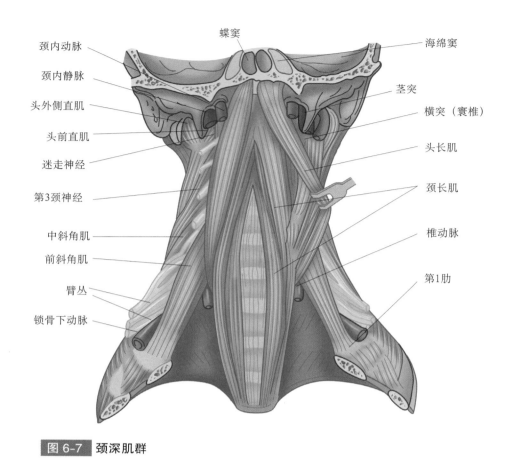

颈内动脉
颈内静脉
头外侧直肌
头前直肌
迷走神经
第3颈神经
中斜角肌
前斜角肌
臂丛
锁骨下动脉

蝶窦
海绵窦
茎突
横突（寰椎）
头长肌
颈长肌
椎动脉
第1肋

图 6-7 颈深肌群

（二）颈后侧诸肌

1. 浅层肌

（1）斜方肌：位于项部和背上部皮下，为三角形的阔肌。起自上项线内 1/3 部、枕外隆凸、项韧带全长、第 7 颈椎棘突、全部胸椎棘突及其棘上韧带。上部肌纤维斜向下外方，止于锁骨外 1/3 部的后缘及其附近的骨面。中部肌纤维止于肩峰内侧缘和肩胛冈上缘的外侧部。下部肌纤维斜向上外方，止于肩胛冈下缘的内侧部。实现两部同时收缩时，可使肩胛骨向外上方旋动，帮助上肢上举。整个肌肉收缩时，使肩胛骨向脊椎移动。一侧收缩则使颈向同侧倾，两侧同时收缩，使头后仰。此肌受副神经支配。

（2）肩胛提肌：位于项部两侧。起自上位 4 个颈椎横突的后结节，止于肩胛骨的内角和肩胛骨脊椎缘的上部。此肌收缩时，上提肩胛骨，同时使肩胛骨下角转向内。肩胛提肌受肩胛背神经支配。

（3）头夹肌：位于项部，按其部位不同可分为两部分。

①头半棘肌：起自项韧带的下部以及第 3 胸椎棘突，止于上项线的外侧部分。

②颈半棘肌：起自第 3 到第 6 胸椎棘突，止于第 2 到第 3 颈椎横突的后结节。

头夹肌受颈神经后支的外侧支支配（图 6-8）。

2. 深层肌

（1）头后小直肌：起于寰椎结节，肌纤维向上方，止于下项线内侧，使头后仰。

（2）头上斜肌：起于第 2 颈椎棘突，肌纤维

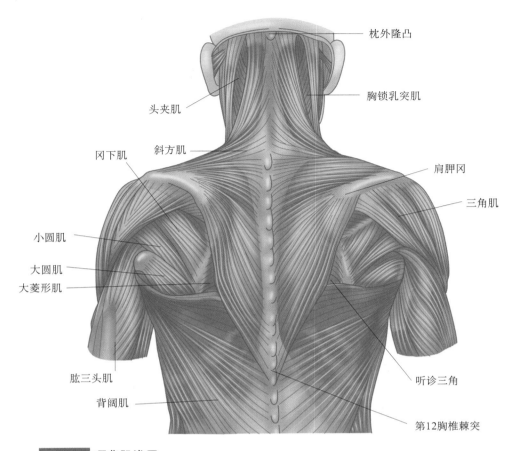

枕外隆凸

胸锁乳突肌

头夹肌

冈下肌

斜方肌

肩胛冈

三角肌

小圆肌

大圆肌

大菱形肌

肱三头肌

听诊三角

背阔肌

第12胸椎棘突

图 6-8 项背肌浅层

向外向上方，止于枕骨下项线外侧。使头向一侧旋转。

（3）头上斜肌：起于寰椎横突，肌纤维向内上方，止于下项线外侧，作用同上。

（4）头下斜肌：起于第 2 颈椎棘突，向外上方，止于寰椎横突，作用同上（图 6-9）。

3．肩后侧肌

（1）冈上肌：冈上肌位于肩胛冈上窝内，斜方肌的深面，为长三角形双羽状肌。起自冈上窝及冈上筋膜，止于肱骨大结节，使肱骨外展。此肌受肩胛上神经支配。

（2）冈下肌：位于肩胛骨的冈下窝内，部分被三角肌和斜方肌遮盖。起自冈下窝及冈下筋膜，止于肱骨大结节和关节囊。可使肱骨外旋并牵引关节囊。此肌受肩胛上神经支配。

（3）小圆肌：位于冈下肌的下方，大部分被三角肌所遮盖。起自肩胛骨腋缘的上 1/3 的背面，抵止于肱骨大结节的下压迹和肩关节囊。此

肌收缩时，拉肱骨向后使其旋外。小圆肌受腋神经支配。

（4）大圆肌：位于冈下肌和小圆肌的下侧。起自肩胛骨腋缘下部和下角的背面及冈下筋膜。此肌使肱骨后伸、旋内及内收。受肩胛下神经支配。

（5）肩胛下肌：肩胛下肌位于肩胛下窝内。起自肩胛骨的前面、肩胛下筋膜和附着于肌线的结缔组织。抵止于肱骨小结节、肱骨小结节嵴的上部及肩关节囊前壁。受肩胛下神经支配。

四、颈部神经

（一）颈神经的后支（图 6-10）

1．第 1 颈神经的后支 称枕大神经，较前支大，于寰椎后弓的椎动脉沟内，椎动脉的下侧，自干分出。向后行，进入枕下三角，于此分布于枕下三角周围诸肌，并发一支横越头后大直肌的

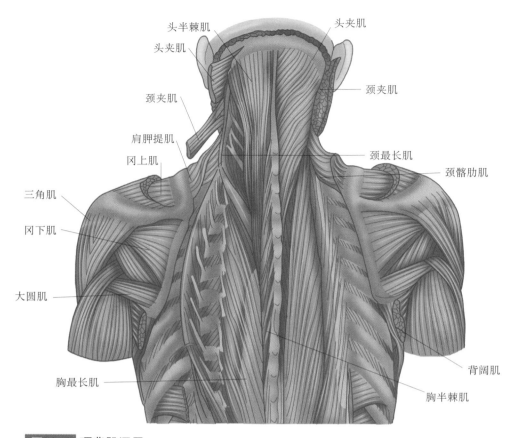

头半棘肌　头夹肌
头夹肌　颈夹肌
颈夹肌
肩胛提肌
冈上肌　颈最长肌
颈髂肋肌
三角肌
冈下肌
大圆肌
背阔肌
胸最长肌　胸半棘肌

图 6-9 项背肌深层

后侧，至头后小直肌；还有分支至覆盖着枕下三角的头半棘肌。此外，有分支穿过头下斜肌，或经该肌表面，与第 2 颈神经后支的内侧支相连结。

2. **第 2 颈神经的后支**　此支为所有颈神经后支中最大者，也比该神经的前支粗大得多。于寰椎后弓与枢椎弓板之间、头下斜肌的下侧穿出，发一细支至头下斜肌，并与第 1 颈神经后支交通。然后分为较小的外侧支及较大的内侧支。外侧支支配头长肌、夹肌、头半棘肌，并与第 3 颈神经相应的分支连结。内侧支为枕大神经，斜向上升，经头下斜肌和头半棘肌之间，在头半棘肌附着于枕骨处，穿过该肌，更穿过斜方肌腱及颈部的颈固有筋膜，在上项线下侧，分为几支感觉性终末支，与枕动脉伴行，分布于上项线以上，可达颅顶的皮肤。自枕大神经亦分出一或二运动性小支，至头半棘肌。当枕大神经绕过头下斜肌时，发出支与第 1 及第 3 颈神经后支的内侧支连结。在头半棘肌下侧，形成颈后神经丛。

3. **第 3 颈神经的后支**　比该神经的前支小；比第 2 颈神经的后支小，但大于第 4 颈神经的后支。绕第 3 颈椎的关节突向后行，经横突间后肌的内侧，然后分为内侧支及外侧支。外侧支为肌支，并与第 2 颈神经的外侧支相连结。内侧支经过头半棘肌与项半棘肌之间，再穿夹肌及斜方肌，终末支分布于皮肤。当其在斜方肌深侧时，发一支穿过斜方肌，终于颅后下部近正中线处，枕外隆突附近的皮肤，此支称为第 3 枕神经。此神经位于枕大神经内侧，与枕大神经之间有交通支相连。

4. **其余 5 对（第 4 至第 8）颈神经的后支**　绕过各相应的椎间关节后，分为内侧支与外侧支。外侧支均为肌支，支配项髂肋肌、项最长肌、头最长肌及头夹肌。第 4、5 颈神经的内侧支，经项半棘肌与头半棘肌之间，达椎骨的棘突，穿夹肌及斜方肌，终于皮肤。第 6、7、8 颈神经的内侧支细小，分布于项半棘肌、头半棘肌、多裂

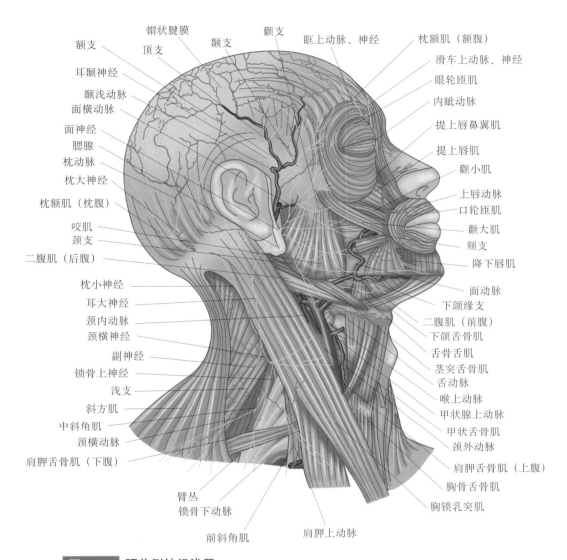

帽状腱膜　颞支　颧支
额支　顶支
耳颞神经
颞浅动脉
面横动脉
面神经
腮腺
枕动脉
枕大神经
枕额肌（枕腹）
咬肌
颈支
二腹肌（后腹）
枕小神经
耳大神经
颈内动脉
颈横神经
副神经
锁骨上神经
浅支
斜方肌
中斜角肌
颈横动脉
肩胛舌骨肌（下腹）
臂丛
锁骨下动脉
前斜角肌
肩胛上动脉

眶上动脉、神经　枕额肌（额腹）
滑车上动脉、神经
眼轮匝肌
内眦动脉
提上唇鼻翼肌
提上唇肌
颧小肌
上唇动脉
口轮匝肌
颧大肌
颊支
降下唇肌
面动脉
下颌缘支
二腹肌（前腹）
下颌舌骨肌
舌骨舌肌
茎突舌骨肌
舌动脉
喉上动脉
甲状腺上动脉
甲状舌骨肌
颈外动脉
肩胛舌骨肌（上腹）
胸骨舌骨肌
胸锁乳突肌

图 6-10 颈前侧神经浅层

肌及棘间肌。

（二）颈神经的前支

颈神经为 8 对，上位 4 个颈神经的前支组成颈丛；颈丛由第 1 至第 4 颈神经的前支组成，位于肩胛提肌与中斜角肌前面，被胸锁乳突肌遮盖。

第 1 颈神经的前支：在寰椎后弓的椎动脉沟内，于椎动脉的下侧向外行。与后支分开后，前支先在椎动脉内侧，绕寰椎侧块的外侧向前行，然后在寰椎的横突前侧下降。其分支有：至头侧直肌。头长肌及头前直肌的肌支；有交通支与迷走神经的睫状神经节及颈神经节相连接；并发两支至舌下神经。第 1 颈神经前支的大部分纤维，经交通支至舌下神经；小部分纤维加入颈神经丛。

合于舌下神经的纤维，有些进入舌下神经鞘内，分布于颏舌骨肌及甲状舌骨肌。有一些则离开舌下神经下降的纤维，形成舌下神经降支；此支与自第 2、3 颈神经前支来的颈神经降支结合，形成舌下神经襻。

颈神经丛的分支：可分为浅、深两组。

1. 浅支组　各支都在胸锁乳突肌后缘中点处，所谓神经点，向各方散开，有横行的，上升的及下降的（图 6-11）。

（1）枕小神经：纤维来自第 2 及第 3 颈神经，或来自两者之间的神经襻。其弯曲部绕副神经下侧，沿胸锁乳突肌后缘上升；及至头部附近，穿出深筋膜，越胸锁乳突肌止点的后部，继续上升，到头的侧面，分布于耳郭后面，支配耳郭后上部，乳突部及枕部外侧区域的皮肤，并与耳大神经、枕大神经及面神经的耳后支相连结。

（2）耳大神经：起于第2、3颈神经，为颈丛皮支中最大的分支。绕胸锁乳突肌后缘，向前上方，斜越胸锁乳突肌表面，向下颌角方向进行；穿颈深筋膜，沿颈外静脉后侧，与其平行上升，其表面被颈阔肌覆盖。当此神经在胸锁乳突肌表面到达腮腺时，分成前、中、后三部终末支。前部的分支，经腮腺表面，分布于被盖腮腺及咬肌下部的皮肤；并有支至腮腺内，与面神经的颈支结合。中部的分支，分布于耳郭后面。后部的分支，分布于乳突部的皮肤，并与面神经的耳后支及枕小神经的分支结合。

（3）颈皮神经：由第2、3颈神经前支组成。约在胸锁乳突肌的后缘中点，自该肌深侧绕后缘穿出，沿其表面横向内侧，经颈外静脉的深侧，达该肌的前缘。穿固有筋膜，被覆于颈阔肌的深侧，分支成扇形分散。其上部的分支，与面神经的颈支连结成襻。另一部分支穿过颈阔肌，分布于颈前部的皮肤，其范围上达下颌骨，下到胸骨。

（4）锁骨上神经：起于第3、第4颈神经。在起始部，常与至斜方肌的肌支先结合；后又分开。在胸锁乳突肌后缘中点处，自该肌深侧，向后下方穿出。通行于颈阔肌及固有筋膜的深面，

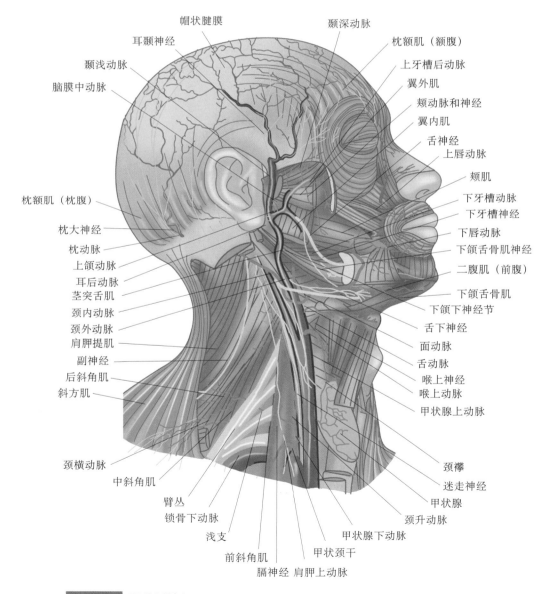

图 6-11 颈前侧神经深层

达锁骨附近；穿出固有筋膜及颈阔肌，而成皮神经。可分为内、中、外三组分支。内侧锁骨上神经较细小，分布于胸骨柄上部的皮肤及胸锁关节；中间锁骨上神经较大，分布于遮盖胸大肌及三角肌上 2/3 的皮肤及肩锁关节；外侧锁骨上神经分布于肩后部和上部皮肤。

2．深支组　为肌支及其他神经的交通支。可分为向后外侧行的外侧组及向前内侧行的内侧组。外侧组与副神经的交通支，其起于第 2 颈神经的分支，行抵胸锁乳突肌时，与副神经结合，其起于第 3、4 颈神经的分支，经胸锁乳突肌的深侧，在副神经的下侧，向外下方行，经肩胛斜方三角，至斜方肌深侧，与副神经结合，形成斜方肌下丛；肌支至胸锁乳突肌的肌支，起自第 2 颈神经，至斜方肌，肩胛提肌的肌支，起于第 3、4 颈神经，至中和后斜角肌的肌支，起于第 3 或第 4 颈神经，或此两种颈神经均发支至该肌。内侧组：分交通支与肌支两种，交通支包括自第 1、2 颈神经到舌下神经、迷走神经的交通支和自第

1、2、3、4 颈神经与颈上神经的灰交通支（图 6-12）。

第二节　颈部治疗手法

一、麻醉手法

1．枕大神经麻醉　患者取坐位，头颈正直保持中立位。术者位于患者后外侧，一手位于其头前侧进行固定，另手拇指在枕骨结节下缘处对枕下神经根支进行按压。按压的力量由小逐渐加大，当患者头后部有酸麻胀痛感时进行定点按揉，其力度大于按压手法。当患者头后部和颈后部有酸麻胀痛感甚至有触电感时维持 15～20 秒钟结束（图 6-13）。

2．副神经麻醉　患者与术者的体位不变。术者一手位于患者头前外侧，另手拇指位于其枕骨乳突结节下缘处，按压副神经根支和胸锁乳突肌的起点，按压的力量由小逐渐加大，当患者头

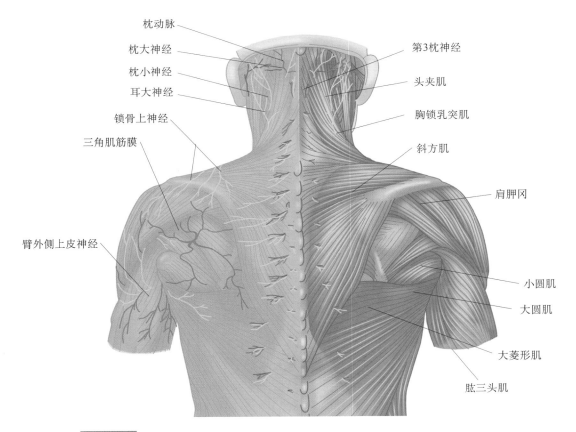

枕动脉
枕大神经
枕小神经
耳大神经
锁骨上神经
三角肌筋膜

第3枕神经
头夹肌
胸锁乳突肌
斜方肌
肩胛冈

臂外侧上皮神经

小圆肌
大圆肌
大菱形肌
肱三头肌

图 6-12　颈前侧神经深层

外侧和颈外侧有酸麻胀痛感时进行定点按揉，按揉的力量大于按压手法。当患者颈外侧及头侧方有麻胀酸痛感或有触电感向外侧下方放射时，维持15~20秒钟结束（图6-14）。

以上麻醉手法，主要通过拇指按压和按揉，利用外界力量直接刺激枕大神经和颈部副神经根支，抑制上述神经支配的传导和减低肌肉的兴奋度，起到缓解肌肉痉挛、放松肌肉、减轻疼痛的作用，达到了阻滞止痛的目的。

二、按揉手法

1. **掌面按揉** 患者取俯卧位或坐位。术者位于患者的后外侧，一手掌位于患者颈外侧，沿着斜方肌的前缘和肩胛提肌，由内侧向外侧按揉至肩峰处，按揉的力量和程度同上（图6-15）。

2. **拇指按揉** 患者取俯卧位或坐位。术者位于患者的后外侧，一手位于患者头顶部给予固定，另手拇指位于其颈部棘突的一侧，由枕骨结节开始，顺着棘突沿肌肉的走行进行按揉。按揉的方向由上而下，由肌肉的起点至肌肉的抵止点，反复进行数遍。按揉的力量由小逐渐加大，随着按揉手法的进行，颈后部的肌肉等纤维组织痉挛紧张度缓解，疼痛减轻。按揉的力度加大，当按揉部位的肌肉由硬变软，肌肉相对松弛，恢复到正常的弹缩性时，再使拇指外移，按揉颈外侧的胸锁乳突肌、肩胛提肌及前、中、后斜角肌和深层相伴下行的颈部的副神经，颈臂神经丛及血管，由诸肌的起点、神经、血管的走行下移至抵止点及下端，由上而下，由外向内，由浅入深，诸肌分别进行按揉。按揉的方向、顺序和程度均与颈后侧相同。按揉时双手可交替进行。当颈后外侧诸肌由硬变软，疼痛减轻时结束（图6-16）。

3. **肘尖按揉** 患者的体位与术者的位置不变。应用拇指按揉手法对颈两侧诸肌按揉结束后，再用肘尖按揉手法对颈肩交界处、斜方肌的前缘和肩胛提肌外缘进行按揉。该处的肌肉较发达肥厚，拇指按揉时对深层的疾病不能触及，按揉的面积小而局限，因此，要采用肘尖按揉手法进行。该手法力量大，接触面积大，可进行深入而广泛的按揉。治疗时由颈根部开始（颈三角）沿着斜

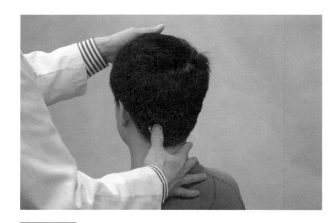

图 6-13 枕大神经麻醉

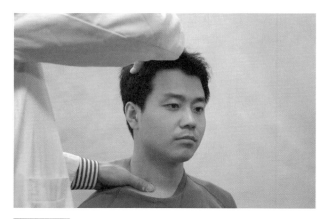

图 6-14 副神经麻醉

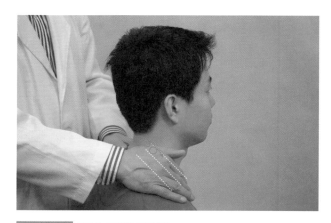

图 6-15 颈肩部掌面按揉

方肌前缘、肩胛提肌和其他肌肉的走行外移到肩峰处，反复数遍。当肌肉的紧张和痉挛度缓解，机化粘连的结节由大变小，由硬变软，疼痛、酸沉减轻而结束（图6-17）。

以上手法通过拇指、前臂和掌面对颈部的按揉，使颈部诸肌痉挛紧张缓解，局部伴行的神经和血管周围和肌肉之间及肌纤维间的炎症、水肿的吸收，使肌肉等纤维组织松弛，扩大了神经、血管和肌肉、肌纤维间的间隙，解除了对神经和血管的压迫，促进了局部的血液循环，增进了新陈代谢，起到消炎、消肿、止痛的作用，达到了肌肉和关节功能改善、恢复的目的。

三、剥离手法

1. 拇指剥离　患者与术者的体位同上。拇指对颈部诸肌按揉结束后，术者使拇指位于颈后外侧和前侧肌肉之间或神经血管与肌肉痉挛条索处及机化粘连的结节处，沿着肌肉和条索及结节的走行，横向弹剥。进行的顺序由上至下，反复进行。力量大小要根据患者颈部诸肌、肌膜和神经束膜及血管壁粘连的程度而进行。总之既要剥开组织间的粘连，又不再损伤各组织。其力量由小逐渐加大，当术者感到拇指下的条索和结节由

硬变软，由大变小而结束（图 6-18）。

2. 肘尖剥离　患者的体位与术者的位置不变。术者肘关节屈曲，使肘尖位于患者颈根部（颈三角），沿着斜分肌前缘、肩胛提肌及其他诸肌的走行或局部因炎症和痉挛及水肿机化形成的条索结节的上端，由内向外进行横向弹剥至肩峰处或下端。反复进行数遍，其程度和力量的大小均同上（图 6-19）。

3. 斜方肌按拿　患者体位同上。术者双手同时分别位于患者颈两侧，四指在前，拇指在后，同时用力将双侧斜方肌前缘拿住提起，并做提捻动作，提到一定的高度时放下。拿住提起和放下的动作要连贯，协调，顺序由内向外进行，力量由小逐渐加大，反复进行数次，最后用掌面轻揉结束（图 6-20）。

通过以上不同的剥离手法，对不同部位的肌肉、韧带、神经和血管、痉挛、炎症刺激水肿机化粘连而形成的异常条索和结节进行有效的弹

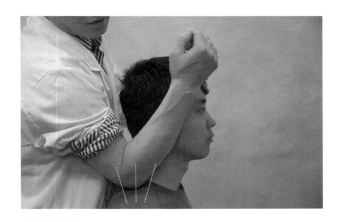

图 6-17　颈肩部肘尖按揉

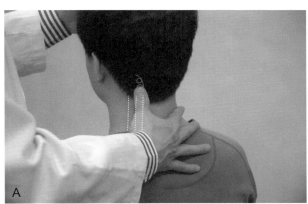

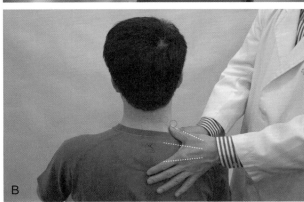

图 6-16　颈后外侧拇指按揉

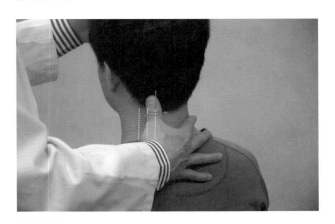

图 6-18　颈后外侧拇指剥离

剥，使其分开归位，理顺组织关系，扩大组织间隙，解除了对神经、血管的压迫，加大颈椎关节的活动度和旋转范围，加强肌肉、韧带纤维的收缩舒张力和神经血管的伸展度，加速局部的血液循环和新陈代谢，促使肌肉和关节功能的恢复。

四、运动治疗法

1. 头颈屈伸法　患者取坐位。术者位于患者的一侧，一手位于其颈肩部进行固定，另手按其头顶部，使头做前屈后伸运动。其动度要根据颈椎关节的病情轻重，关节韧带钙化和挛缩及关节功能障碍程度而宜，应由小逐渐加大，当达到最大限度时反复数次结束（图6-21）。

2. 头颈侧屈法　患者取坐位。术者位于患者的后侧，一手位于患者颈肩的一侧进行固定，另手使头颈向左右做侧屈运动。侧屈的动度要根

据颈椎关节的功能障碍程度由小逐渐加大，反复进行数遍，当达到最大限度时结束（图6-22）。

3. 头颈旋转法　患者与术者的体位同上。术者一手按住患者颈后部进行固定，另手按其头部使头做旋转运动。旋转的范围和幅度大小要根据颈椎关节的病情及关节功能障碍程度而由小逐渐加大，反复进行。当达到最大限度时，再使头颈向相反方向进行旋转，其范围与幅度同上，当达到最大限度时结束（图6-23）。

4. 头颈斜屈伸法　患者取坐位。术者位于其后侧，一手位于患者颈肩部固定，另手按头使头做前后左右斜屈和斜伸运动。动度由小逐渐加大，反复进行数遍。当达到最大限度时结束（图6-24）。

5. 头颈牵引法　患者取坐位。术者位于患者的一侧，双手分别位于患者头的枕后部和下颌部，双手同时用力，使头向正上方做牵引运动。牵引的力量由小逐渐加大，当达到最大限度时维持数秒钟渐渐放松而结束（图6-25）。

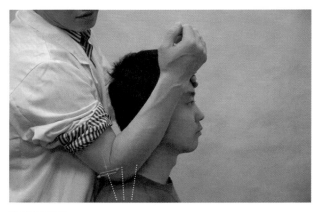

图 6-19　颈外侧肘尖剥离

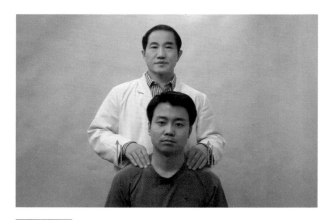

图 6-20　斜方肌按拿法

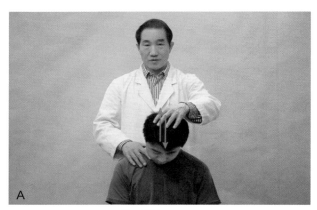

A

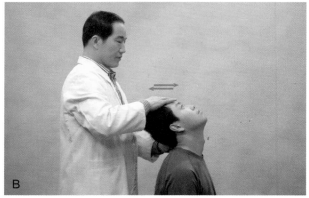

B

图 6-21　头颈屈伸法

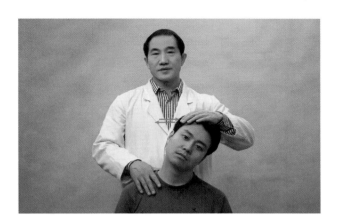

图 6-22 头颈侧屈法

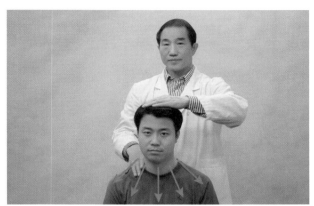

图 6-24 头颈斜屈伸法

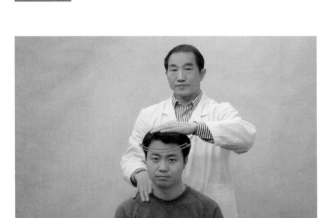

图 6-23 头颈旋转法

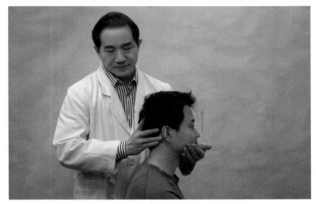

图 6-25 头颈牵引法

以上 5 种不同的运动治疗法，对颈部疾病的治疗均有不同的治疗效果，起到不同的作用，分别达到较理想、满意的治疗目的。通过头颈被动屈伸、旋转和牵引，起到了主动前屈和后伸运动的作用。运动治疗法是患者在颈部关节、韧带、神经和血管等组织全部松弛、放松的状态下，术者使其被动运动。被动运动使颈部关节周围诸肌、神经、血管和各纤维组织被动收缩、舒张及牵拉，以撕脱各组织的相互粘连，扩大颈椎间隙和各组织间隙，理顺各组织关系，解除颈部压迫，恢复和加强颈部关节周围肌肉和韧带纤维的弹缩功能。

第三节 锻炼方法

颈部科学有效的运动锻炼是手法治疗后巩固治疗效果的最佳方法。如患者治疗后因痛而静止不动，手法治疗所剥脱开的不规则纤维组织毛细血管撕裂而在局部渗出血，不易吸收，反而在局部再次机化粘连，影响血、水肿的吸收和功能的恢复。因此强调病人了解其病理变化，清楚运动机制，加强颈部关节运动，使颈部肌肉和关节功能早日恢复。临床上根据病情轻重，运动的方式可分为被动运动和主动运动两种方法。被动运动是指病人关节功能严重障碍或丧失，需他人辅助时进行的活动；主动运动是指病人虽然疼痛，但是颈部关节功能尚可或障碍，自己忍痛做颈部主动活动。

一、被动锻炼方法

1. 头颈侧屈法　患者取坐位。术者位于患者的后侧，一手位于其颈肩部，另手使其头颈做左右侧屈运动。其屈曲动度根据病人颈部关节的障碍程度由小逐渐加大，反复进行，当达到最大限度时结束，左右屈曲为一次，每组屈曲40～60次，每日2～3组（图6-22）。

头颈向左侧屈时，是使头颈左侧的斜方肌前束、胸锁乳突肌及前、中、后斜角肌、左侧椎间韧带等纤维组织和伴行的神经及血管的被动活动，同时被动牵拉和伸展颈部右侧的上述诸肌神经和血管。当头颈向右侧屈曲时，是使头颈右侧的上述诸肌、韧带的被动收缩和伴行的神经及血管，同时被动牵拉伸展颈部左侧的上述诸肌、韧带、神经和血管等组织。

2．头颈屈伸法　患者取坐位，术者位于患者的一侧。术者一手位于其颈后部进行固定，另手位于头顶部，使头颈做前屈后伸运动。屈伸的动度根据病人颈部关节功能障碍程度由小逐渐加大，反复进行，当达到最大限度时结束。屈伸为一次，每组40～60次，每日2-3组（图6-21）。

头颈前屈时，是颈前侧的胸锁乳突肌、胸骨舌骨肌、胸骨甲状肌、颈阔肌和神经及血管等组织被动收缩，同时被动牵拉、伸展头颈后侧的斜方肌、头夹肌、颈夹肌、头半棘肌、项韧带、椎间韧带和伴行的神经及血管等组织。当头颈后伸时，是使颈后部上述诸肌、韧带和神经血管的被动收缩，同时被动牵拉和伸展颈部前侧的上述诸肌、韧带和神经及血管等组织。

3．头颈旋转法　患者取坐位，术者位于患者的后侧或一侧均可。术者一手位于患者的颈肩部进行固定，另手位于头顶部，使头颈旋转运动。旋转的范围和角度要根据病人颈部关节功能障碍程度由小逐渐加大。当达到最大限度时，再使头颈向相反方向旋转，其旋转的范围和角度同上。反复进行，当达到最大限度时结束。各方向旋转30～50圈，每日2-3组（图6-23）。

头颈旋转时，根据旋转的方向不同，而颈部肌肉韧带、神经、血管等组织，随着头颈的被动旋转运动而相应地被动收缩和牵拉伸展。

4．头颈斜屈伸法　患者取坐位。术者一手位于患者颈肩部固定，另手按其头颈使头颈左右做斜屈和斜伸运动。其动度要根据颈部的病情轻重而宜，由小逐渐加大，当达到最大限度时结束。

左右斜屈和斜伸各20～30次为一组，每日做2～3组（图6-24）。

每做一次斜屈和斜伸，均对颈前、颈后、颈前斜方和颈后斜方的肌肉、椎间、韧带、血管、神经产生相应的被动收缩及牵拉伸展。达到功能改善和恢复的目的。

5．头颈牵引法　患者取坐位，术者位于患者的一侧。术者双手同时分别位于患者头后和下颌处，用力将头端起，力量的方向为正上方，使颈部关节做牵引运动。其牵引的力量逐渐加大，当达到最大限度时渐渐放松结束。反复进行，每组2～6次，每日2～3组（图6-25）。

颈部关节牵引方法，被动牵引和拔伸颈部椎间韧带、前后纵韧带，颈部周围的肌肉和神经及血管等组织；同时纠正颈椎小关节突紊乱和椎间韧带绞锁。

二、主动运动锻炼方法

1．头颈屈伸法　患者取坐位或立位均可，双肩放松，使头颈做前屈后伸运动。头前屈的一瞬间，患者颈部肌肉放松，借助头的重量自然的向前屈；向后伸的一瞬间，颈部肌肉放松，使头自然向后倾伸。屈伸的动度根据颈部关节功能障碍程度由小逐渐加大，当达到最大限度时巩固数遍结束。头颈屈、伸为一次，每组屈伸20～50次，每日2～3组（图6-26）。

头颈前屈时，是使颈前侧的前纵韧带、椎间韧带、胸锁乳突肌、胸骨舌骨肌、胸骨甲状肌、颈阔肌和伴行的神经及血管等组织的主动收缩，同时牵拉颈后侧韧带、椎间韧带、斜方肌内缘、头半棘肌、头夹肌、颈夹肌和伴行支配的神经及血管等组织。颈后伸时，是使颈后部上述诸肌、韧带神经、血管及其他组织的主动收缩，同时牵拉颈前侧的上述诸肌、韧带和神经及血管等组织。

2．头颈侧屈法　患者体位同上，双肩放松，使头颈向左右摆动，做颈部关节侧屈伸运动。其动度要根据颈部关节的侧屈功能障碍程度由小逐渐加大，反复进行，当达到最大限度时巩固数次结束。左右侧为一次，每组30～60次，每日2～3组（图6-27）。

头颈左屈曲时，是使颈左侧的胸锁乳突肌及前、中、后斜角肌、颈外侧椎间韧带和伴行支配的神经、血管的主动收缩，同时牵拉伸展颈部右侧的上述诸肌、韧带和神经及血管等组织。当头颈向右侧屈曲时，是使颈右侧上述诸肌和韧带及神经、血管等组织的主动收缩，同时牵拉伸展颈部左侧的上述诸肌、韧带和神经及血管等组织。

3. **头颈斜屈法** 患者体位同上，双肩放松，使头向右侧做斜屈运动至肩停止。而后再使头颈向左肩做斜屈运动，左右反复进行数遍。其屈曲度要根据颈部关节的狭窄程度由小逐渐加大，当达到最大限度时巩固数遍结束。每组左右 10～20 来回，每日 2～3 组（图 6-28）。

头颈向左斜屈时，是使颈右侧的胸锁乳突肌及前、中、后斜角肌、斜方肌前束、肩胛提肌前外侧、椎韧带和伴行的神经、血管的收缩。同时牵拉伸展颈后右侧的项韧带、头半棘肌、头夹肌、颈夹肌、椎间韧带、斜方肌内前缘肌束、胸锁乳

突肌及前、中、后斜角肌、肩胛提肌、胸骨舌骨肌、胸骨甲状肌和伴行支配的神经及血管等组织。当头颈向右斜屈时，是使颈右侧的胸锁乳突肌、胸骨舌骨肌、胸骨甲状肌、前斜角肌、中斜角肌、后斜角肌、斜方肌前束和前右侧的椎间韧带及伴行支配的神经、血管等组织的主动收缩。同时牵拉伸展左后两侧的上述诸肌、韧带和伴行支配的神经及血管等组织。

4. **头颈斜伸法** 患者取坐位或立位均可，使头向后伸做左右斜伸运动。其斜伸的动度和角度要根据颈部关节功能障碍程度由小逐渐加大，反复进行。当达到最大限度时巩固数遍而结束。每组左右 4～10 个来回，每日 2～3 组（图 6-29）。

头颈向后左方向斜伸时，是使颈后左侧的项韧带、头半棘肌、头夹肌、颈夹肌、斜方肌内束、后纵韧带、椎间韧带和伴行支配的神经及血管等组织的主动收缩，同时牵拉伸展颈部前侧的胸锁

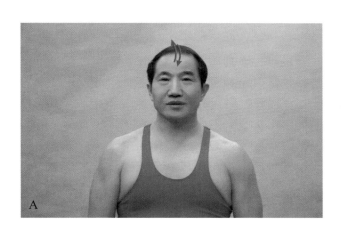

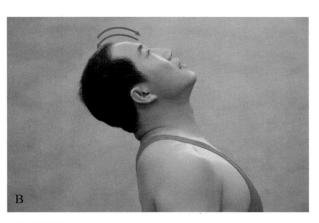

图 6-26 头颈屈伸法

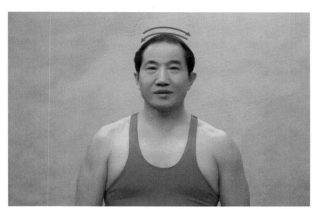

图 6-27 头颈侧屈法

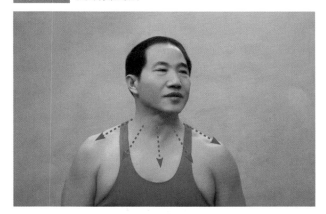

图 6-28 头颈斜屈法

乳突肌、胸骨舌骨肌、胸骨甲状肌、前斜角肌、中斜角肌、后斜角肌、肩胛提肌和伴行支配的神经及血管等组织。当头颈向右方斜伸时，是颈后右侧的上述诸肌、韧带和伴行支配的神经及血管等组织的主动收缩、同时牵拉伸展着颈前侧上述诸肌、韧带和神经及血管等组织。

5. **头颈旋转法**　患者可取坐、立位，双肩放松，使头颈做旋转运动。其旋转的范围和角度要根据病人颈部关节功能障碍程度由小逐渐加大。当达到最大限度时巩固数次，再向相反方向旋转。其旋转的范围和角度大小与速度快慢由病人根据自己的身体状况和适应能力而灵活掌握，当认为达到最大限度时结束。每组各方向旋转20～40圈，每日2-3组（图6-30）。

头颈旋转时，随着头颈向不同方向旋转的同时颈部肌肉、韧带和伴行的神经及血管等组织也在进行收缩和牵拉。

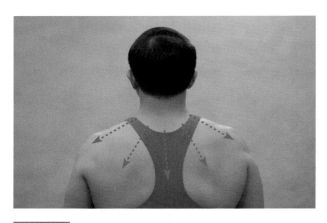

图 6-29　头颈斜伸法

6. **收颌伸颌法**　患者取坐位或立位，头处中立位，使头向前上方挺伸，同时收下颌。反复进行，动度由小到大，当达到最大限度时，再使头颈向相反方向做伸颈伸颌运动。其进行的顺序和程度同上（图6-31）。

屈颈收颌时，是使颈前的关节韧带、胸锁乳突肌、斜角肌和其他肌及伴行的神经、血管的主动收缩，同时牵拉伸展颈后侧关节韧带和肌肉及伴行的神经、血管等组织。伸颈伸颌时，是使颈后侧的诸肌、韧带和伴同的神经及血管主动收缩，同时牵拉和伸展颈前侧上述诸肌、韧带和血管及神经。

7. **拔颈降肩法**　患者取坐或立位均可，双上肢自然放松，使头颈用力向上拔伸。同时在双肩下降的一瞬间，颈肩部的肌肉和关节囊均放松，使双上肢的重力自然下垂，来牵拉颈肩部粘连的软组织。升降幅度由小逐渐加大，当达到最大限度时固定数次结束。每升降为一次，每组30～60次，每日2～3组（图6-32）。

双肩上升时，是使颈两侧斜方肌、肩胛提肌、大圆肌、小圆肌、冈上肌、冈下肌、小菱形肌和伴行的神经及血管等组织的主动收缩。双肩下降放松的同时牵拉颈肩部上述诸肌和神经及血管。

8. **双肩前旋后展法**　患者取坐位或立位，双肘关节伸直，双上肢自然下垂，双肩放松。此时双肩提起，使双肩向前、向下、向后旋转。旋转的动度和范围由小逐渐加大，当达到最大限度时巩固次数。再使双肩向相反方向做提肩旋转，动度范围和程度均同上。每组30～60圈以上，

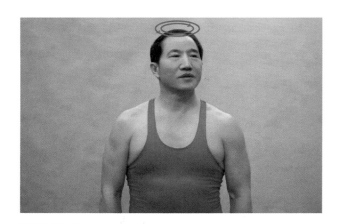

图 6-30　头颈旋转法

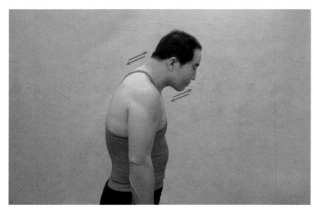

图 6-31　收颌伸颌法

每日 2~3 组（图 6-33）。

向前旋转时是斜方肌前缘和肩胛提肌的主动收缩，同时牵拉伸展斜方肌内缘、后锯肌、菱形肌、大小圆肌、冈上下肌和伴行的神经血管。

向后旋转时，也是斜方肌前缘、肩胛提肌、冈上肌、后锯肌、菱形肌的主动收缩，同时牵拉伸展颈前外侧的胸锁乳突肌、斜角肌、胸大肌和伴行的颈臂神经及血管。

9．**屈腰颈屈伸法**　患者取坐位，双足分开，腰前屈 70°~90°，双手握住双膝或双小腿，而后使头颈做前屈后伸运动。后伸和前屈的一瞬间头颈放松，依靠头的重力向前后屈伸运动，这样起到撕脱的作用。其动度根据病人的病情由小逐渐加大，自认为达到最大限度结束。每组 20~40 次，每日 2~3 组（图 6-34）。

前屈时是颈前的韧带、神经、血管和胸锁乳突肌及斜角肌的主动收缩，同时牵拉伸展颈后侧的诸肌、椎间椎后韧带和伴行的神经及血管等。

后伸时是颈后侧诸肌、韧带、神经及血管的主动收缩，同时牵拉和伸展颈前侧的韧带、神经、血管和肌肉等组织。

10．**屈腰头颈旋转法**　患者取立位，双足分开，腰前屈屈 70°~90°，双手握双踝关节处，使头颈做前屈后旋旋转运动。旋转的一瞬间要放松，依靠头的重力向下坠，撕拉粘连的肌纤维组织。进行的角度和旋转的范围由小逐渐加大，当达到最大限度时巩固数遍，再使头颈向相反方向，做后伸前旋旋转运动，进行的一切均同上。每组各方向旋转 20~40 圈，每日 2~3 组（图 6-35）。

前屈旋后和后伸旋前时，向哪个方向旋转时，就收缩同侧的韧带、肌肉和神经及血管等组织，同时牵拉伸展对侧的韧带和肌肉及神经、血管等组织。

11．**头颈搛动法**　患者取仰卧位，颈头部垫一薄枕，双肩放松位于躯干两侧，头枕部着枕或床面，使头颈向左右做搛动运动。其动度要根据颈椎关节的功能障碍程度由小逐渐加大，反复进行。当达到最大限度时巩固数次结束。左右搛动为一次，每组进行 20~50 次，每日 2~3 组（图 6-36）。

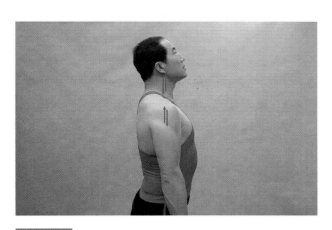

图 6-32　拔颈降肩法

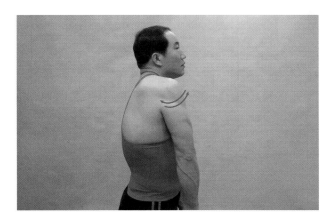

图 6-33　双肩前旋后展法

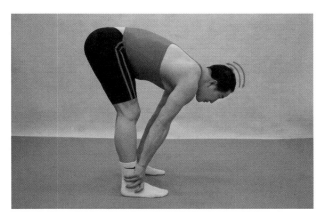

图 6-34　屈腰颈屈伸法

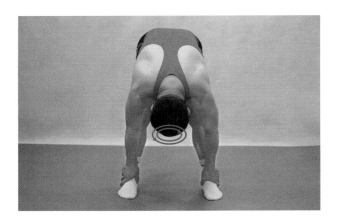

图 6-35　屈腰头颈旋转法

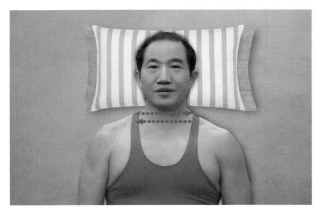

图 6-36　头颈搓动法

12．降肩拔颈旋转法　患者取坐位或立位均可，双肩下垂，收下颌，用力使颈部向上挺，当达到最大限度时维持拔伸的同时使头颈做旋转运动。其动度由小逐渐加大，反复数圈达到最大限度时再使头颈向相反方向旋转，程度同上（图6-37）。

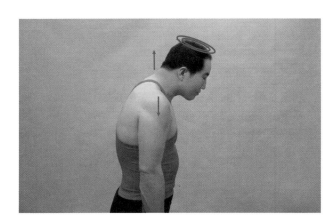

图 6-37　降肩拔颈旋转法

第 7 章　上肢部治疗

第一节　上肢应用解剖

一、上肢骨

（一）上肢带

1.**肩胛骨**　为三角形扁骨,在胸廓的后外侧,第 2 至第 7 肋骨之间,底部向上方,尖部向下方。

背面由斜向外方的肩胛冈,分为上、下二窝,上方的较小,称为冈上窝,下方的较大,称为冈下窝,均为同名肌的附着部。二窝于肩胛颈附近彼此相通。

外侧角位于上缘与腋缘的会合处。外侧面有梨形的浅窝,称为关节盂,与肱骨头相关节。关节盂的上下方,各有一粗面,称为盂上粗隆与盂下粗隆。分别为肱二头肌与肱三头肌长头的附着部。关节盂内下侧较细的部分,称为肩胛骨颈。

2.**锁骨**　为 S 状弯曲的长骨,横跨胸廓的前上部,水平位于颈根部。内侧端接胸骨的锁骨切迹;外侧端与肩胛骨的肩峰关节面相接（图 7-1）。

（1）中间部:内侧部前面凸隆,于胸骨端附近,被一微嵴分为上、下二面,分别为胸锁乳突肌锁骨部及胸大肌锁骨部的附着处。

（2）外侧端或肩峰端:末端有卵圆形的关节面,称为肩峰关节面,与肩胛骨的肩峰相接。

（3）胸骨端:末端有三角形的关节面,称为胸骨关节面,与胸骨柄的锁骨切迹相关节。

（二）游离上肢骨

1.**肱骨**　为上肢骨中最粗而且最长的管状骨。

（1）上端:由肱骨头、解剖颈、外科颈、大结节及小结节组成。

肱骨头呈半球形。有光滑的关节面,与肩胛骨的关节盂相关节。肱骨头周缘稍细而呈沟状的部分,称为解剖颈,为肩关节囊的附着部。

（2）肱骨体:上半部呈圆柱形,下半部呈三棱柱形。分为三面及三缘。

前缘自大结节嵴达肱骨滑车的外侧缘。中部显著而粗糙,为三角肌的附着部;下部有肱肌附着。内侧缘自小结节嵴达内上髁,其中下段分别为喙肱肌、肱肌及肱三头肌内侧头的附着部。外侧缘始于大结节的后下侧,向下终于外上髁,其上段有小圆肌及肱三头肌外侧头附着。现段为肱桡肌及桡侧腕长伸肌的附着部。

（3）下端:由肱骨小头、肱骨滑车、内上髁及外上髁组成。

肱骨小头位于下端的前外侧,与桡骨小头相关节。小头上方有一浅窝,称为桡骨窝。肱骨滑车为滑车状的关节面,位于下端的前面、下面及后面,与尺骨的半月切迹相关节（图 7-2）。

2.**桡骨**　在前臂的外侧,可分为体及两端。

（1）上端:包括桡骨小头、桡骨颈及桡骨粗隆。

桡骨小头呈圆盘状,上面凹陷,称为桡骨小头凹,与肱骨小头相关节。小头周缘有光滑的关节面,称为环状关节面;关节面的内侧与尺骨的桡骨切迹相关节,其他部分则有环状韧带环绕。小头下侧较细的部分,称为桡骨颈,上部有环状韧带,下部为旋后肌。桡骨颈的内下侧,有一粗

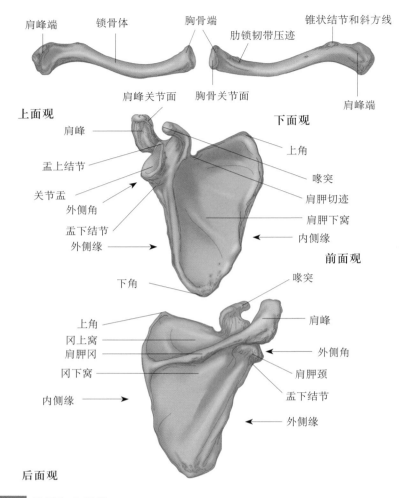

图 7-1 锁骨和肩胛骨

隆,称为桡骨粗隆。粗隆的后部有肱二头肌附着。

(2)桡骨体:呈三棱柱形。可分为三缘及三面。

掌面上部为拇长屈肌的附着部;下部有旋前方肌附着。背面中部为拇长展肌及拇短伸肌的附着部。外侧面上部有旋后肌附着;中部有一卵圆形的粗面,为旋前圆肌的附着部。

骨间嵴介于掌、背二面之间,上自桡骨粗隆后缘,向下分为二支,分别移行于尺骨切迹的前后缘。上部不明显;下部为骨间膜的附着部。掌侧缘介于外侧面与掌面之间,自桡骨粗隆前外侧部的下方,斜向外下方,达桡骨茎突的前缘。上下部分别为指浅屈肌桡侧头及拇长屈肌的附着部。背侧缘介于外侧面与背面之间,自桡骨粗隆的后面,斜向外下方。

(3)下端:内侧面有半圆形的凹面,称为尺

骨切迹,与尺骨小头相接。切迹下侧,有一微嵴,为关节盘的附着部。外侧面粗糙,有向下方的锥状突起,称为茎突,其根部及末端,分别为肱桡肌及腕关节桡侧副韧带的附着部。此面有二条浅沟,有拇长展肌及拇短伸肌腱通过。后面凸隆有三条纵沟,通过伸肌腱。沟间的纵嵴为腕背侧韧带的附着部。下面为光滑的三角形凹面,称为腕骨关节面,与腕骨相关节。

3.尺骨 呈三棱柱形,位于前臂的内侧。

(1)上端:鹰嘴为半月切迹后上侧的突起。根部较细,向下移行于尺骨体。前面光滑,构成半月切迹的上部及后部。后面呈三角形。上面近似四边形,为肱三头肌及关节囊的附着部。内侧面的上部,有一结节,有肘关节尺侧副韧带及尺侧腕屈肌附着;内侧面的下部为指深屈肌的附着

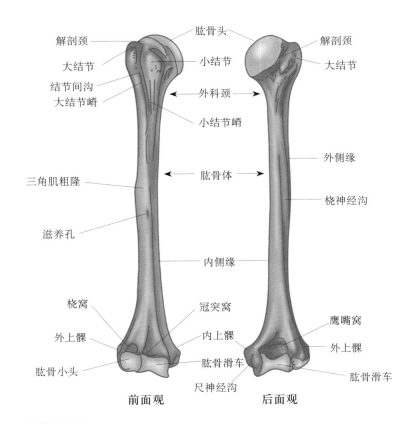

解剖颈 — 肱骨头 — 解剖颈

大结节 — 小结节 — 大结节

结节间沟

大结节嵴 — 外科颈

小结节嵴

外侧缘

三角肌粗隆 — 肱骨体

桡神经沟

滋养孔

内侧缘

桡窝 — 冠突窝 — 鹰嘴窝

外上髁 — 内上髁 — 外上髁

肱骨小头 — 肱骨滑车 — 肱骨滑车

尺神经沟

前面观 后面观

图 7-2 肱骨

部。外侧面为肘肌的附着部（图 7-3）。

（2）尺骨体：掌面上部为指深屈肌的附着部；下部有旋前方肌附着。背面向后外方，上部被一条自桡骨切迹后段斜向背侧缘的斜线，分成上小及下大的二部分，前者为肘肌的附着部；后者有拇长展肌、拇长伸肌及示指固有伸肌附着。内侧面上部有指深屈肌附着。

（3）下端：尺骨小头周缘为平滑的关节面，称为环状关节面，与桡骨的尺骨切迹相关节。小头的下面光滑，与桡尺远侧关节的关节盘相接。

4．手骨　分为腕骨、掌骨及指骨。

（1）腕骨：在手腕部，由 8 块小骨组成，排成近侧及远侧两列，每列 4 块。近侧列自外向内为舟骨、月骨、三角骨及豌豆骨，除豌豆骨外，均与桡骨相关节；远侧列自外向内为大多角骨、小多角骨、头状骨及钩骨，与掌骨相关节。

①手舟骨：为近侧列腕骨中最大的。上面与桡骨相接。下面分别与小多角骨及大多角骨相关节。掌侧面下部有一结节，称为舟骨结节，为腕

横韧带与拇短展肌的附着部。背侧面可见数个滋养孔，有桡腕背侧韧带附着。内侧面的上部，有半月形的关节面，与月骨相关节；下部有向内下方凹陷的关节面，与头状骨相关节。

②月骨：介于舟骨与三角骨之间。上面与桡骨及桡尺远侧关节的关节盘相接。下面分别与钩骨及头状骨相关节。掌背二面均有韧带附着。内侧面与三角骨相关节。外侧面为半月形的关节面，与手舟骨相关节。

③三角骨：呈锥形。上面的外侧与关节盘相关节；内侧有韧带附着。下面为凹凸不平的三角形关节面，与钩骨相关节。掌侧面有卵圆形的关节面，与豌豆骨相关节。

④豌豆骨：为腕骨中最小的。掌侧面为腕横韧带、尺侧腕屈肌、小指展肌、豆掌韧带及豆钩韧带的附着部。背侧面与三角骨相关节。

⑤大多角骨：介于舟骨与第 1 掌骨之间。上面与舟骨相关节。下面有鞍状关节面，与第 1 掌骨底相关节。掌侧面有长嵴状的隆起，称为大多

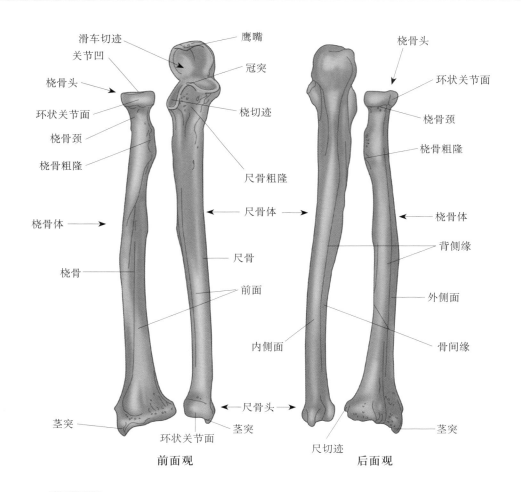

滑车切迹 鹰嘴 桡骨头
关节凹 冠突 环状关节面
桡骨头 桡切迹 桡骨颈
环状关节面 尺骨粗隆 桡骨粗隆
桡骨颈 尺骨体 桡骨体
桡骨粗隆 尺骨 背侧缘
桡骨体 前面 外侧面
桡骨 内侧面 骨间缘
茎突 尺骨头 茎突
环状关节面 茎突 尺切迹
前面观 后面观

图 7-3 桡骨和尺骨

角骨结节，为腕横韧带、拇短展肌及拇指对掌肌的附着部。结节的内侧有一深沟，有桡侧腕屈肌腱通过。

⑥小多角骨：为远侧列腕骨中最小的，近似楔形，被第 2 掌骨底、大多角骨，舟骨及头状骨包绕。上面与舟骨相关节。下面为鞍状关节面，与第 2 掌骨底相关节。

⑦头状骨：为腕骨中最大的，居腕骨的中央，与第 3 掌骨底相对。上面称为头状骨头，与月骨相关节。

⑧钩骨：介于头状骨与三角骨之间。上面与月骨相关节。下面被一微嵴分成内外二部，分别与第 5 及第 4 掌骨底相关节。

（2）掌骨：为小管状骨，共 5 块（图 7-4）。

①第 1 掌骨：为掌骨中最短粗的。掌侧面凹陷，由一钝嵴分成内外二部。外侧部有拇指对掌肌附着；内侧部可见滋养孔。底的上面有鞍状关

节面，与大多角骨相关节；外侧有小结节，为拇长展肌的附着部，内侧有拇短屈肌附着。小头呈球形膨大，与第 1 指骨底相关节。

②第 2 掌骨：为掌骨中最长的。底部有 3 个关节面，外侧与大多角骨相关节；中间接小多角骨；内侧的与头状骨相关节。底的背侧面为桡侧腕长伸肌及桡侧腕短伸肌附着部；掌侧面有结节或嵴，有桡侧腕屈肌附着；内侧面有关节面，与第 3 掌骨相关节。

③第 3 掌骨：底的上面有关节面与头状骨相关节；背外侧有一突起，称为茎突；背侧面有一粗面，有桡侧腕短伸肌附着；掌侧面为拇收肌，有时也为桡侧腕屈肌的附着部；内侧面有 2 个卵圆形的小关节面，与第 4 掌骨相关节。

④第 4 掌骨：底较小，上面有内外 2 个关节面，内侧的与钩骨相关节，外侧的与头状骨相关节；内侧面有一凹陷的关节面，接第 5 掌骨；外

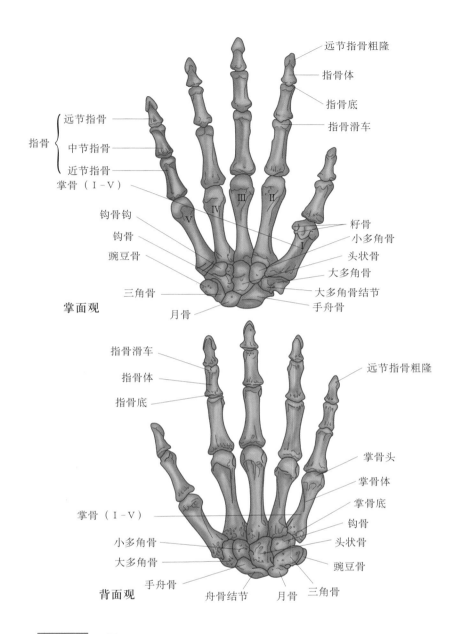

远节指骨粗隆

指骨体

指骨底

指骨滑车

远节指骨

中节指骨

近节指骨

指骨

掌骨（I-V）

Ⅲ

Ⅱ

V

Ⅳ

I

钩骨钩

钩骨

豌豆骨

三角骨

月骨

籽骨

小多角骨

头状骨

大多角骨

大多角骨结节

手舟骨

掌面观

指骨滑车

指骨体

指骨底

远节指骨粗隆

掌骨头

掌骨体

掌骨底

钩骨

头状骨

豌豆骨

掌骨（I-V）

小多角骨

大多角骨

手舟骨

舟骨结节

月骨

三角骨

背面观

图 7-4 手骨

侧面有 2 个圆形的小关节面，与第 3 掌骨相关节。

⑤第 5 掌骨：底的上部与钩骨相关节；掌侧面有韧带附着；内侧有一结节，有尺侧腕伸肌附着；外侧有半月形的关节面，与第 4 掌骨相关节。

（3）指骨：为管状骨，共有 14 节。其中除拇指只有 2 节外，其他各指均为 3 节。

①第 1 节指骨：最长。底有卵圆形凹陷的关节面，与掌骨小头相关节。体的掌侧面有屈肌腱附着。滑车与第 2 节指骨底相关节。

②第 2 节指骨：底有 2 个凹陷的关节面，与

第 1 指骨相关节。体的掌侧面为指浅屈肌的附着部。滑车与第 3 节指骨相关节。

③第 3 节指骨：最小。底与第 2 节指骨相关节；底的掌侧面为指深屈肌的附着部。滑车无关节面，掌侧面有蹄铁形的粗隆，称为甲粗隆。

二、上肢骨连结的韧带

上肢骨的连结可分为上肢带与游离上肢骨的连结两种。

（一）上肢带的连结

1. 胸锁关节 由锁骨的胸骨关节面与胸骨柄的锁骨切迹和第 1 肋软骨构成。关节面均覆盖一层纤维软骨，被覆于锁骨胸骨关节面的较厚。关节囊附着于关节的周围，主要有下列韧带。

（1）胸锁前韧带：位于关节囊的前面。上方起自锁骨胸骨端的前上部，斜向内下方，止于胸骨柄的前上部。

（2）胸锁后韧带：位于关节的后面。上方起自锁骨胸骨端的后面，斜向内下方，止于胸骨柄的后上部。

（3）锁骨间韧带：连结两侧锁骨胸骨端的上缘。此韧带向下发出一些纤维束，与胸骨柄的上缘相连；向上方移行于颈深筋膜。

（4）肋锁韧带：上方起自锁骨内侧端的肋粗隆，向下止于第 1 肋骨和肋软骨，可分为前后两层（图 7-5）。

2. 肩锁关节 由肩胛骨肩峰关节面和锁骨肩峰关节面构成。关节面均覆盖一层纤维软骨。

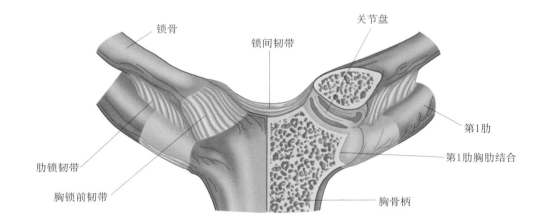

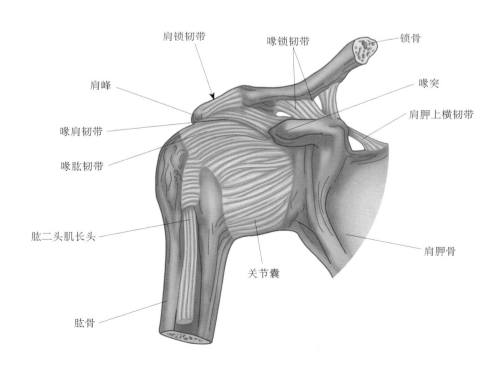

图 7-5 胸锁关节和肩锁关节

关节囊松弛，附着于关节面的周缘，主要有下列韧带。

（1）肩锁韧带：连结锁骨肩峰端与肩峰的上面之间。

（2）喙锁韧带：连结锁骨下面的喙突粗隆与肩胛骨的喙突之间，可分为内外两部。

①斜方韧带：居前外侧，连结锁骨的喙突粗隆与肩胛骨喙突的上面之间。

②锥状韧带：居后内侧。底部与锁骨下面的后缘相接，尖端连于喙突根部的内侧缘与后缘，有一部纤维与肩胛上横韧带会合。

3．肩胛骨的固有韧带　为连结肩胛骨自身的韧带，共有 3 种。

（1）喙肩韧带：连结喙突外侧缘与肩峰尖部的前缘之间。其前后部较厚，中部很薄，呈薄膜状。此韧带构成喙肩弓，有防止肱骨头向内上方脱位的作用。

（2）肩胛上横韧带：为三角形的小韧带。连结肩胛骨背侧面的上缘与喙突根部之间，横跨肩胛切迹的上方，将切迹围成一孔，有肩胛上神经通过。

（3）肩胛下横韧带：连结肩胛冈的外侧缘与关节盂的周缘之间，与骨面之间围成一孔，有肩胛上动脉和肩胛上神经通过（图 7-6）。

（二）游离上肢骨的连结

1．肩关节　肩关节为上肢最大的关节，由肱骨头与肩胛骨的关节盂构成。

（1）关节囊：松弛。于肩胛骨处，防止于关节盂的周缘，喙突的根部和肩胛骨颈，包绕肱二头肌长头的起始部，并与肱三头肌长头的起始部愈合。于肱骨处，则包绕解剖颈，内侧可达外科颈，在结节间沟的上方，呈桥状跨过。

（2）肩关节的韧带

①喙肱韧带：自喙突根部的外侧缘，斜向外下方，达肱骨大结节的前面，与冈上肌腱会合。

②盂肱韧带：位于关节囊前壁的内面，可分为上、中、下三部。上部起自喙突根部附近的关节盂，斜向外下方，止于肱骨小结节的上方。中部连结关节盂前缘与肱骨小结节之间。下部自关节盂下缘，斜向外下方，达肱骨解剖颈的下部。

③肱骨横韧带：为肱骨的固有韧带，横跨结节间沟的上方，连结大小结节之间，有一部分纤维与关节囊会合。韧带与结节间沟之间，围成一管，有肱二头肌长头腱通过。

（3）盂缘：为一纤维软骨环，附着于关节盂的周缘，上部与肱二头肌长头腱相移行。其横切面呈三角形，底部与关节盂的周缘相连。

2．肘关节　为复关节，由肱骨、桡骨和尺骨构成。可分为肱尺部、肱桡部和桡尺部三个关节，有共同的关节囊包绕。

（1）关节囊：纤维层的前后部较薄而松弛，两侧和中部则较厚。前壁上方起自肱骨内上髁的前面、桡骨窝及喙突窝的上方，向下止于尺骨冠突的前面和桡骨环状韧带，两侧移行于桡、尺侧副韧带。后壁上方起自肱骨小头后面、肱骨滑车外侧缘、鹰嘴窝及内上髁的后面，向下止于鹰嘴上缘、外侧缘、桡骨环状韧带和尺骨桡骨切迹的后面。两侧壁肥厚，形成桡尺侧副韧带。

（2）肘关节的韧带

①尺侧副韧带：上方起自肱骨内上髁的前面和下面，向下呈放射状，分为前中后三部：前部止于尺骨冠突的尺侧缘；中部较薄，止于鹰嘴与冠突之间的骨崤上；后部向后方，止于鹰嘴的内侧面，其表面有一条斜行纤维束，连结冠突与鹰嘴两者边缘，称为柯伯韧带。

②桡侧副韧带：连结肱骨外上髁的下部与环状韧带之间，后部的部分纤维，则经环状韧带，止于尺骨的旋后肌崤。

③桡骨环韧带：起自尺骨的桡骨切迹前缘，环绕桡骨小头的 4/5，止于尺骨的桡骨切迹后缘，但有少部分纤维则紧贴桡骨切迹的下方，继续环绕桡骨，形成一完整的纤维环。韧带的上缘和外侧面与关节囊会合（图 7-7）。

④方形韧带：连结桡骨颈和尺骨桡骨切迹的下缘之间，被覆在关节下端的后面层表面。此韧带有支撑后面的作用。

3．桡骨与尺骨的连结　可分为肘关节桡尺部、前臂骨间膜和桡尺远侧关节三部。

（1）前臂骨间膜：为坚韧的纤维膜，连结桡尺二骨之间。起自桡骨粗隆下方的骨间崤至桡骨的尺骨切迹之间。前部的纤维斜向内下方，止于

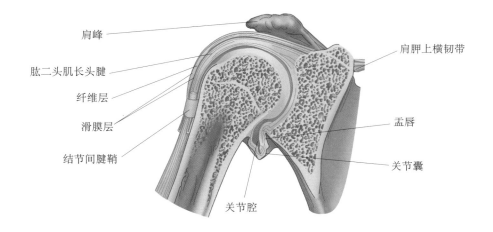

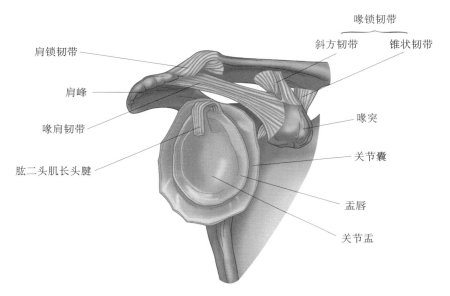

图 7-6 肩关节与肩关节内侧

尺骨；后部的纤维则斜向内上方，达尺骨；下部的则横行连结二骨之间。

（2）桡尺远侧关节：由桡骨的尺骨切迹与尺骨小头环状关节面之间，和尺骨小头与关节盘之间构成。

①关节囊：附着于桡尺二骨关节面的上方。纤维层的前后壁较厚。滑膜层宽阔而松弛，向上方呈囊状膨出，突向前臂骨间膜下部的前方，形成囊状隐窝。关节腔较宽广，可延伸至尺骨小头关节面与关节盘上面之间。

②关节盘：尖部附着于尺骨茎突的外侧；底部与桡骨的尺骨切迹下缘相连。上面光滑而凹陷，

和桡骨的尺骨切迹共同与尺骨小头相关节；下面也光滑而微凹，与月骨的内侧部相关节，构成桡腕关节的一部分；周缘肥厚，与关节囊会合。

4．手关节　包括桡腕关节、腕骨间关节、掌骨间关节、掌指关节和指关节（图 7-8）。

（1）桡腕关节：关节窝光滑而凹陷，由桡骨的腕关节面和关节盘的下面构成。关节头光滑而凸隆，由舟骨、月骨和三角骨的上面构成。

①关节囊：附着于关节周围。关节腔宽广，与桡尺远侧关节和腕骨间关节之间，分别有关节盘及骨间韧带相隔，因此，彼此不通；但有时由于关节盘穿孔或骨间韧带中有空隙，也可相通。

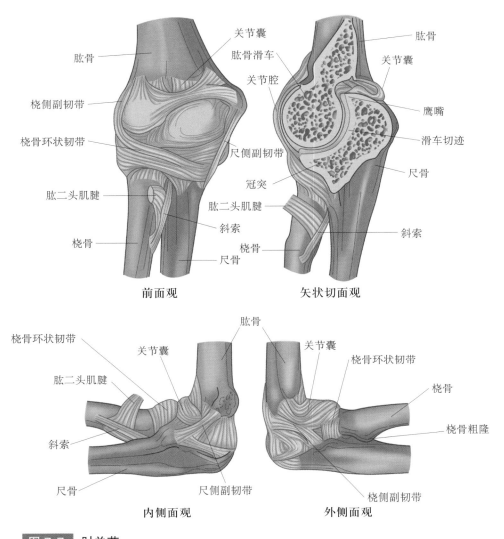

图 7-7 肘关节

②桡腕关节的韧带

桡腕掌侧韧带：位于关节囊的前外侧，上方起自桡骨下端的前缘和茎突，斜向内下方，止于舟骨、月骨、三角骨和头状骨的掌侧面。

桡腕背侧韧带：位于关节囊的后面，上方起自桡骨下端的后缘，斜向内下方，止于舟骨、月骨和三角骨，并与腕骨间背侧韧带相移行。

腕桡侧副韧带：上方起自桡骨茎突尖部的前面，放散于舟骨、头状骨和大多角骨。

腕尺侧副韧带：上方起自尺骨茎突，并与关节盘的尖部愈合，向下分为两部：一部向前外方，止于豌豆骨和腕横韧带上缘的内侧部；另一部则与三角骨的内侧面和背侧面相连。

（2）腕骨间关节：为腕骨相互间的连结，可分为近侧列腕骨间关节、远侧列腕骨间关节和近侧与远侧列腕骨间关节三种。诸骨之间，借下列韧带连结。

①腕骨间掌侧韧带：位于桡腕掌侧韧带的深面，分别连结舟骨与月骨及月骨与三角骨之间。

②腕骨间背侧韧带：有 2 条，分别连结舟骨与月骨及月骨与三角骨之间。

③腕骨间骨间韧带：有 2 条，分别介于舟骨与月骨及月骨与三角骨之间，与骨间掌侧和背侧韧带会合。

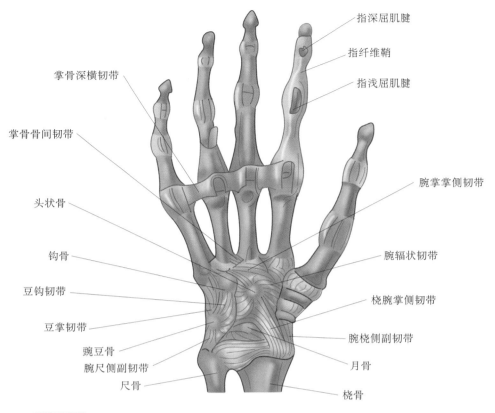

掌骨深横韧带
掌骨骨间韧带
头状骨
钩骨
豆钩韧带
豆掌韧带
豌豆骨
腕尺侧副韧带
尺骨

指深屈肌腱
指纤维鞘
指浅屈肌腱
腕掌掌侧韧带
腕辐状韧带
桡腕掌侧韧带
腕桡侧副韧带
月骨
桡骨

图 7-8 **手关节**

④腕骨间背侧韧带：共有 3 条，分别连结大、小多角骨之间、小多角骨与头状骨和头状骨与钩骨之间。

⑤腕骨间掌侧韧带：有 3 条，分别连结远侧列各腕骨之间。

⑥腕骨骨间韧带：有 3 条，介于头状骨与钩骨、头状骨与小多角骨和大、小多角骨之间。

⑦腕辐状韧带：位于关节的掌侧面，大部纤维起自头状骨头，呈放射状，止于舟骨、月骨和三角骨；另一部纤维则连结大、小多角骨与舟骨之间，以及钩骨与三角骨之间。

⑧腕骨间背侧韧带：也有斜行纤维连结远、近侧两列腕骨之间，内侧部的较强韧。

（3）腕掌关节：由远侧列腕骨的远侧面与掌骨底构成，可分为拇指腕掌关节与第 5 掌关节两种。关节囊的周围，有下列韧带。

①腕掌骨背侧韧带：为数条坚韧的短韧带，分别连结大、小多角骨与第 2 掌骨；小多角骨、头状骨与第 3 掌骨；头状骨、钩骨与第 4 掌骨及

钩骨与第 5 掌骨之间。

②腕掌骨掌侧韧带：其排列与背侧韧带相似，但连结第 3 掌骨的有 3 条，分别起自大多角骨、头状骨和钩骨。

③腕掌骨间韧带：共有 2 条，分别连结钩骨、头状骨与第 3 和第 4 掌骨之间，以及大多角骨与第 2 掌骨底的外侧缘之间。

（4）掌骨间关节：共有 3 个，位于第 2 至第 5 掌骨底之间，由相邻的掌骨底构成。关节囊有下列韧带。

①底背韧带：为横行的短韧带，连结第 2 至第 5 掌骨底背侧面之间。

②底掌侧韧带：连结第 2 至第 5 掌骨底掌侧面之间。

③底骨间韧带：位于各颌骨底侧面之间，附着于掌骨间关节面的远侧端，封闭该关节的远侧端。

（5）掌指关节：由掌骨小头与第 2 节指骨底构成。关节面覆盖一层关节桡骨，分为第 1 掌指

关节与第 2 至第 5 掌指关节两种。关节囊周围有下列韧带。

①掌侧副韧带：位于关节的掌侧面。此韧带与掌骨连结较松弛，而与第 1 节指骨连结则甚紧。韧带的两侧，分别与小头横韧带和副韧带会合。

②小头横韧带：共有 3 条，分别连结第 2 与第 3 掌骨小头、第 3 与第 1 掌骨小头和第 4 与第 5 掌骨小头之间。

③副韧带：位于关节的两侧，连结掌骨小头两侧的后结节与指骨底的两侧。

（6）指关节：由第 1 节指骨滑车与第 2 节指骨及第 2 节指骨与第 3 节指骨构成，共有 9 个。关节囊周围有下列韧带。

①掌侧副韧带：连结远位指骨底与近位指骨滑车之间，与副韧带会合。

②副韧带：位于关节两侧，连结近位指骨远侧端侧面的小窝，与远位指骨近侧端侧面的粗糙部。

三、上肢肌

（一）上肢带肌

1．三角肌　三角肌是一个底向上而尖向下的三角形肌肉，位于肩部皮下。起自锁骨外 1/3 的前缘、肩峰外侧缘、肩胛冈下唇和冈下筋膜。止于肱骨体外侧面的三角肌粗隆。其前部肌束使肱骨前屈及旋内；后部肌束使肱骨后伸及旋外。前部及后部的最下部肌束使肱骨内收。其最主要的作用是使肩关节外展。此肌受腋神经支配。

2．冈上肌　冈上肌位于肩胛冈上窝内，斜方肌的深面，为长三角形双羽状肌。起自冈上窝及冈上筋膜，止于肱骨大结节，使肱骨外展。此肌受肩胛上神经支配。

3．冈下肌　位于肩胛骨的冈下窝内，部分被三角肌和斜方肌遮盖。起自冈下窝及冈下筋膜，止于肱骨大结节和关节囊。可使肱骨外旋并牵引关节囊。此肌受肩胛上神经支配。

4．小圆肌　位于冈下肌的下方，大部分被三角肌所遮盖。起自肩胛骨腋缘的上 1/3 的背面，抵止于肱骨大结节的下压迹和肩关节囊。此肌收缩时，使肱骨向后使其旋外。小圆肌受腋神经支配。

5．大圆肌　位于冈下肌和小圆肌的下侧。起自肩胛骨腋缘下部和下角的背面及冈下筋膜。此肌使肱骨后伸、旋内及内收。受肩胛下神经支配。

6．肩胛下肌　肩胛下肌位于肩胛下窝内。起自肩胛骨的前面、肩胛下筋膜和附着于肌线的结缔组织。抵止于肱骨小结节、肱骨小结节嵴的上部及肩关节囊前壁。受肩胛下神经支配。

（二）游离上肢肌

1．臂肌

（1）前群

①肱二头肌：位于臂前面皮下，小部分被三角肌和胸大肌遮盖。肌腹呈梭形，有长短二头，长头以长腱起始于肩胛的盂上粗隆及关节盂的后缘，经肱骨间沟、结节间韧带的下面穿出肩关节囊。短头与喙肱肌共同起自肩胛骨喙突尖。长短两头于肱骨中点处相互会合。抵止于桡骨粗隆的后部。此肌使上臂和前臂前屈，屈曲状态时，此肌有强大的旋后作用。肱二头肌受肌皮神经支配。

②喙肱肌：位于臂上 1/2 的前内侧，肱二头肌短头的深面和内侧。起自喙突尖，附着于肱骨中部的内侧，使肱骨前屈和内收。此肌受肌皮神经支配。

③肱肌：位于臂前面的下部，肱二头肌的深面。起自肱骨下 1/2 的前面以及内外侧肌间隔，附着于尺骨粗隆和肘关节囊。具有屈前臂和紧张肘关节的作用。此肌受肌皮神经支配（图 7-9）。

（2）后群

①肱三头肌：位于上臂后侧皮下，共有长头、外侧头和内侧头三个头。长头起自肩胛骨的盂下粗隆；外侧头起自肱骨后面上方的外侧；内侧头起自肱骨后面桡神经沟以下的区域及内、外侧两个肌间隔。3 个头抵止于尺骨鹰嘴的上缘和两侧缘。此肌使肱骨后伸及内收。受桡神经支配。

②肘肌：起自肱骨外上髁和桡侧副韧带，止于尺骨上端的背面和肘关节囊。此肌有伸肘及牵引肘关节囊的作用。受桡神经支配（图 7-10）。

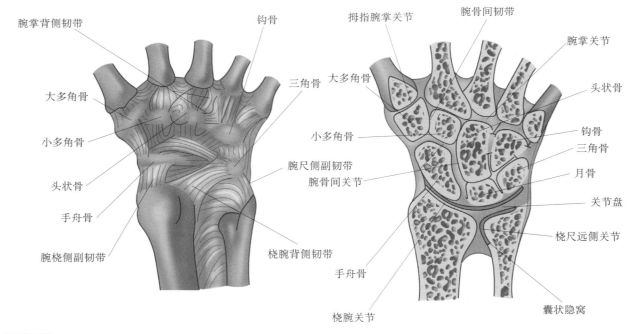

图 7-9 腕部韧带和腕关节冠状切面

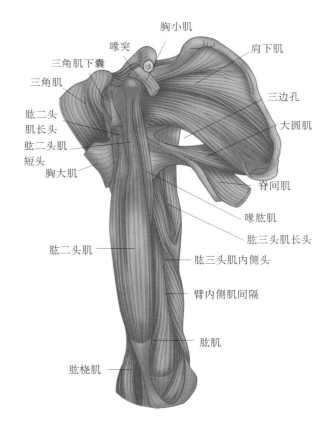

图 7-10 肩肌和臂肌前面

2．前臂肌

（1）前群（图 7-11）。

①浅层

肱桡肌：位于前臂侧面的外侧部皮下。起自肱骨外上髁上方和外侧肌间隔，止于桡骨茎突的基部。当前臂旋前时该肌有旋后作用，而前臂旋后时又有旋前作用。此肌受桡神经支配。

旋前圆肌：位于前臂前面上部的皮下。起自肱骨内上髁、臂内侧肌间隔和前臂固有筋膜。止于桡骨中 1/3 的背面和外侧面。主要使前臂旋前以屈肘运动。此肌受正中神经支配。

桡侧腕屈肌：位于前臂前面中部皮下。起自肱骨内上髁和前臂筋膜，止于第 2～3 掌骨基底部的掌侧面。主要是屈腕关节，也可使手外展和前臂旋前。此肌受正中神经支配。

掌长肌：起自肱骨内上髁和前臂筋膜，止于掌筋膜。主要协助其他肌肉屈腕关节，稍有使前臂旋前的作用。此肌受正中神经支配。

尺侧腕屈肌：位于前臂内侧缘皮下，指浅屈肌的内侧。肱骨头起自肱骨内上髁和前臂筋膜；尺骨头起自尺骨鹰嘴和尺骨背侧缘上 2/3。肌纤维附着于豌豆骨。此肌使腕屈向尺侧屈，受尺神经支配。

指浅屈肌：位于前臂第一层诸肌的深面。起

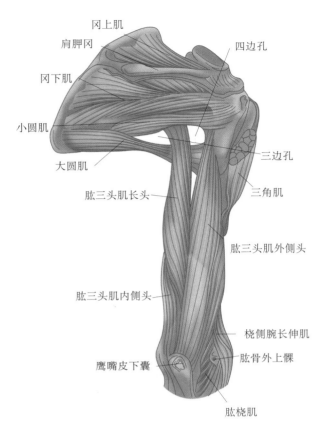

图 7-11　肩肌和臂肌后面

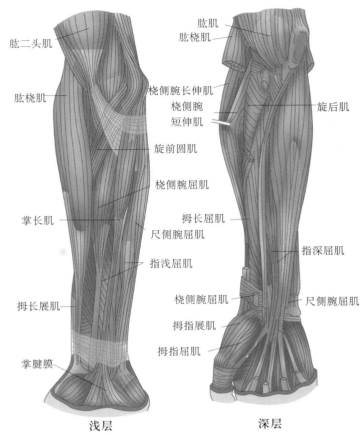

浅层　　　　　　　深层

图 7-12　前臂掌侧肌

点分两头：一个是肱骨头，起自肱骨内上髁和尺骨喙突；另一个是桡骨头，起自桡骨上 1/2 的掌侧面。抵止于各指的第 2 节指骨底的掌侧面的两缘。此肌主要是屈掌指关节和近侧指关节，屈肘、屈腕。指浅屈肌受正中神经支配。

②深层

拇长屈肌：位于前臂外侧。起自桡骨前面中部和邻近的骨间膜。止于拇指末节指骨基底部的掌侧。主要是屈拇指各关节和协助屈腕。此肌受正中神经支配。

指深屈肌：起自旋前方肌起点和肱肌止点间的尺骨体上 2/3 的前面、前缘、内侧面和邻近的骨间膜，止于第 2~5 指的末节指骨底的掌侧面。此肌受正中神经和尺神经支配。

旋前方肌：居拇长屈肌和指深屈肌的深面，止于尺骨下 1/4 的前缘及桡骨下 1/4 的掌侧面前缘。此肌使前臂旋前，受正中神经支配。

（2）后群（图 7-12）。

①浅层

桡侧腕长伸肌：位于前臂桡侧缘皮下。起自肱骨外上髁、外上髁和臂外侧肌间隔，止于第 2 掌骨底的背侧。此肌收缩时，主要是伸腕，同时协助屈肘和使手外展，并有使前臂旋后的作用，受桡神经支配。

桡侧腕短伸肌：起自肱骨外上髁和前臂骨间膜，止于第 3 掌骨底的背侧。有伸腕并协助使手外展的作用。此肌受桡神经支配。

指总伸肌：起自肱骨外上髁和前臂筋膜，抵止于第 2~5 指末节指骨底的背面，有伸指和伸腕的作用，受桡神经支配。

小指固有伸肌：为总伸肌的一部分。止于小指之中节和末节指骨底的背面。有伸小指的作用，主要作用于掌指关节。此肌受桡神经支配。

尺侧腕伸肌：起自肱骨外上髁、前臂筋膜和尺骨后缘，止于第 5 掌骨底的后面。此肌有伸腕并使手内收的作用，受桡神经支配。

②深层

旋后肌：起自肱骨外上髁、桡骨环韧带和尺骨旋后肌嵴，止于桡骨上 1/3 的前面。有使前臂旋后的作用。此肌受桡神经支配。

拇长展肌：起自尺骨和桡骨中部的背面及介于二者之间的骨间膜，止于第 1 掌骨底的外侧。有使拇指和全手外展，并使前臂旋后的作用。此肌受桡神经支配。

拇短伸肌：起自桡骨背面及邻近的骨间膜，止于拇指第 1 节指骨底的背侧。此肌收缩时，伸拇指第 1 节指骨，并使拇指外展。拇短伸肌受桡神经支配。

拇长伸肌：起自尺骨后面中 1/3 和其邻近的骨间膜，止于拇指末节指骨底的背面。有使拇指内收，伸指关节，并使前臂旋后的作用。此肌受桡神经支配。

示指固有伸肌：起自尺骨背面的深面，止于指背腱膜。有伸示指的作用，受桡神经支配。

3．手肌

（1）背群

①拇短展肌：位于手掌鱼际外侧皮下。起自腕横韧带和舟骨结节，附着于拇指近侧指骨底的桡侧和桡侧籽骨。此肌使拇指外展，受正中神经支配。

②拇短屈肌：起自小多角骨和第 2～3 掌骨底，止于拇指第 1 节指骨底的桡侧缘和桡侧籽骨。此肌收缩时主要是屈拇指，并协助拇指内收和对掌活动，受正中神经支配。

③拇指对掌肌：起自腕横韧带和大多角骨结节，止于第 1 掌骨外侧缘的全长。此肌收缩时，牵拉第 1 掌骨向手掌方向移动，产生对掌运动，受正中神经支配。

④拇收肌：起自头状骨及第 3 掌骨的前面，止于拇指第 1 节指骨底的尺侧及其籽骨。此肌使拇指内收和屈曲，受尺神经支配（图 7-13）。

（2）掌群

①掌短肌：起自腕横韧带和掌腱膜，附着于手掌尺侧缘的皮肤。受尺神经支配。

②小指展肌：起自豌豆骨和豆钩韧带，止于小指第 1 指骨底的内侧。此肌使小指外展，屈掌指关节，伸指关节。小指展肌受尺神经支配。

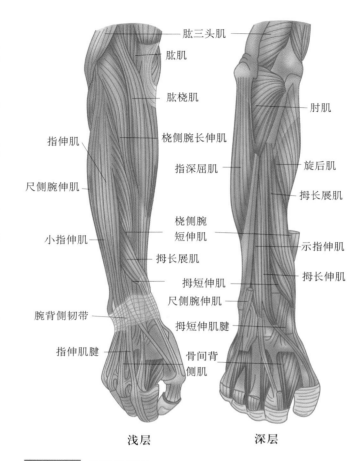

浅层　深层

图 7-13　前臂背侧肌

（图中标注）肱三头肌、肱肌、肱桡肌、桡侧腕长伸肌、指深屈肌、肘肌、旋后肌、拇长展肌、示指伸肌、拇长伸肌、指伸肌、尺侧腕伸肌、小指伸肌、桡侧腕短伸肌、拇长展肌、拇短伸肌、尺侧腕伸肌、腕背侧韧带、指伸肌腱、拇短伸肌腱、骨间背侧肌

③小指短屈肌：起自钩骨钩和横韧带，止于小指第 1 节指骨底的内侧。有使小指外展的作用。此肌受尺神经支配。

④小指对掌肌：起点与小指短屈肌相同，止于第 5 掌骨内侧缘的全长。此肌受尺神经支配。

（3）中间群

①蚓状肌：起自各指深屈肌腱的外侧，绕过第 2～5 指第 1 指骨的桡侧，分别移行于第 2～5 指的指背腱膜。此肌收缩时，屈第 2～5 指的掌指关节、伸第 2～5 指的指关节。第 1、2 蚓状肌受正中神经支配，第 3 蚓状肌由尺神经共同支配，第 4 蚓状肌由尺神经支配。

②骨间掌侧肌：位于指深屈肌腱和蚓状肌的深面。第 1 条肌肉起自第 2 掌骨的尺侧面，第 2、3 条肌肉分别起自 4、5 掌骨的桡侧面。抵止于各指第 1 节指骨底。此肌收缩时，使示指、环指和小指产生内收动作。骨间掌侧肌受尺神经支配。

③骨间背侧肌：位于 4 个掌骨间隙内。起自相邻掌骨的对面，分别附着于中指第 1 节指骨底的两侧。此肌使示指和环指外展，屈各指的掌指关节并伸各指的指关节。受尺神经支配（图7-14、图 7-15）。

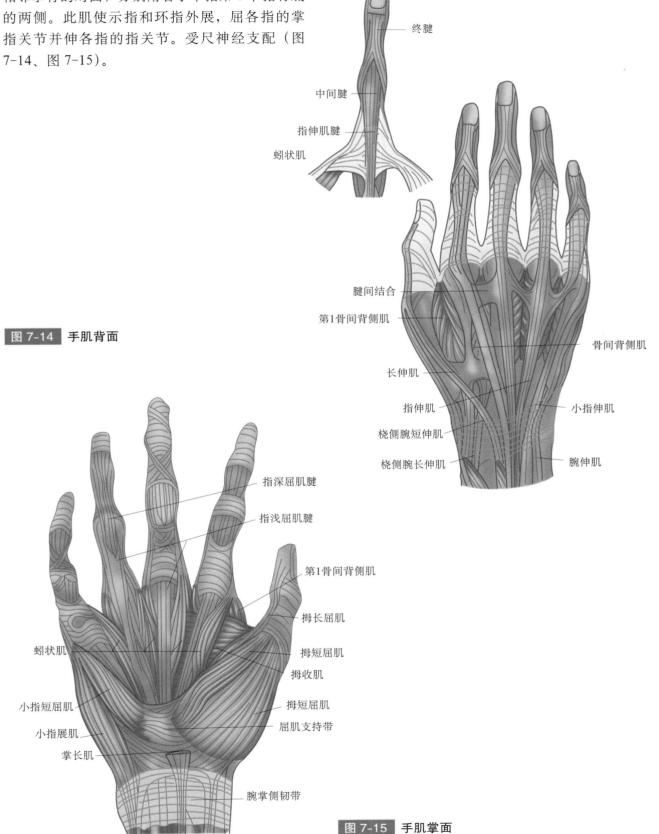

终腱

中间腱

指伸肌腱

蚓状肌

腱间结合

第1骨间背侧肌

骨间背侧肌

长伸肌

指伸肌

小指伸肌

桡侧腕短伸肌

桡侧腕长伸肌

腕伸肌

图 7-14 手肌背面

指深屈肌腱

指浅屈肌腱

第1骨间背侧肌

拇长屈肌

蚓状肌

拇短屈肌

拇收肌

小指短屈肌

拇短屈肌

小指展肌

屈肌支持带

掌长肌

腕掌侧韧带

图 7-15 手肌掌面

四、上肢神经

臂丛（图 7-16）。

臂丛由下位 4 个颈神经（颈 5、6、7、8）的前支与第 1 胸神经前支的大部分组成。第 4 颈神经经常发出一支与第 5 颈神经连接；第 1 胸神经也有支与第 2 胸神经连接。臂丛的 5 个神经根，先经椎动脉后侧及前后横突间肌之间向外侧行，再于前斜角肌与中斜角肌间的斜角肌间隙穿出。在此第 5、6 颈神经于中斜角肌外侧缘处合成上干；第 7 颈神经单独成中干；第 8 颈神经与第 1

胸神经于前斜角后侧，合成下干。此三干向外下方在锁骨后侧经过，各干又分为前、后二股，因此以上三干共分成六股。上干与中干的前股合成一束，叫外侧束，位于腋动脉的外侧。上、中、下三干的后股合成一束，叫后束，此束位于腋动脉的上侧。而下干的前股独自成为一束，叫内侧束，此束先在腋动脉后侧，然后转到它的内侧。

臂丛自斜角肌间隙穿出时，锁骨下动脉位于丛的前侧，至颈外侧三角的颈根部，其表面被颈阔肌、锁骨上神经及颈固有筋膜遮盖；此外，还有颈外静脉的下部、锁骨下神经、颈横静脉、肩胛上静脉、肩胛舌骨肌下腹及颈横动脉，均在丛

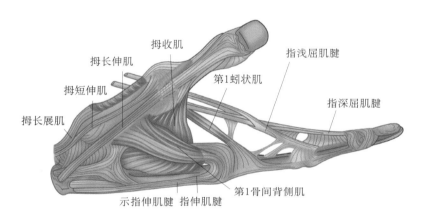

拇收肌　拇长伸肌　拇短伸肌　拇长展肌　第1蚓状肌　指浅屈肌腱　指深屈肌腱　示指伸肌腱　指伸肌腱　第1骨间背侧肌

桡侧面

骨间掌侧肌　小指短屈肌　小指展肌　小指对掌肌　拇收肌　屈肌支持带　骨间背侧肌　拇长屈肌　拇短展肌　拇短屈肌　拇对掌肌

掌面

图 7-16　手肌

的浅面越过。

臂丛的分支，可分为锁骨上部及锁骨下部两种。

（一）臂丛锁骨上部的分支

1. 臂丛根部与交感神经节的交通支 第 5 第 6 颈神经的前支，均接受自颈中神经节来的灰交通支；第 7 第 8 颈神经前支，接受自颈下神经节来的灰交通支。

2. 与膈神经的交通支 一般在前斜角肌的外侧缘，起于第 5 颈神经；第 6 颈神经的纤维，也可能参加此交通支。尚有自锁骨下神经发支，在胸廓上口处加入膈神经。

3. 肌支 在锁骨以上起始的，可分前后两组。

前组

（1）至前斜角肌及颈长肌的肌支：起于第 5、6、7、8 颈神经，在颈神经刚出椎间孔时发出。

（2）锁骨下神经：起于臂丛上干的前侧，由第 4、5、6 颈神经的纤维组成。此神经下降，经臂丛下部及锁骨下动脉第三段的前侧，至锁骨下肌。此神经经常发支与膈神经相连，成为副膈神经（图 7-17）。

后组

（1）至中斜角肌及后斜角肌的肌支：来自第 5、6、7、8 颈神经，在颈神经刚出椎间孔时发出。

（2）肩胛背神经：主要来自第 5 颈神经，但常接受第 4 颈神经的小支。在颈神经刚出椎间孔时发出，向后下方越过中斜角肌表面与副神经平行，至肩胛提肌前缘，经该肌和菱形肌的深侧，沿肩胛内侧缘下降，至该骨的下角，分布于肩胛提肌及大、小菱形肌。

（3）胸长神经：起于第 5、6、7 颈神经，当这些神经刚出椎间孔时发出。其中自第 5、6 颈神经来的纤维，穿中斜角肌，即合为一束；而第

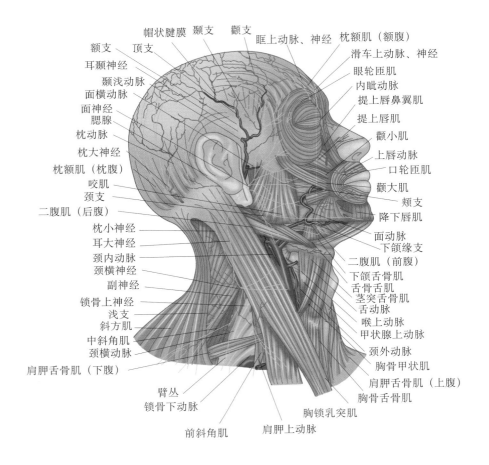

图 7-17 臂丛神经血管

7颈神经的纤维，经中斜角肌前面，到前斜角肌上部，与第5、6颈神经来的纤维合为一干。此干下降经臂丛及腋动脉第一段的后面入腋窝。沿前锯肌的腋窝面下降，最后分成小支，分布于前锯肌各肌齿。支配前锯肌的神经，大致可分为上、中、下三部：上部为第5颈神经的纤维；中部为第5、6颈神经的纤维；下部为第6、7颈神经的纤维。

(4) 肩胛上神经：由第5、6颈神经的纤维组成。此神经起于臂丛的上干，位于臂丛的上侧，向下外方行，与肩胛骨的上缘平行，经斜方肌及肩胛舌骨肌的深侧，至肩胛切迹处，与肩胛上动脉邻接。此动脉经肩胛横韧带上侧至冈上窝，然后转至冈下窝。而肩胛上神经则经肩胛横韧带下侧至冈上窝。在此该神经发支支配冈上肌、肩关节及肩锁关节。继而伴肩胛上动脉绕过肩胛颈切迹至冈下窝（图7-17）。

（二）臂丛锁骨下部的分支

均起于臂丛的三束，也可分为前组和后组两种分支。前组起于内侧束者，为胸前神经内侧支、正中神经内侧根、尺神经、臂内侧皮神经及前臂内侧神经；起于外侧束者，为胸前神经外侧支、正中神经外侧根及肌皮神经。后组起于后束者，有桡神经、腋神经、两条肩胛下神经及胸背神经。上述分支中有五大支，即正中神经、肌皮神经、尺神经、桡神经及腋神经。为臂丛神经的终末支。

1. 胸前神经　为支配胸大肌及胸小肌的神经。可分为胸前神经外侧支及胸前神经内侧支。

（1）胸前神经外侧支：以两根各起于上干及中干的前股，或起于两前股合成外侧束处，故其中含有第5、6、7颈纤维。此神经发出后跨过腋动脉及静脉的前侧，穿胸小肌与锁骨下肌之间的喙锁胸筋膜，分布于胸大肌，大致可分为：至胸大肌锁骨部的纤维，来自第5、6颈神经；至胸肋部的纤维，来自第5、6、7颈神经。而支配胸小肌的纤维则来自第7、8颈神经及第1胸神经。

（2）胸前神经内侧支：当臂丛内侧束在腋动脉后侧经过中，发出此支。其中包含第8颈神经及第1胸神经的纤维。该神经弯曲向前，经腋动静脉之间，在腋动脉第一支的前侧，与胸前神经

外侧支所发的分支结合；并发分支自胸小肌的深侧进入该肌；除支配胸小肌外，尚有二或三分支，分布于胸大肌。因此，全部胸大肌，自锁骨部至胸肋部的下侧，由上而下，被第5、6、7、8颈神经及第1胸神经的纤维所支配。

2. 臂内侧皮神经　为肩臂丛至臂诸长神经中的最短者，起于内侧束。先经过腋动静脉之间，继行于腋静脉内侧，与肋间臂神经相交通。沿肱动脉及贵要静脉内侧向远侧行，约到上臂中点处，穿固有筋膜至浅筋膜内，分布于臂内侧下1/3的皮肤。末梢支达内上髁及鹰嘴附近，并有支与前臂内侧皮神经的后支交通。

3. 前臂内侧皮神经　起于内侧束，包含第8颈神经与第1胸神经的纤维。经过腋动静脉之间达上臂，位于肱动脉前面转至其内侧；在上臂的中下1/3交界处，该神经与贵要静脉共同穿上臂固有筋膜，至浅筋膜；分为前支及后支。其分支有以下几支。

（1）上臂皮支：有一支或数小支，自神经干的近侧段发出，分布于肱二头肌表面的皮肤。

（2）掌侧支（前支）：较尺侧支大，在正中静脉的前侧或后侧经过，分成几支分布于前臂前面内侧部的皮肤，下至腕的尺侧部。它与尺神经在前臂部的分支、尺神经掌皮支间有连结。

（3）尺侧支（后支）：斜向后下方，于静脉的内侧，经肱骨内上髁前面，在前臂浅层屈肌及旋前圆肌起始部的前面下降。分支分布于前臂后内侧部的皮肤。尺侧支与臂内侧皮神经、前臂背侧皮神经及尺神经手背支间发生交通（图7-18、图7-19）。

4. 胸背神经　起于臂丛后束，于两肩胛下神经的中间发出。包含第6、7、8颈神经的纤维。向下外侧与肩胛下动脉伴行，沿肩胛下肌的腋窝缘下降，至背阔肌，于该肌前面进入肌内。

5. 肩胛下神经　有上下两支，起于后束。

（1）上肩胛下神经：含第5、6颈神经的纤维。位于腋窝上后部，常为二支，下降分布于肩胛下肌上部。

（2）下肩胛下神经：自第5、第6颈神经的纤维而成；自后束发出，有时与腋神经共干。此神经经肩胛下动脉后侧至大圆肌，并终于该肌。

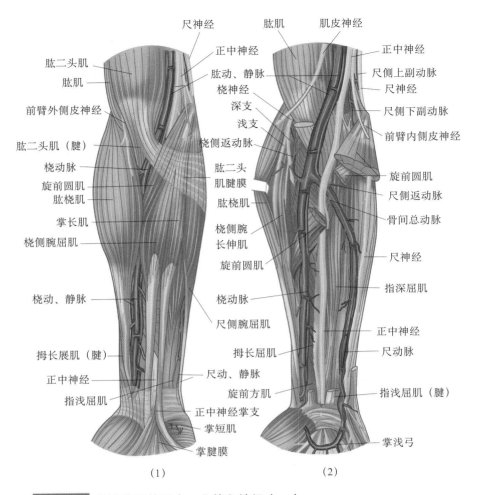

尺神经
正中神经
肱动、静脉
桡神经
深支
浅支
桡侧返动脉
肱二头肌腱膜
肱桡肌
桡侧腕长伸肌
旋前圆肌
桡动脉
尺侧腕屈肌
拇长屈肌
尺动、静脉
旋前方肌

肱二头肌
肱肌
前臂外侧皮神经
肱二头肌（腱）
桡动脉
旋前圆肌
肱桡肌
掌长肌
桡侧腕屈肌
桡动、静脉
拇长展肌（腱）
正中神经
指浅屈肌
正中神经掌支
掌短肌
掌腱膜

（1）

肱肌　肌皮神经
正中神经
尺侧上副动脉
尺神经
尺侧下副动脉
前臂内侧皮神经
旋前圆肌
尺侧返动脉
骨间总动脉
尺神经
指深屈肌
正中神经
尺动脉
指浅屈肌（腱）
掌浅弓

（2）

图 7-18 前臂前面的肌肉、血管和神经（一）

有 1~2 分支，至肩胛下肌腋窝缘附近，进入并支配该肌下部。

（三）臂丛的上肢终末支

1. **肌皮神经** 于胸小肌下缘自臂丛外侧束发出，其中包含第 5、第 6 颈神经的纤维。此神经初位于腋动脉的外侧，穿喙肱肌，向下外侧行；于肱二头肌与肱肌之间达臂外侧缘，沿肱二头肌外侧沟远侧行；在肘关节的稍上方，于肱二头肌腱的外侧，穿固有筋膜，继续下降于前臂，称为前臂外侧皮神经。

肌皮神经在上臂经过中，发肌支支配上臂诸肌。至喙肱肌的肌支，主要来自第 7 颈神经的纤维；至肱二头肌两个头和肱肌的肌支，在肌皮经穿过喙肱肌后，在肱二头肌与肱肌之时发出；

至肱肌的肌支，还分出细支至肘关节。

2. **正中神经** 以两根起于臂丛，其中一支起于内侧束，另一根起于外侧束。此神经由第 6、7、8 颈神经及第 1 胸神经的纤维组成。

（1）至旋前圆肌的肌支，一般于肘窝上方由正中神经干发出在该肌的外侧缘穿入肌内。肌支有 1~3 支。

（2）至桡侧腕屈肌、掌长肌及指浅屈肌的肌支，一支在旋前圆肌支的下方近肘关节处发出。至桡侧腕屈肌的肌支数目，多数只一支，至指浅屈肌的多为 1~2 支。

（3）前臂骨间掌侧神经：当正中神经穿过旋前圆肌两头之间时，由神经干的背侧发出。与骨间掌侧动脉伴行，于前臂骨间膜掌侧，经指深屈肌与拇长屈肌之间下降，达旋前方肌的深侧进入

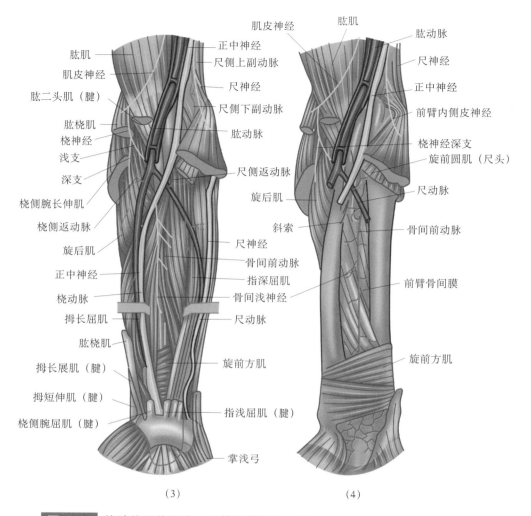

图 7-19 前臂前面的肌肉、血管和神经（二）

该肌，并发关节支，分布到腕关节及腕骨间关节。前臂骨间掌侧神经在其起始部，分支支配指深屈肌桡侧半部及拇长屈肌全部；正中神经至指深屈肌的肌支，在该肌内，可与尺神经支配该肌的肌支结合。

（4）掌皮支：是一小支，在腕横韧带的近侧发出。经桡腕屈肌及掌长肌之间下降，跨过腕横韧带表面，穿出固有筋膜，分为内外二支。内侧支分布于手掌中部的皮肤，与尺神经的掌皮支吻合；外侧支分布于鱼际的皮肤，与桡神经浅支及前臂外侧皮神经的前支结合。

（5）指掌侧总神经：正中神经经腕横韧带深侧入手掌，分为三条指掌侧总神经，位于掌腱膜与掌浅弓的深侧，指屈肌腱的表面。

第 1 指掌侧总神经：发出返支支配鱼际诸肌，即拇短展肌、拇指对掌肌及拇短屈肌。此神经有细支可与尺神经的掌深支连结。

第 2、第 3 指掌侧总神经：第 2 指掌侧总神经至第 2 与第 3 指之间，分支至第 2 蚓状肌。第 3 指掌侧总神经至第 3 与第 4 指之间。此二支指掌侧总神经。在掌指关节的近侧，各分为两条指掌侧固有神经，分布于示指、中指与环指相对缘的皮肤，并有分支至示指中节和末节的背面及环指中节及末节背面桡侧的皮肤（图 7-20～图 22）。

3. 尺神经　起于臂丛内侧束，包含第 7、8 颈神经及第 1 胸神经的纤维。自胸小肌下缘发出，经腋窝于腋动脉与腋静脉之间向下行。至上臂上

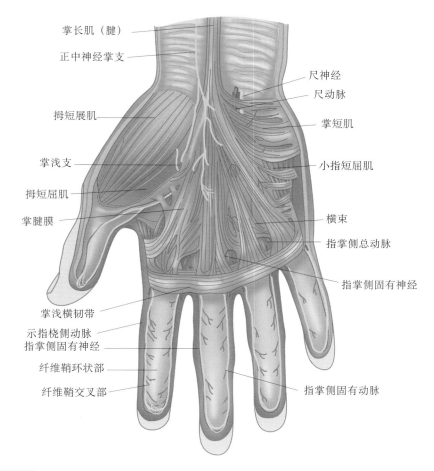

掌长肌（腱）
正中神经掌支
拇短展肌
掌浅支
拇短屈肌
掌腱膜
掌浅横韧带
示指桡侧动脉
指掌侧固有神经
纤维鞘环状部
纤维鞘交叉部

尺神经
尺动脉
掌短肌
小指短屈肌
横束
指掌侧总动脉
指掌侧固有神经
指掌侧固有动脉

图 7-20　手掌的肌肉、血管和神经（一）

部，位于肱动脉内侧。在喙肱肌止点处，与尺侧上副动脉伴行，穿臂内侧肌间隔，自隔的前侧达其后侧。然后沿肱三头肌的前面下降到肘后侧，于肱骨内上髁及尺骨鹰嘴之间，经内上髁后下侧的尺神经沟，穿尺侧腕屈肌两头之间至前臂。继续沿前臂内侧下降，在前臂上半部，位于指深屈肌的表面，被尺侧腕屈肌遮盖；下半部则位于尺侧腕屈肌的桡侧，仅被皮肤及固有筋膜覆盖。继而越过腕横韧带的浅面，但在腕掌侧韧带的深面，经豌豆骨桡侧入手掌，分为掌深支及掌浅支。尺动脉在前臂中、上 1/3 交界处，与尺神经伴行向下到手掌，神经位于动脉的尺侧。

尺神经的分支：

（1）经肘关节时，发 2～3 细支，至肘关节。

（2）在前臂上部近肘关节处，分出二支肌支，一支至尺侧腕屈肌，另一支至指深屈肌尺侧部。

至指深屈肌的肌支数多为 1 支；至尺侧腕屈肌的为 1～2 支。

（3）掌皮支：在前臂中点发出，沿尺动脉掌侧下降，穿深筋膜分布于手掌小鱼际的皮肤，有时支配掌短肌，并与前臂内侧皮神经及正中神经的掌侧皮支结合。

（4）手背支：在腕关节近侧约 5 厘米，自尺神经发出。经尺侧腕屈肌腱及尺骨之间，转向背侧，下达手背。

（5）浅支：分两支，一支为指掌侧固有神经，分布于第 5 指掌侧的尺侧缘，另一支为指掌侧总神经，在掌筋膜深侧，该支又分为两支，分布于环指与小指掌侧的相对缘，并转至背侧，分布于该两指中及末节背侧的皮肤。掌浅支发支支配掌短肌；并分支与正中神经结合。

（6）深支：与尺动脉的深支伴行，经小指展

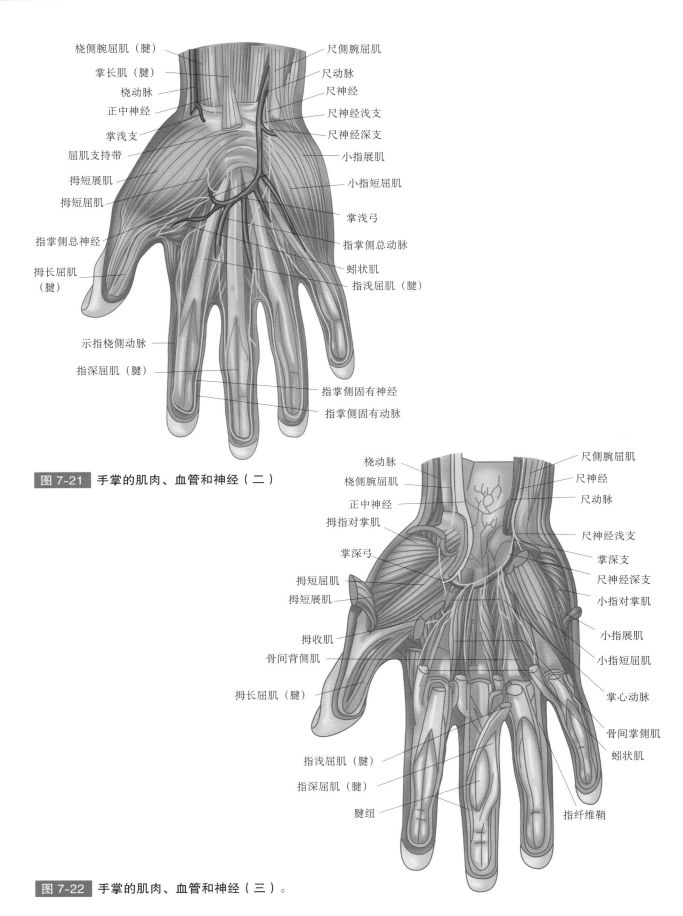

桡侧腕屈肌（腱）
掌长肌（腱）
桡动脉
正中神经
掌浅支
屈肌支持带
拇短展肌
拇短屈肌
指掌侧总神经
拇长屈肌（腱）
示指桡侧动脉
指深屈肌（腱）

尺侧腕屈肌
尺动脉
尺神经
尺神经浅支
尺神经深支
小指展肌
小指短屈肌
掌浅弓
指掌侧总动脉
蚓状肌
指浅屈肌（腱）
指掌侧固有神经
指掌侧固有动脉

图 7-21 手掌的肌肉、血管和神经（二）

桡动脉
桡侧腕屈肌
正中神经
拇指对掌肌
掌深弓
拇短屈肌
拇短展肌
拇收肌
骨间背侧肌
拇长屈肌（腱）
指浅屈肌（腱）
指深屈肌（腱）
腱纽

尺侧腕屈肌
尺神经
尺动脉
尺神经浅支
掌深支
尺神经深支
小指对掌肌
小指展肌
小指短屈肌
掌心动脉
骨间掌侧肌
蚓状肌
指纤维鞘

图 7-22 手掌的肌肉、血管和神经（三）。

肌与小指短屈肌之间，穿小指掌肌，与掌深弓的经过一致，形成神经弓。自此弓的起始处，发支支配小鱼际诸肌（即小指展肌、小指短屈肌、小指对掌肌）；在弓经过中发支至背侧骨间肌及掌侧骨间肌，第3、第4蚓状肌；终末支分布于拇收肌及拇短屈肌；并发关节支至腕关节（图7-23）。

4．**桡神经** 为臂神经丛中较大的分支，其中含有第5、6、7、8颈神经的纤维，第1胸神经的纤维亦可加入其中。起于臂丛后束，在腋窝内位于腋动脉的背侧，经肩胛下肌、背阔肌及大圆肌的前面，到上臂与肱深动脉伴行，沿肱骨后面的桡神经沟，经肱骨肌管（由肱骨、肱三头肌内侧头、外侧头所围成），转至外侧，穿过臂外侧肌间隔，至肘前外侧沟下降。于肘前外侧沟内，有肱深动脉的分支桡侧副动脉与之伴行。在肱骨外上髁前面分为浅、深两终支。其分支如下。

（1）至肱三头肌长头及内侧头的肌支：为桡神经在腋窝发出的分支；至长头的肌支，发出后立即进入其中；至内侧头者，在不同高处进入肌内，其中一支细长，与尺神经伴行，直达上臂的下1/3，入内侧头，称此为副尺神经。

（2）至肱三头肌外侧头、内侧头及肘肌的肌支：由桡神经经过肱骨肌管时发出，分别至肱三头肌的外侧头及内侧头。至肘肌者为一细长支，与肱深动脉的一分支伴行，穿肱三头肌内侧头，于肘关节的后侧入肘肌。

（3）至肱桡肌、桡侧腕长伸肌及肱肌外侧部的肌支：这些肌支在桡神经穿过臂外侧肌间隔后，在肘前外侧沟内发出。至肱桡肌的肌支数以2～3者居多，至桡侧腕长伸肌者常为1～2支。

（4）臂后皮神经：为桡神经在腋窝内发出的细支，横过背阔肌腱，经肋间臂神经后侧，绕肱三头肌长头肌长头下行，穿固有筋膜至臂的后内侧；分布于臂后三角以下的皮肤，直达肘关节。当此神经横过肋间臂神经时，发一交通支与之连结。

（5）前臂背侧皮神经：当桡神经经肱骨肌管内时发出，经肱三头肌内、外两头之间，在近肘关节处，分为上、下两支。

（6）关节支：至肘关节。

（7）终支：分为浅支和深支（图7-24）。

浅支：属于皮神经。在肘关节前面下降，被肱桡肌覆盖，经旋后肌及桡侧返动脉的掌侧，至旋后肌下缘，与桡动脉邻接，神经列于动脉的桡侧。继续下降，经旋前圆肌。指浅屈肌及拇长屈肌掌侧面，约在腕以上7cm处，经肱桡肌腱的深侧，转向前臂背侧，在此与桡动脉分离。浅支转至前臂背侧后，穿固有筋膜，跨过腕背侧韧带，分为4～5支指背神经支配拇指桡侧及鱼际附近的皮肤，与前臂外侧皮神经交通。第2支支配拇指尺侧的皮肤，第3支支配示指外侧缘，第4支支配示指与中指的相对缘，第5支除发一支尺神经的交通支外，并支配中指及环指相对缘的皮肤。

深支：又称前臂骨间背侧神经。当桡神经在外上髁前面分成深浅两支后，深支在肘关节及桡侧返动脉的前侧经过，继穿旋后肌，绕桡骨的外侧向后，至前臂背侧下降于深层肌与浅层肌之间，在此有骨间背侧动脉与之伴行。下达拇短伸肌下缘，则穿入深层，在拇长伸肌的深侧，沿前臂间膜背侧下降，并与自骨间膜掌侧穿至背侧的骨间掌侧动脉伴行，最后达腕背，形成如神经节状的膨大，发出关节支，入腕关节。在前臂后侧深浅两层伸肌之间，发出3个短的和2个长的肌支；短肌支至指总伸肌、小指固有伸肌及尺侧腕伸肌；长肌支的内侧支至拇长伸肌及示指固有伸肌；外侧支至拇长展肌及拇短伸肌（图7-25）。

5．**腋神经** 起于后束，包含第5、6颈神经纤维。初位于桡神经的外侧，腋动脉的后侧，肩胛下肌的前侧，继与旋肱后动脉伴行，穿四边间隙，绕肱骨的外科颈向后进，在三角肌的深侧，分为上、下两支。

（1）上支：与旋肱后动脉伴行，绕肱骨外科颈，发分支至三角肌，并有穿过该肌达到皮下的细支。分布于被盖三角肌表面的皮肤。

（2）下支：有皮支为臂为侧皮神经，绕三角肌后缘，穿固有筋膜至皮下，分布于三角肌后下部及被盖肱三角肌长头附近的皮肤。其肌支分布于三角肌的后部；另以一支至小圆肌。腋神经由其干上发关节支，于肩胛下肌下侧入肩关节（图7-26）。

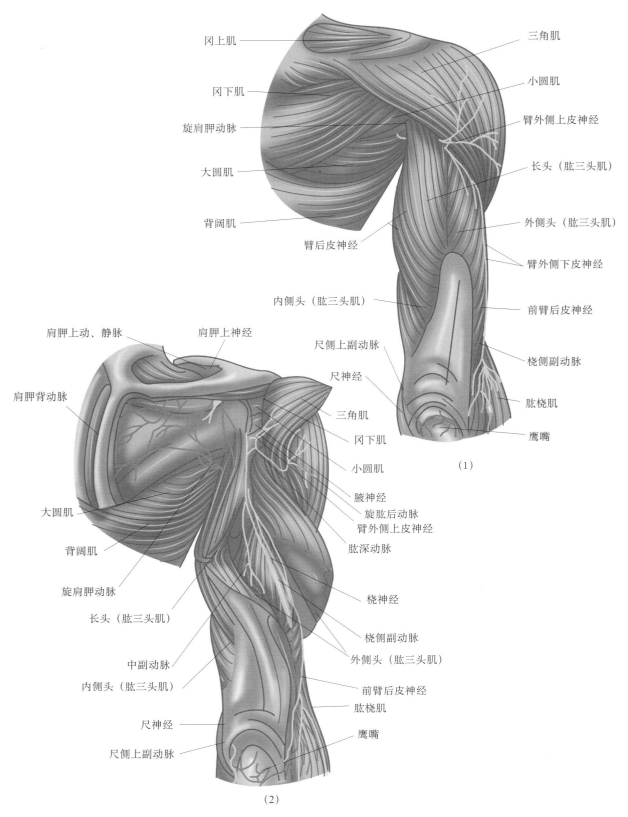

冈上肌
冈下肌
旋肩胛动脉
大圆肌
背阔肌
臂后皮神经

三角肌
小圆肌
臂外侧上皮神经
长头（肱三头肌）
外侧头（肱三头肌）
臂外侧下皮神经
前臂后皮神经
桡侧副动脉
肱桡肌
鹰嘴

内侧头（肱三头肌）
尺侧上副动脉
尺神经

（1）

肩胛上动、静脉
肩胛上神经
肩胛背动脉
大圆肌
背阔肌
旋肩胛动脉
长头（肱三头肌）
中副动脉
内侧头（肱三头肌）
尺神经
尺侧上副动脉

三角肌
冈下肌
小圆肌
腋神经
旋肱后动脉
臂外侧上皮神经
肱深动脉
桡神经
桡侧副动脉
外侧头（肱三头肌）
前臂后皮神经
肱桡肌
鹰嘴

（2）

图 7-23 肩臂后面的肌肉神经、血管

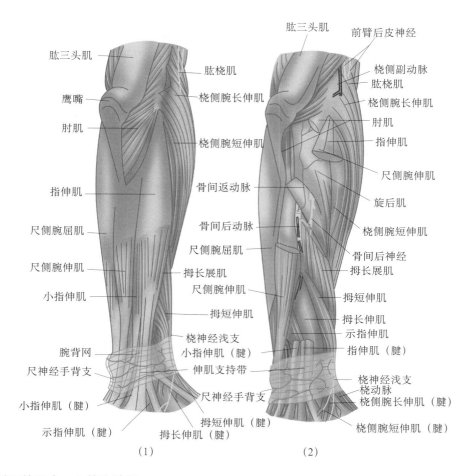

肱三头肌
肱桡肌
桡侧腕长伸肌
桡侧腕短伸肌

肱三头肌
鹰嘴
肘肌

指伸肌

尺侧腕屈肌

尺侧腕伸肌

小指伸肌

骨间返动脉

骨间后动脉
尺侧腕屈肌
拇长展肌
尺侧腕伸肌
拇短伸肌

腕背网
尺神经手背支

桡神经浅支
小指伸肌（腱）
伸肌支持带
尺神经手背支

小指伸肌（腱）

示指伸肌（腱）
拇短伸肌（腱）
拇长伸肌（腱）

（1）

肱三头肌
前臂后皮神经
桡侧副动脉
肱桡肌
桡侧腕长伸肌
肘肌
指伸肌
尺侧腕伸肌
旋后肌
桡侧腕短伸肌
骨间后神经
拇长展肌
拇短伸肌
拇长伸肌
示指伸肌
指伸肌（腱）
桡神经浅支
桡动脉
桡侧腕长伸肌（腱）
桡侧腕短伸肌（腱）

（2）

图 7-24 前臂后面的肌肉、血管和神经

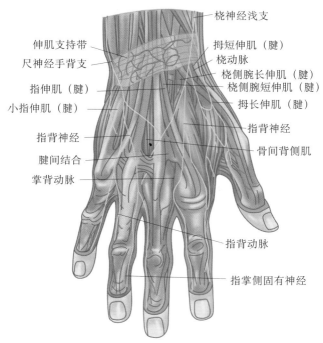

伸肌支持带
尺神经手背支
指伸肌（腱）
小指伸肌（腱）
指背神经
腱间结合
掌背动脉

桡神经浅支
拇短伸肌（腱）
桡动脉
桡侧腕长伸肌（腱）
桡侧腕短伸肌（腱）
拇长伸肌（腱）
指背神经
骨间背侧肌

指背动脉

指掌侧固有神经

图 7-25 手背的肌肉、血管和神经

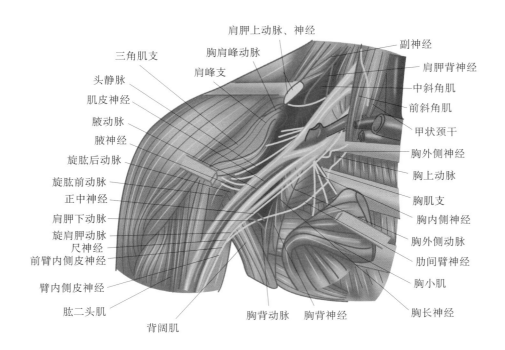

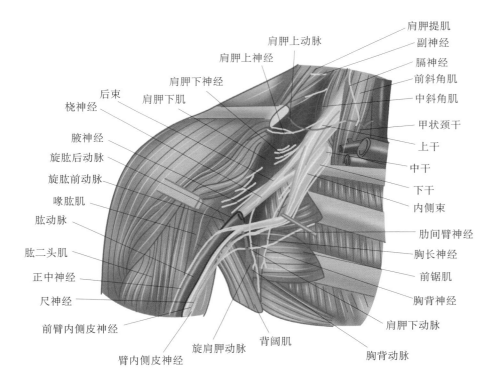

图 7-26 腋窝的肌肉、血管和神经

第二节 肩部治疗手法与锻炼方法

一、麻醉手法

1. 颈臂丛神经麻醉 患者取坐位，术者位于患者前外侧。术者一手位于患者头部，使其头向对侧扭转，臂丛神经暴露明显，另手拇指位于患者锁骨上窝的臂丛神经之上进行按压。应用的力量由小到大，当患者上肢有酸麻胀沉感时进行定点按揉，按揉的力量要大于按压手法。按揉有轻有重，当患者颈及上肢有酸麻胀沉和触电感时维持 15～20 秒钟结束（图 7-27）。

2. 肩胛上神经麻醉 患者取坐位，双肩自然放松。术者位于患者的后外方，一手位于其肩前部固定，另手拇指位于肩胛骨后侧按压臂外侧皮神经根支进行按压。按压的力量由小到大，当患者肩后部或肩前部有酸麻胀感时进行定点按揉。按揉的手法和力量有轻有重，大于按压手法，并以患者能接受为度。当患者肩前后外部有酸麻胀和触电感时维持 15～20 秒钟结束（图 7-28）。

以上两种不同的部位、不同的麻醉手法，是根据神经的走行和分布，针对肩关节及周围肌肉、韧带和关节囊的神经支配而进行神经根支按压和按揉，降低神经对肌肉兴奋性，起到缓解症状、解除痉挛、放松肌肉的作用。达到了外界刺激、阻滞麻醉的目的。

二、按揉手法

1. 掌面按揉 患者取坐位或仰卧位均可，术者位于患者的一侧。术者双手掌分别位于患者肩前侧的胸大肌、胸小肌、肱二头肌、肩外侧的三角肌和肩后侧的肱三头肌、冈下肌、大圆肌、背阔肌诸肌的起点处，沿着上述诸肌、关节囊、韧带和伴行的神经、血管的走行按揉，至诸肌、韧带和关节囊的下端或抵止点。应用的力量由小逐渐加大，由浅入深，随着按揉的反复进行。当肩部肌肉紧张、痉挛度减低，炎症和水肿消散，疼痛减轻和症状的缓解而结束（图 7-29）。

2. 肩前侧拇指按揉 患者取坐位或仰卧位。术者位于患者前侧或外侧，一手位于患者肩后部固定，另手拇指分别位于胸大小肌、三角肌内束和肱二头肌的起点处进行按揉。沿着上述诸肌走行和伴行的神经及血管下移至上述诸肌的下端或止点，自上而下反复进行数遍。应用的力量根据病人肩部疼痛情况由小逐渐加大，由内至外，由浅入深，双拇指可交替进行。当术者感到肩前部诸肌痉挛、紧张度缓解，肌肉松弛，深层条索和机化的结节变小变软，疼痛减轻而结束（图 7-30）。

3. 肩外侧拇指按揉 患者体位同上。术者一手持握患者上臂，使其肩外展，另手拇指位于其肩外侧的三角肌的起点处分别沿着三角肌各束的走行下移至该肌的下端抵止点，自上而下反复

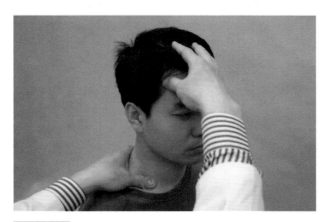

图 7-27 颈臂丛神经麻醉

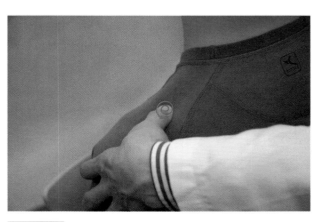

图 7-28 肩胛上神经麻醉

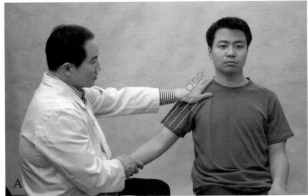

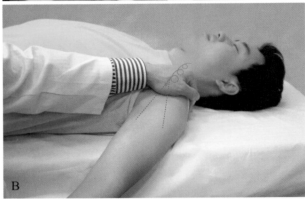

图 7-29 肩前掌面按揉

进行。应用的力量要根据肩外侧肌肉的病情由小逐渐加大，由浅入深，力量要适度，双拇指交替进行。当术者感到患者肩外三角肌的痉挛的条索和结节由大变小，由硬变软，疼痛缓解结束（图7-31）。

4. **肩后侧拇指按揉** 患者可取坐位或侧卧位，术者位于患者后侧或外侧。术者一手位于患者肩前外侧给予固定，另一手拇指分别位于其肩后部的冈下肌、大小圆肌和肱三头肌的起点处，沿着上述诸肌的走行和伴行神经及血管的走行下移到诸肌的下端或抵止点，自起始至抵止反复进行数遍，应用的力量同上。当术者感到患者肩后部上述诸肌的痉挛、紧张缓解，条索和结节变小、变软，疼痛减轻而结束。双手可交替使用（图7-32）。

以上肩部不同部位的按揉手法治疗，使肩关节局部的炎性和血、水肿消散而吸收，使关节囊、韧带、肌肉、肌腱和伴行的神经、血管等组织的痉挛、紧张和疼痛缓解，同时该手法起到了剥离粘连的作用，解除了因相互粘连和约束阻滞肩关

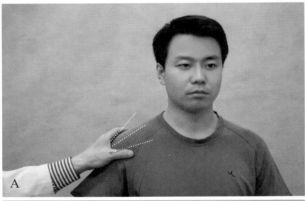

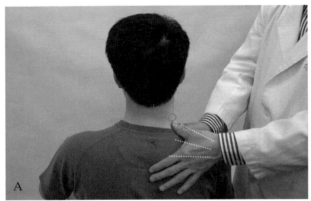

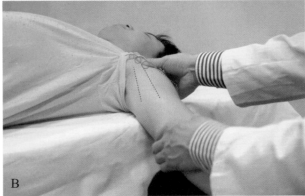

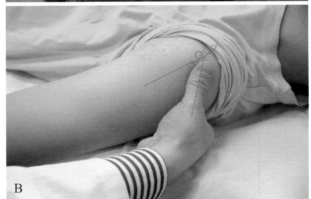

图 7-30 肩前拇指按揉

图 7-31 肩外侧拇指按揉

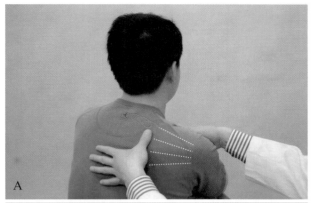
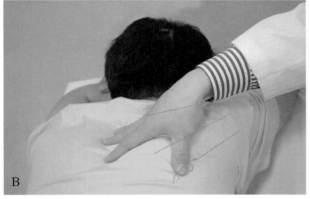

图 7-32 肩后拇指按揉

节周围肌肉、韧带、肌腱和关节囊的功能，起到了缓解症状、解除痉挛、消肿散瘀、扩大肩部各组织间隙、理顺组织关系、加速肩部及上肢血液循环的作用，促使关节功能改善和肌肉功能恢复。

三、剥离手法

1. 肩前侧拇指剥离　术者一手持握患者上臂，使肩外展，前臂旋后位，使肩前部的胸大肌和肱二头肌及三角肌前束的肌肉相对紧张；另一手拇指分别位于上述诸肌痉挛条索和机化粘连的结节处的上端进行，沿着肌肉和条索及结节的走行纵向延伸，横向剥离，由上至下反复进行。应用的力量由小逐渐加大，要适度，力争达到既剥开了粘连，又不造成新的损伤。剥离的程度，当术者感到条索和质硬的结节变小变软时可结束（图 7-33）。

2. 肩外侧拇指剥离　术者使患者肩外展位，一手持握上肢，使其肘关节屈曲位；另一手拇指

位于患者三角肌深层的痉挛粘连的条索和结节处的上端，沿着肌肉和条索及结节的走行自上而下横向剥离。应用的力量由小到大，要适度，当三角肌诸肌束的条索和结节由大变小，由硬变软而结束（图 7-34）。

3. 肩后侧拇指剥离　患者肘关节屈曲，肩关节内收位。术者一手握住患者肘部，另一手拇指分别位于肩胛后侧的冈下肌、大小圆肌和肱三头肌、深层痉挛的条索和粘连结节的上端，沿着肌肉和条索及结节的走行横向弹剥。应用的力量和程度均同（图 7-35）。

以上 3 种不同部位的剥离手法，主要针对肩前、外、后三部不同部位的肌肉、关节囊、韧带、肌腱和神经及血管等组织相互粘连而进行的。通过剥离使肩部相互间的粘连剥开、理顺，使各组织归回原位，恢复各组织原有的功能。同时扩大组织间的间隙，促进血液循环和新陈代谢，促使炎症和局部水肿的吸收。防止血、水肿和组织间再粘连的形成，达到功能改善和的恢复的目的。

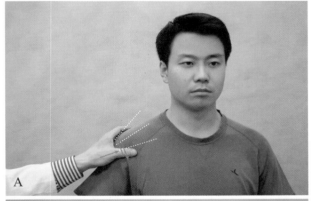
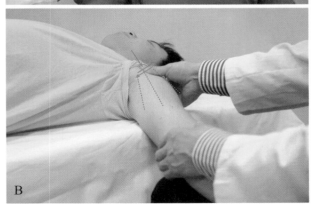

图 7-33 肩前侧拇指剥离

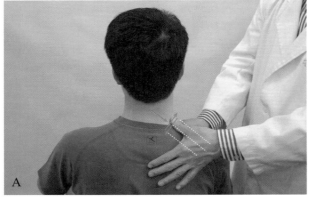

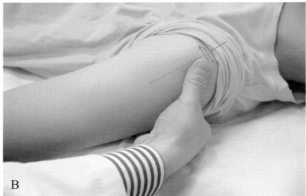

图 7-34　肩外侧拇指剥离

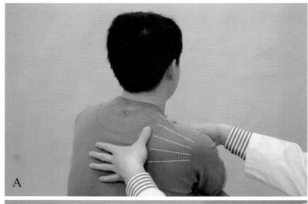

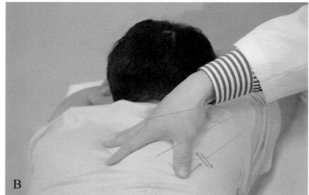

图 7-35　肩后侧拇指剥离

四、运动治疗手法

1.　*屈肘旋肩法*　患者取坐位或仰卧位。术者位于患者的一侧，一手持握患者前臂下端，另一手位于上臂下端或肘后部，使肘关节屈曲位，双手同时使肩关节做内收外旋旋转运动。旋转时由前向外旋转，旋转的范围和角度要根据关节的病变轻重和关节功能受限障碍程度进行，由小逐渐加大，反复进行。当达到最大限度时，再使肩关节向相反方向做肩关节外展内旋旋转运动。其旋转的范围和角度均同内收外旋运动。反复进行，当达到最大限度时结束（图 7-36）。

2.　*伸肘旋肩法*　术者与患者的体位不变。术者一手位于患者肩部固定，另一手持握前臂下端，肘关节伸直，使肩关节做内收外旋和外展内旋运动。旋转的角度和范围及程度与屈肘旋肩相同（图 7-37）。

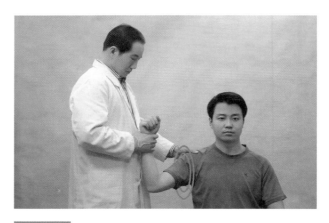

图 7-36　屈肘旋肩法

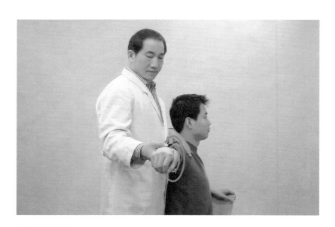

图 7-37　伸肘旋肩法

3. **屈肘抬肩法** 患者取坐位或仰卧位。患者取坐位时，术者位于患者的后侧；患者取仰卧位时，术者位于患者的头上方。术者一手持握前臂上端，将肘关节屈曲位，另一手位于肘后部，双手同时使肩关节做高抬运动。其动度要根据肩部肿胀、肌肉萎缩、挛缩情况和关节受限或障碍程度由小逐渐加大，反复进行，当达到最大限度时结束（图 7-38）。

4. **屈肘伸肘抖肩法** 患者取坐位，双上肢自然下垂。术者位于患者的后侧，一手位于肩关节处固定，另一手握前臂下端，将肘关节屈曲位，而后再将肘关节伸直，伸直的同时使肩关节向上做抖肩运动。抖肩的力量与动度要根据肩部的病变和关节功能障碍程度由小逐渐加大，反复进行，当达到最大限度时结束（图 7-39）。

5. **牵臂拉肩法** 患者取坐位或仰卧位。仰卧位时，术者位于患者头上方；取坐位时，术者位于患者一侧。术者双手持握患者前臂下端，使肩关节向后方牵拉。其动度根据肩关节的病变轻重由小逐渐加大，反复进行，当达到最大限度时结束。每组举拉 30~60 次，每日 2~3 组（图 7-40）。

6. **上臂拧转法** 患者取坐位或仰卧位。术者位于患者的一侧，双手同时握患者上臂的下端，使上臂做内旋和外旋拧转运动。拧转的幅度要根据肩关节的狭窄和功能障碍程度由小逐渐加大，反复进行，当达到最大限度时结束（图 7-41）。

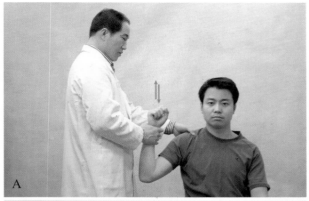
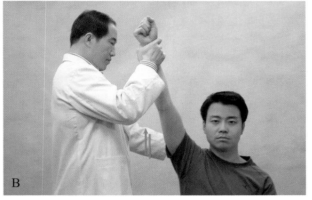

图 7-39 屈肘伸肘抖肩法

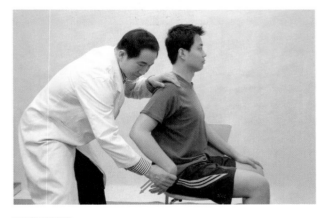

图 7-40 牵臂拉肩法

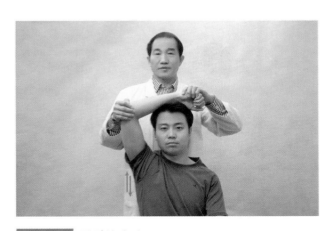

图 7-38 屈肘抬肩法

7. **屈肘收肩展肩法** 患者取坐位。术者位于患者后侧，一手位于其肩部固定，另一手握其前臂下端并将肘关节屈曲 90°，使肩关节做内收外展运动。收展的动度要根据关节的内收外展功能障碍的程度由小逐渐加大，反复进行，当达到最大限度时结束（图 7-42）。

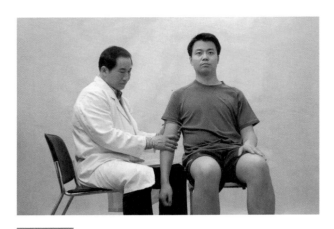

图 7-41 上臂拧转法

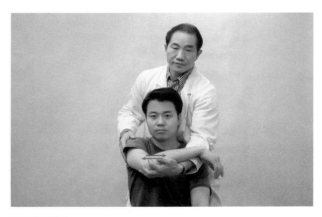

图 7-42 屈肘收肩展肩法

8. **牵臂抖肩法** 患者取坐位或仰卧位，双肩放松，双上肢自然下垂。术者位于患者的一侧，双手持握前臂下端，而后屈肘、伸肘、抬肩、抖肩，

使臂向后上方做牵臂抖肩运动。牵抖肩关节时，应用的力量和角度要根据肩关节间隙、狭窄情况、肩关节周围的肌纤维萎缩、挛缩和机化粘连的程度而由小逐渐加大，反复进行，当达到最大限度时结束（图 7-43）。

以上 8 种不同的运动治疗手法是针对肩部功能障碍的病理变化限制因素而进行的。肩关节在被动地做每一个动作和每一个不同方向的动作时，致使肩关节、关节囊、韧带、关节周围的肌肉和神经及血管产生被动收缩和牵拉，起着不同而积极的作用。通过肩关节不同方向的动作强化肌肉、韧带和关节囊的收缩，同时也使相对部位的肌肉、韧带和关节囊进行了牵拉，这样一收一

拉，既加强了肌肉、韧带和关节囊的收缩力和弹性，又撕脱了各种纤维组织因水肿的机化产生相互间粘连，解除了对局部神经、血管的压迫，理顺了各组织间的关系，扩大了关节活动范围和各纤维组织间的间隙，加强了软组织间的伸展度，加速了肢体和各组织间的血液循环和新陈代谢，促使了关节、肌肉和其他结缔组织间的炎症和水肿的吸收。防止了血、水肿、炎症在局部的集聚，形成机化和再粘连，调节和平衡关节的运动功能，扩大了肌肉和关节的活动范围，起到了消肿止痛的作用，达到了各功能改善和恢复的目的。

五、锻炼方法

（一）被动锻炼方法

1. **屈肘旋肩法** 患者取坐位或仰卧位。术者位于一侧，一手持握患前臂的下端，另一手位于肘部，双手同时使患肩做外展内旋运动。其角度和旋转的范围要根据患者肩关节的病变程度和疼痛情况而宜，由小逐渐加大，当达到最大限度时，再使肩关节向相反方向做内收外旋运动。进行的角度和旋转的范围均同上，当达到最大限度时巩固数次结束。每组各方向旋转 30～60 圈，每日 2-3 组（图 7-36）。

肩外展后伸一瞬间是肩上的肩胛提肌、三角肌、外后侧的关节囊、韧带和伴行的神经及血管等纤维组织的被动收缩，同时牵拉肩前侧的关节囊、韧带、胸大肌、肱二头肌和伴行的有关神经及血管等组织。而内旋的一瞬间是使关节前侧的

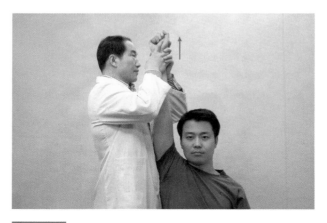

图 7-43 牵臂抖肩法

关节囊、韧带、胸大肌、肱二头肌、三角肌前束和伴行的神经及血管被动收缩，同时牵拉肩后侧的关节囊、韧带、肱三头肌和伴行的神经及血管等。

肩内收外旋时，内收的一瞬间是使肩前关节囊、韧带、胸大肌、肱二头肌和伴行的神经、血管被动收缩，同时牵拉肩后侧关节囊、韧带、肱三头肌和喙肱肌及有关神经、血管；向外向后旋的一瞬间是使三角肌中、后束和肱三头肌及伴行的神经、血管被动收缩，同时牵拉肩前的关节囊、韧带、胸大肌、肱二头肌、三角肌前束和伴行的神经及血管等组织；内旋的一瞬间是使肩前外侧的关节囊、韧带、胸大肌、三角肌前、中束和肱二头肌被动收缩，同时牵拉肩后外侧的关节囊、韧带、三角肌后束、肱三头肌、背阔肌和伴行的神经及血管等组织。

2. 伸肘旋肩法　患者体位不变，术者位于患者的一侧或后侧。患者肘关节伸直，术者一手位于其肩部，另一手持握其前臂下端使肩关节做外展内旋运动。伸肘旋转时，收缩和牵拉的难度相对大于屈肘旋肩运动，其旋转的角度和范围由小逐渐加大。当达到最大限度时，再使肩关节向相反方向做外旋内收运动，旋转的角度和范围及程度向外展内旋运动。每组各方向旋转30~60圈，每日2~3组（图7-37）。

旋转运动时各方旋转所被动收缩和牵拉的关节囊、韧带、肌肉、伴行的神经及血管一切与屈肘旋肩相同。

3. 屈肘抬肩法　患者取坐位或仰卧位，坐位时术者位于患者的身后，仰卧位时术者位于患者的头上方。术者一手握患者肘部，另一手握其前臂的下端，双手同时使肩关节做抬肩运动。其动作的角度根据肩关节的病情由小逐渐加大，反复进行。当达到最大限度时，巩固数遍结束。每组抬30~60次，每日2~3组（图7-38）。

抬肩时是使肩前和肩外侧的关节囊、韧带、三角肌、冈上肌和斜方肌前缘及伴行的神经、血管的被动收缩，同时牵拉肩前下方的关节囊、韧带、胸大肌、肱二头肌、肱三头肌和背阔肌及伴行的神经、血管。

4. 屈肘伸肘抖肩法　患者取坐位，双肩放松。术者位于患者的后外方，一手位于患者肩关节处固定，另一手持握患前臂下端使肘关节屈曲，再持前臂向下向后方牵抖，同时肘关节伸直，肘关节屈伸向下向后，反复进行。其动度由小逐渐加大，当达到最大限度时结束。每组牵抖20~40次，每日2~3组（图7-39）。

肘关节屈曲是肱二头肌的被动收缩，同时牵拉肱三头肌，而向下向后牵抖时是使肩后侧的三角肌后束和肱三头肌及伴行的神经及血管被动收缩，同时牵拉肩关节前侧的关节囊、韧带和肱二头肌、肌腱及伴行的神经、血管等。

5. 牵臂拉肩法　患者取坐位或仰卧位。仰卧位时，术者位于患者头上方；取坐位时，术者位于患者一侧。术者双手持握患者前臂下端，使肩关节向后方牵拉。其动度根据肩关节的病变程度由小逐渐加大，反复进行，当达到最大限度时结束。每组举拉30~60次，每日2~3组（图7-40）。

牵拉时是使肩前的关节囊、韧带、胸大肌、肱二头肌、三角肌前、中束和伴行的神经及血管被动收缩，同时牵拉肩后侧的关节囊、韧带、三角肌后束、肱三头肌、背阔肌和伴行的神经及血管等。

6. 上臂拧转法　患者取坐位或仰卧位，术者位于患侧。术者使患者肘关节伸直，双肩放松，自然下垂，前臂外旋位，双手同时握住患者上臂的下端，使其上臂做内外拧转运动。拧转的动度由小逐渐加大，反复进行。当达到最大限度时巩固数次结束。每内外拧转为一次，每组30~60次，每日2~3组（图7-41）。

向内拧时，被动收缩和牵拉肩前侧胸大肌、肱二头肌和三角肌前束，同时也牵拉了肩后外侧关节囊、韧带、肱三头肌、喙肱肌和伴行的神经及血管等组织。

向外旋时，是使肩后外侧三角肌中束、后束、喙肱肌、肱三头肌和伴行的神经及血管等组织的被动收缩，同时牵拉肩前的关节囊、韧带、胸大肌、肱二头肌、三角肌前束和伴行的神经及血管等。

7. 屈肘收肩展肩法　患者取坐位，术者位于其的后侧。术者使患肘屈曲位，一手位于患者肩关节处固定，另一手位于其胸前，握住患前臂下端拉推，使肩关节做收展运动。拉推时的动度要根据肩关节的病情而由小逐渐加大，反复进行。当达到最大限度时巩固数次结束。每拉推为一次，每组30～60次，每日2～3组（图7-42）。

拉肩时是使肩前侧的关节囊、韧带、胸大小肌、肱二头肌和伴行的神经及血管的被动收缩，同时牵拉肩后外侧的关节囊、韧带、三角肌后、中束、大小圆肌、背阔肌、肱三头肌和伴行的神经及血管等。

8. **牵臂抖肩法** 患者取坐位，双肩放松，双上肢自然下垂。术者位于患者的一侧，双手持握其前臂下端先使肘关节屈曲，而后再使其肘关节伸直，伸直的同时使臂高举做牵臂抖肩运动。肘关节屈伸反复进行，动度由小逐渐加大，当达到最大限度时结束。每牵抖为一次，每组30～60次以上，每日2～3组（图7-43）。

肘关节屈曲时，是使上臂前侧的肱二头肌被动收缩，同时牵拉后侧的肱三头肌。伸肘牵臂抖肩使肩胛提肌、斜方肌前缘、冈上下肌、肩前关节囊、韧带、三角肌和伴行的神经及血管等组织被动收缩，同时牵拉肩前下方的关节囊、韧带、胸大肌、肱二头肌、背阔肌和伴行的腋下神经及血管等组织。

以上8种不同的被动锻炼方法对肩关节疾病起着活动和治疗的作用，也是消炎、消肿、止痛和撕脱粘连、防止水肿机化导致肌肉和关节功能障碍的主要措施。以上每一种锻炼方法，均是根据肩关节周围的关节囊、韧带和肌肉的生理功能而进行的，同时对肩关节周围软组织产生的血肿、水肿机化、粘连，关节囊、韧带和肌肉的挛缩、萎缩，关节功能受限或障碍，甚至纤维性关节强直等病理变化而有针对性进行的有效的锻炼方法。

（二）主动锻炼方法

1. **双肩抬伸法** 患者可取坐位、立位或仰卧位。使患者双臂同时向前上方抬起，当抬到最大限度时再使双臂向后甩动，做肩关节后伸运动。伸到最大限度时再向前抬起，反复进行。其动度要根据病情轻重和病人的接受能力及耐力由小逐渐加大。当抬伸动作均达到本组的最大限度时巩固数次结束。每高抬后伸为一次，每组20～50

次以上，每日2～3组（图7-44）。

双肩屈曲时，使肩前三角肌、斜方肌前束、肩胛提肌和关节囊、韧带及神经、血管等组织主动收缩，同时牵拉肩部胸大小肌、背阔肌、肱三头肌肉和腋下的神经及血管等。当肩后伸时，使肩后部的三角肌、冈下肌、大小圆肌、后侧的关节囊、韧带、肱三头肌、背阔肌和伴行的神经及血管等组织主动收缩，同时牵拉肩前侧的关节囊、韧带、胸大肌、三角肌前、中两束和肱二头肌。

2. **双肩交替抬伸法** 患者体位同上，使双

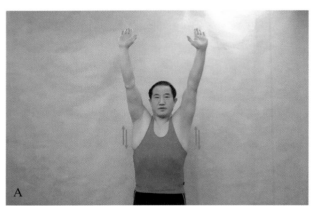

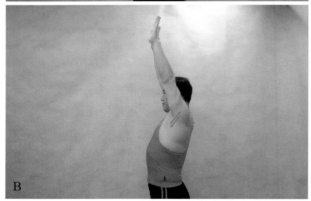

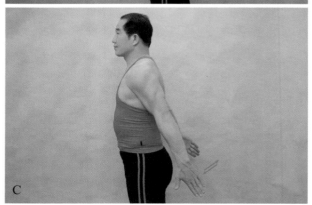

图 7-44 双肩抬伸法

臂一前一后交替做前抬后伸运动。双肩抬伸的动度由小逐渐加大，反复进行，当达到限度时巩固数次结束。每抬伸为一次，每组双肩分别进行20~50次，每日2~3组（图7-45）。

双肩交替抬伸运动所收缩和牵拉的肌肉、关节囊、韧带和伸展伴行的神经及血管均与双肩抬伸运动法相同。

3. 屈肘收肩展肩法　患者取坐位、立位或仰卧位，双肘屈曲，双肩外展，使双肩同时做内收和外展运动。其动度要根据肩部的病情和功能障碍程度及关节挛缩情况由小逐渐加大，反复进行。当收展均达到本组的最大限度时巩固数次结束。肩收展为一次，每组20~50次，每日2~3组（图7-46）。

双肩内收时，使肩内侧的关节囊、韧带、胸大小肌、三角肌前束、肱二头肌和伴行的神经及血管等组织主动收缩，同时牵拉肩后侧的关节囊、韧带、斜方肌前束、肩胛提肌、大小圆肌、三角肌后束、背阔肌和肱三头肌。

双肩外展时，使肩外后侧的关节囊、韧带、斜方肌前束、肩胛提肌、冈上下肌、大小圆肌、三角肌中、后束、背阔肌、肱三头肌和伴行的神经及血管等组织主动收缩，同时牵拉肩关节前侧的关节囊、韧带、胸大小肌、三角肌前束、肱二头肌和伸展伴行的神经及血管等软组织。

4. 伸肘收肩展肩法　该方法肩部肌肉的收缩和牵拉度要大于屈肘收肩展肩法。患者的体位同上，双肘伸直将双肩拉起，使双肩做内收和外

展运动。该动作强度大于屈肘收肩展肩运动，动度由小逐渐加大，反复进行。当达到本组最大限度时巩固数次结束。每收展为一次，每组20~50次，每日2~3组（图7-47）。

伸肘收肩运动时，使肩前的关节囊、韧带、胸大肌、三角肌前束和伴行的神经、血管主动收缩，同时牵拉肩后部的关节囊、韧带和伴行的神经及血管。伸肘展肩时与伸肘收肩时相反。

5. 抱肘拉肩法　患者体位同上，双手交叉环抱双肘，分别使肘向左右牵拉摆动。左手向左拉右肩时，左肩主动外展；当右肩拉到最大限度时，右手向右拉左肩，同时右肩主动外展，双手抱双肘使肩做拉肩展肩运动。牵拉的动度由小逐渐加大，当达到最大限度时巩固数次结束。每肩左右拉为一次，每组30-60次，每日2~3组（图7-48）。

当左手拉右肩使右肩内收时，是被动牵拉右肩后外侧的关节囊、韧带、大小圆肌、三角肌后束、背阔肌、肱三头肌和伴行的神经及血管等组织，同时被动收缩右肩前内部的胸大肌和肱二头肌及三角肌的前束等各组织，牵拉右肩的同时左肩外后侧的关节囊、韧带、肱二头肌、大小圆肌、背阔肌、三角肌中、后两束、肱三头肌和伴行的神经及血管的主动收缩，使肩外展。当右手拉左肩使左肩内收时，右肩外后侧的上述诸肌和关节囊、神经及血管主动收缩，同时牵拉左肩后外侧的上述诸肌和关节囊、韧带及神经、血管等组织。

6. 抱肘抬肩降肩法　患者取坐位、立位、

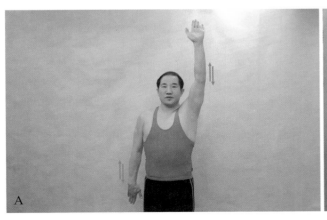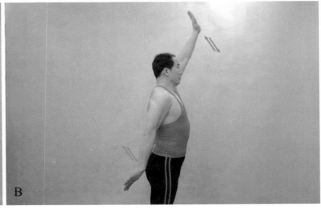

图 7-45 双肩交替抬伸法

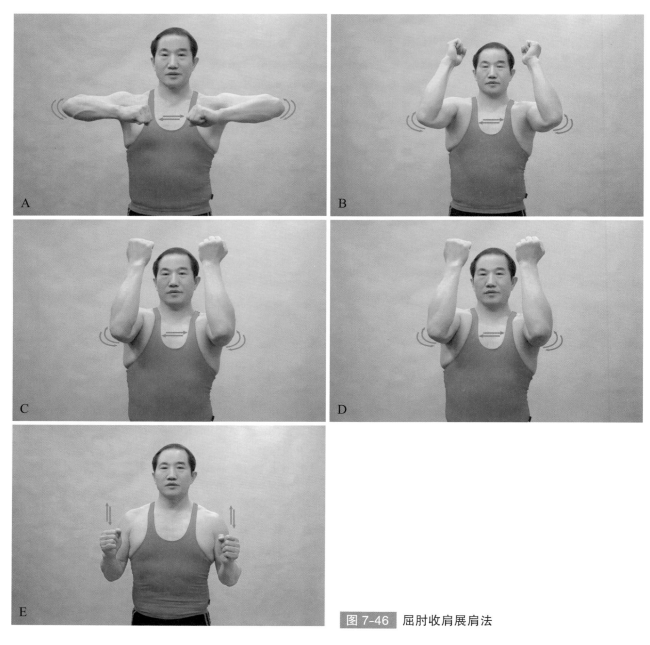

图 7-46 屈肘收肩展肩法

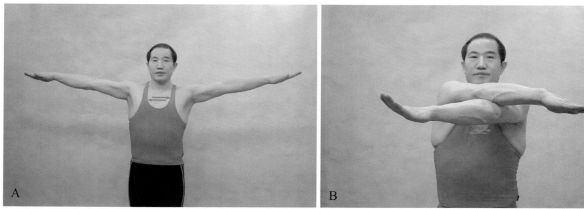

图 7-47 伸肘收肩展肩法

仰卧位均可，双手分别交叉头顶部环抱双肘，使双肩做高抬运动。其高抬的动度由小逐渐加大，抬到最大限度时巩固数次而结束。每抬落为一次，每组进行 20~50 次，每日 2~3 组（图 7-49）。

抱肘抬肩时，使肩关节前上方的关节囊、韧带、斜方肌前束、肩胛提肌、三角肌中束和伴行的神经及血管等组织主动收缩，同时牵拉和伸展肩前下部的胸大肌、肱二头肌、背阔肌、肱三头肌和腋下伴行的诸神经及血管。

7. 背手拉肩法　患者取坐位或立位均可，双手背后相握，使双手向左右牵拉双肩关节。牵拉的动度要根据肩关节的病情和功能障碍程度由小逐渐加大，当达到最大限度时反复巩固数次而结束。左右牵拉为一次，每组 30~50 次以上，每日 2~3 组（图 7-50）。

左手拉右手左肩外展时，使右臂向左侧倾移，而牵拉右肩前外部的关节囊、韧带、胸大小肌、

肱二头肌、三角肌前、中两束和伴行的神经及血管，同时使肩后侧的关节囊、韧带、冈下肌、大小圆肌、背阔肌、上下菱形肌、斜方肌内缘和伴行的神经和血管等组织主动收缩。右手牵拉左手右肩外展时，右肩的上述诸肌和关节囊、韧带及神经、血管主动收缩，同时使左肩后部的上述诸肌和关节囊、韧带及神经、血管被动收缩，并牵拉左肩前外侧的上述诸肌、关节囊、韧带和神经及血管等组织。

8. 背手收肩展肩法　患者取坐位或立位，双肩外展，双肘屈曲，双手背位于双髂骨之上处，使双肩同时做内收外展运动。收展的动度由小到大，当达到本组的最大限度时巩固数次结束。每收展为一次，每组 30~60 次，每日 2~3 组（图 7-51）。

叉腰双肩内收时，使肩前侧的关节囊、韧带、胸大小肌、三角肌内束、肱二头肌和神经及血管收缩，同时牵拉和伸展了肩后侧的关节囊、韧带、冈上下肌、大小圆肌、三角肌后束、背阔肌、斜方肌、肱三头肌和神经及血管等组织。

当双肩外展时，使双肩后侧的关节囊、韧带、三角肌后束、冈上下肌、大小圆肌、斜方肌、菱形肌、背阔肌、肱三头肌和伴行的神经及血管等组织主动收缩，同时牵拉、伸展肩前部的关节囊、韧带、胸大小肌、三角肌前束、肱二头肌和伴行的神经及血管。

9. 伸肘展肩法　患者取坐位、立位仰卧位均可，双肘伸直，位于躯干的两侧，而后使双肩做外展运动。当展抬到最大限度时，再使双肩下

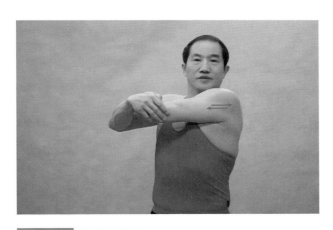

图 7-48　抱肘拉肩法

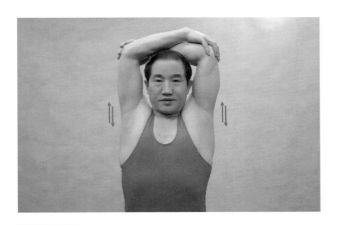

图 7-49　抱肘抬肩降肩法

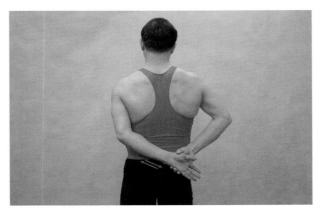

图 7-50　背手拉肩法

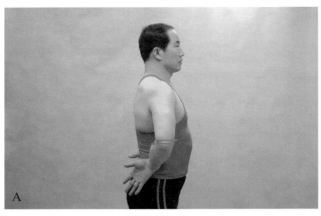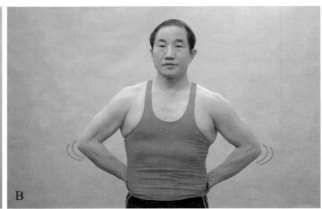

图 7-51　背手收肩展肩法

降到原位，反复进行，动度由小逐渐加大，当达到本组的最大限度时反复巩固数次结束。每展降为一次，每组 20～40 次以上，每日 2～3 组（图7-52）。

　　展肩使双肩外上侧的关节囊、韧带、斜方肌、三角肌中、后两束、肱三头肌和伴行的神经及血管等组织主动收缩，同时牵拉伸展肩前下方的胸大小肌、肱二头肌、背阔肌和腋下的诸神经及血管等组织。

　　10．屈肘旋肩法　患者取坐位、立位或仰卧位，患者双肘屈曲，使双肩同时做内收外旋旋转运动。旋转的动度要根据肩关节的障碍程度由小逐渐加大，当达到最大限度时再使双肩向相反方向做外展内旋旋转运动，其旋转的程度和范围同上。双肩各方向旋转 20～40 圈，每日 2～3 组（图 7-53）。

　　双肩关节做内收外旋时，使双肩上后方的关节囊、韧带、三角肌、斜方肌、肩胛提肌、冈上下肌、大小圆肌和伴行的神经及血管主动收缩，同时牵拉和伸展肩前侧的关节囊、韧带、胸大小肌、肱二头肌及神经、血管。当双肩做外展内旋时，使肩外侧的关节囊、韧带、胸大小肌、三角肌前、中束、肱二头肌和伴行的神经及血管等组织主动收缩，同时牵拉伸展肩后外侧的上述诸肌、关节囊、韧带和神经及血管。

　　11．甩臂抖肩法　患者取坐位或立位，双臂自然下垂，使双肩稍抬起，双肘关节屈曲，而使双手向后下方甩动，做屈肘甩肩运动。甩动的幅度要根据关节的障碍程度由小逐渐加大，当达到最大限度时反复进行数次结束。每组甩动 30～60 次，每日 2～3 组（图 7-54）。

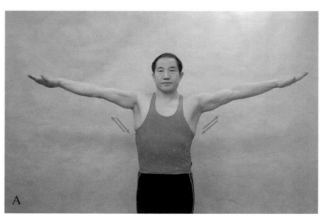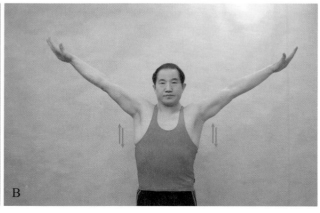

图 7-52　伸肘展肩法

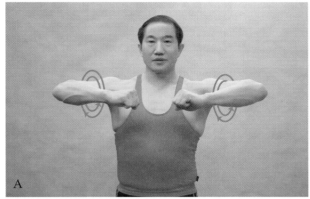

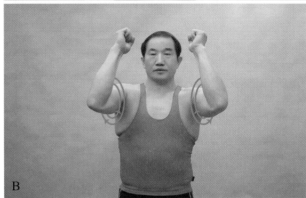

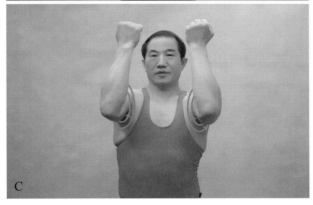

图 7-53 屈肘旋肩法

屈肘时肱二头肌主动收缩；伸肘后甩时，主要是肩后部三角肌后束和肱三头肌主动收缩，同时牵拉伸展肩前部的胸大肌、肱二头肌、关节囊、韧带和伴行的神经及血管。

12. **背手翻掌法** 患者取坐位或立位，使双手同时或分别向背后背，掌心向外，而后腕关节翻转，使掌心再向内做背手翻掌运动。其翻转动度要根据肩关节的情况由小逐渐加大，由低逐渐增高，当达到本组的最大限度时巩固数次而结束。每翻转为一次，每组 20～40 次，每日 2～3 组（图 7-55）。

背手翻掌时，肩后部的关节囊、韧带、冈下肌、大小圆肌、背阔肌和伴行的神经及血管主动收缩，同时牵拉、伸展肩前部的关节囊、韧带、肌腱、胸大肌、肱二头肌、三角肌前、中两束和神经及血管等组织。

13. **甩臂摸肩法** 患者取坐或立位，双臂同时向一个方向甩动。向左甩动时，左手向后，右肘屈曲，右手摸左肩；当向右甩动时，右手向后背，左肘屈曲，左手摸右肩。甩动的范围和角度由小逐渐加大，当达到本组的最大限度时巩固数次结束。每左右为一次，每组甩动 20～40 次，每日 2～3 组（图 7-56）。

双臂向左甩动时，左肩后外侧的关节囊、韧带及神经、血管、三角肌后束、背阔肌、肱三头肌、冈上下肌、大小圆肌和右肩内侧的关节囊、韧带、伴行的神经及血管、胸大小肌、三角肌前束、肱二头肌主动收缩，同时牵拉、伸展左肩前侧的关节囊、韧带、胸大小肌、三角肌前束、肱二头肌

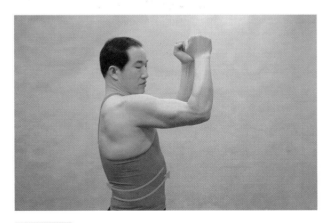

图 7-54 甩臂抖肩法

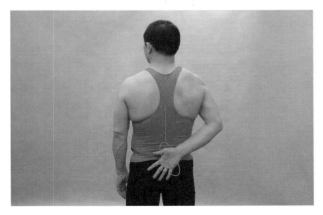

图 7-55 背手翻掌法

和右肩后外侧的大小圆肌、背阔肌、肱三头肌和神经及血管等组织。

双臂向右甩动时，收缩牵拉的肩部诸肌、韧带、关节囊、神经及血管与向左甩动时相反。

14. **抱颈收肩展肩法** 患者取坐位、立或仰卧位，患者双手指交叉相握抱颈，而后使双肩做内收和外展运动。其动度由小逐渐加大，当达到本组的最大限度时巩固数次结束。收展为一次，每组 20～40 次，每日 2～3 组（图 7-57）。

收肩时，使肩内侧的关节囊、韧带、胸大肌、三角肌前束、主动收缩，同时牵拉肩后部的斜方肌、大小圆肌、背阔肌、三角肌后束、肱三头肌和伴行的神经及血管。肩外展时，是肩后部的冈下肌、大小圆肌、三角肌后束、背阔肌、肱三头肌和伴行的神经及血管主动收缩，同时牵拉、伸展肩前的关节囊、韧带、胸大肌、三角肌前束、肱二头肌和神经及血管等组织。

15. **伸肘转肩法** 患者取坐位、立位，双肘伸直，使双臂同时做内收外旋旋肩运动。旋转的

范围和角度要根据肩部的病情，关节周围软组织挛缩及障碍程度，由小逐渐加大。当达到最大限度时再使双臂向相反方向做外展内旋运动，其旋转的范围和程度同上。每组各方向旋转 20～40 圈，每日 2～3 组（图 7-58）。

双肩内收外旋时，使肩内侧的胸大肌、三角肌、冈下肌、大小圆肌和伴行的神经及血管主动收缩，同时牵拉肩前侧的胸大小肌、肱二头肌、肌腱、背阔肌和腋下的神经及血管。

肩关节外展内旋时，使肩外后侧的关节囊、韧带、三角肌、斜方肌、冈下肌、大小圆肌、背阔肌、肱三头肌和伴行的神经及血管主动收缩，同时牵拉、伸展肩前的关节囊、韧带、胸大小肌、肱二头肌和神经及血管等组织。

16. **双手划圈转肩法** 患者取立位，患者开始弯腰，双肘、腕手关节伸直，而后使双肩做外展内旋划圈旋转运动。旋转的范围根据病人肩部的病情轻重和关节功能障碍程度由小逐渐加大。当达到最大限度时，再向相反方向做内收外展运

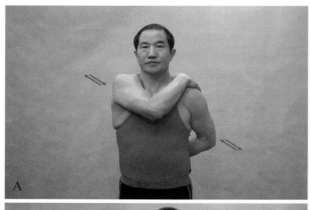
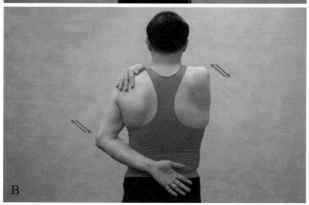

图 7-56 甩臂摸肩法

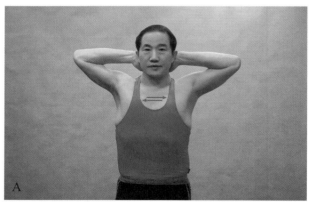
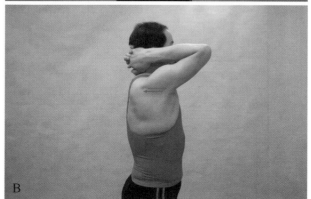

图 7-57 抱颈收肩展肩法

动，当达到最大限度时结束。每组各方向旋转20~40圈，每日2~3组（图7-59）。

当双肩外旋时，收缩双肩后外部的冈上下肌、大小圆肌、肩胛提肌、三角肌后、外两束和肱三头肌，同时牵拉肩前部的胸大小肌、斜方肌前缘、三角肌前束和肱二头肌。而双肩内旋时，是肩前部的胸大小肌、三角肌前、中两束和肱二头肌，同时牵拉、伸展三角肌后束、冈上下肌、大小圆

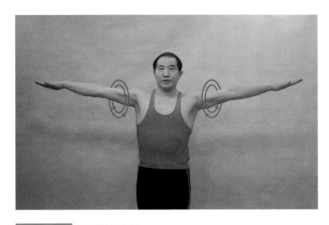

图 7-58 伸肘转肩法

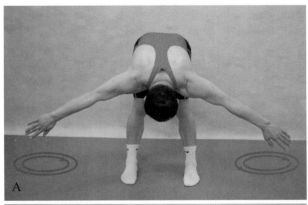

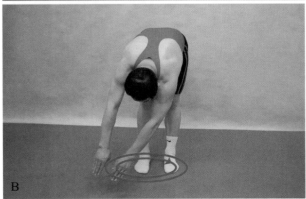

图 7-59 双手划圈转肩法

肌、背阔肌、肱三头肌和神经及血管等组织。

以上16种肩关节不同的主动功能锻炼方法，是根据肩部的生理功能，针对肩部的肿痛、关节功能障碍和病理变化总结出的科学、合理、有效的运动锻炼方法。通过肩关节不同方向、不同角度和不同范围的活动来主动收缩、牵拉和伸展肩关节周围的关节囊、韧带、肌肉、肌腱和伴行的神经及血管等组织。反复的活动，撕脱了肩关节周围的肌肉、韧带、关节囊、血管和神经及其他结缔纤维各组织的相互粘连，扩大了肩关节和各纤维组织间的间隙，加大了各软组织纤维的伸展度和弹缩性，增大了肩关节的活动范围。同时加速了肩关节周围各组织的血液循环，加强了新陈代谢，并促进了肩部炎症和血、水肿的吸收，防止了炎症的刺激和水肿的机化形成再度粘连，增强了关节周围各软组织间的协调性和关节的稳固性。通过主动功能锻炼起到治疗的作用，也是巩固治疗效果和功能的最佳方法，达到了肩关节功能改善和恢复的目的。

第三节 肘部治疗手法与锻炼方法

一、麻醉法

1. **腋下臂丛神经麻醉** 患者取坐位或仰卧位，肩略外展。术者位于患者的前外侧，一手位于其肩后部固定，另一手拇指位于其腋下按压臂丛神经干支。按压的力量由小到大，当患者有酸、麻、胀、痛感时进行定点按揉，力量大于按压手法，以患侧腋以下有酸、麻、沉、胀或触电感为宜，按揉15~20秒钟，力量由大减小结束（图7-60）。

2. **桡神经麻醉** 患者取坐或仰卧位。术者位于患侧的前方，一手持握患者前臂使肘关节屈曲位，使桡神经干支相对暴露明显，另一手示、中指重叠或拇指位于患者桡神经干支按压。按压的力量由小逐渐加大，当患肢有酸麻胀痛感时再定点按揉桡神经根支。其力量要大于按压手法，以感觉到酸麻沉胀和触电感向下放射时维持10~20秒钟结束（图7-61）。

3. **上臂正中神经麻醉** 患者取坐位或仰卧

位。术者位于患侧的前方，术者一手持握患上臂外展位，前臂旋后位，另一手拇指位于肘窝上，按压中正神经干支。按压的力量由小到大，当患者肘以下有酸麻胀痛感时进行正中神经定点按揉。按揉的力量要大于按压手法，当肘以下有酸麻胀沉和触电感向下放射时维持 10 ～20 秒钟结束（图 7-62）。

以上麻醉手法主要通过按压和按揉手法抑制支配肘部上下、周围的肌肉、关节囊、韧带、神经干支，使神经所支配的组织兴奋度和痉挛度降低，放松肌肉，减轻疼痛。达到了神经干支阻滞麻醉的目的，为其他治疗手法的顺利进行打下了良好的基础。

二、按揉法

1．掌面按揉　患者取坐位或仰卧位，术者

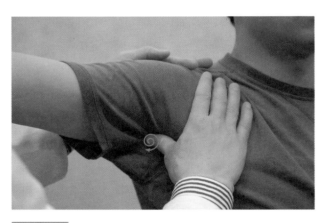

图 7-60　腋下臂丛神经麻醉

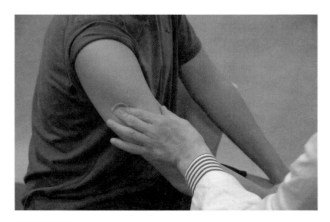

图 7-61　桡神经麻醉

位于患侧的前外方，使患上肢外展位。术者一手持握患者前臂中段，另一手掌位于患肢上臂外侧的喙肱肌、肱三头肌起点处，沿着肌肉和有关神经支的走行由上起始点至下止点进行按揉。按揉的力量随着按揉的进行、肌肉和其他软组织疼痛的减轻、痉挛度的缓解而由小逐渐加大。反复进行数遍后，双手可交换位置，使另一手掌在上臂前内侧的肱二头肌及肘窝处进行按揉，进行时由肱二头肌起点下移至肱二头肌的抵点，反复进行数遍。按揉的力量由小逐渐加大，当肘部的肿胀和痉挛缓解，疼痛减轻时结束（图 7-63）。

2．拇指按揉

（1）肘前侧拇指按揉：患者可取坐位或仰卧位，术者位于患侧的前外侧，一手持握前臂，使肘关节伸直，另一手拇指位于肱二头肌长短两头的起点及上臂内侧的有关神经和血管的走行，自上而下到肘窝肱二头肌的抵点，在肘窝的机化粘连和增厚的不规则组织处反复进行按揉。应用的力量由小逐渐加大，由浅入深。双拇指随时交替进行。当感到病人肘前肥厚的组织由厚变薄，由硬变软，关节由屈曲变直，疼痛减轻和肌肉痉挛度缓解时结束（图 7-64）。

（2）肘后侧拇指按揉：术者一手持患前臂，并使其旋前位，另一手拇指分别位于上臂外后侧的喙肱肌和肱三头肌的起点和桡神经的根支处，按着肌肉和神经支的走行，自上而下，在肘后部痉挛的肌肉、关节囊、韧带和增厚的异常组织处由浅入深反复进行按揉。应用的力量由小逐渐加大，当病人的疼痛减轻和术者感觉到肌肉的痉挛

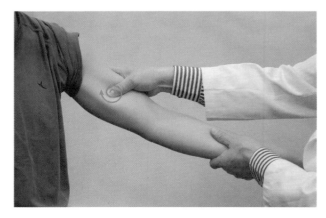

图 7-62　上臂正中神经麻醉

度缓解时结束（图7-65）。

拇指按揉手法是肘部治疗的主要手法。关节周围的炎症、组织间相互粘连，使组织间不是相互协助，而是相互约束和限制。久之，局部和肢体整体血液循环、新陈代谢和营养较差，导致肢体肌肉、韧带和关节囊萎缩，关节挛缩，纤维性强直和骨性强直，关节功能障碍甚至丧失。本手法根据肢体肌肉、关节囊、韧带、神经及血管的走行，针对关节周围各纤维组织炎症的刺激和水肿的积聚机化以及肌肉之间、肌纤维之间、韧带与肌肉之间、肌肉及韧带与神经及血管之间、关节囊与骨膜之间、软骨与关节囊及韧带之间的广范围、大面积的相互粘连和压迫，通过拇指由浅入深、由轻到重的按揉，起到了缓解痉挛、剥脱各组织间相互粘连、扩大组织间间隙、理顺各组织间关系和消肿止痛的作用，加速了局部和肢体

的血液循环、新陈代谢和营养的供给，促使了水肿和炎症的吸收，达到了关节、肌肉和神经功能改善和恢复的目的。

三、剥离法

1. 肘后拇指剥离　患者取坐位或仰卧位。术者位于患者一侧，一手握前臂下端并使肘关节屈曲，另一手拇指位于上臂和肘后部的肱三头肌及喙肱肌、肱桡肌的粘连和条索处由上至下进行剥离。应用的力量由小到大，反复进行数遍后结束（图7-66）。

2. 肘前拇指剥离　患者的体位与术者的位置不变。术者一手持握患者前臂下端，使肘关节伸直，另一手拇指位于肱二头肌正中，血管、韧带和关节囊形成的粘连条索处进行剥离。剥离顺序由上而下，其方向与肌肉和神经等组织的走行相反（纵伸进行横向弹剥）。剥离的力量由小逐渐加大，当局部机化粘连的结节和条索由硬变软，由大变小时结束（图7-67）。

剥离手法是治疗中不可缺少的一种手法。该手法能解除肘关节周围各种组织间形成的机化、粘连、痉挛和压迫，扩大上臂及肘关节周围各纤维组织间的间隙，理顺各组织间的关系，使各组织归位，恢复各自固有的收缩、伸展、传导和供应功能，促使局部的水肿和炎症的吸收，达到功能改善和恢复的目的。

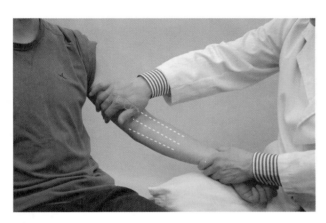

图 7-63　肘尖内外侧掌面按揉

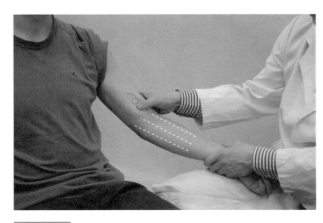

图 7-64　肘前侧拇指按揉

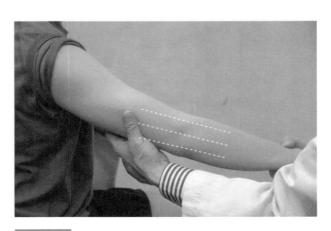

图 7-65　肘后侧拇指按揉

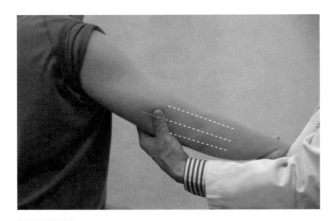

图 7-66　肘后拇指剥离

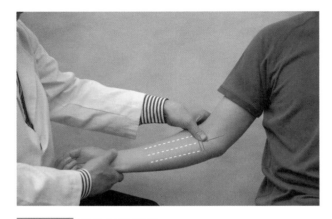

图 7-67　肘前拇指剥离

四、运动治疗法

1. 肘关节屈伸法　患者取坐位或仰卧位，术者位于患者的前外方，一手位于肘后部，另一手持握前臂的下端使肘关节做屈伸运动，其动度由小逐渐加大，当达到最大限度时结束（图7-68）。

2. 前臂旋转法　患者的体位与术者的位置同上。术者一手位于患者肘后部固定，另一手握前臂下端，使前臂做内收外旋旋转运动。该动作主要锻炼肱桡关节（桡骨小头与肱骨小头）和尺桡关节的功能。旋转的动度由小逐渐加大，当达到最大限度时反复进行数次结束（图7-69）。

3. 肘关节旋转法　患者的体位与术者的位置不变。术者一手位于患者肘后部固定，另一手握前臂下端，使肘关节屈曲，做内收外旋旋转运

动。其旋转的范围和角度要根据肘部病情的轻重而由小逐渐加大，当达到最大限度时，再向相反方面旋转，其范围和角度同上而结束（图7-70）。

运动治疗法是治疗手法中的最后一种手法，也是治疗过程中不可缺少的一种。该方法在治疗中的作用体现在：一是通过关节不同方向的被动运动，扩大关节间隙，加大关节的活动范围，通过活动增强关节软骨滑膜的润滑性；二是通过关节的被动活动来撕脱关节、关节周围的关节囊、韧带、肌肉、肌腱和神经鞘膜及血管之间的粘连，达到理顺关系，扩大间隙，加速、改善局部和肢体血液循环，促使水肿和炎症吸收的目的；三是通过关节的被动活动，使关节周围的关节囊、韧带、肌肉、肌腱和伴行的神经及血管被动收缩、牵拉和伸展，加强收缩性和伸展度，保证关节的

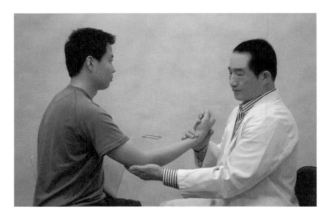

图 7-68　肘关节屈伸法

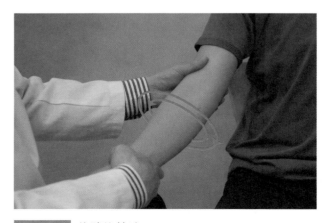

图 7-69　前臂旋转法

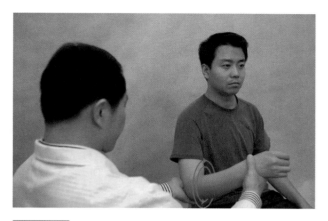

图 7-70　肘关节旋转法

稳定和平衡，同时解除对神经和血管的压迫，促进局部或肢体的血液循环，促使水肿和炎症的吸收，起到了理顺关系、扩大关节和组织间隙的作用，达到了改善和恢复功能的目的。

五、锻炼方法

（一）被动锻炼方法

1. 肘关节屈伸法　患者可取坐位或仰卧位，术者位于一侧，一手位于患者肘后部进行固定，另一手持握患前臂的下端，使肘关节做屈伸运动。屈伸时要根据患者肘部的病情轻重、肿胀和疼痛程度而由小逐渐加大，反复进行，当达到最大限度时结束。每屈伸为一次，每组 30~60 次，每日 2~3 组（图 7-68）。

肘关节屈曲使肘前侧的关节囊、韧带、肱二头肌、肌腱和肘部的神经及血管被动收缩，同时牵拉肘后侧的关节囊、韧带、肱三头肌、肌腱和伴行的神经及血管；肘关节伸直时是使肘后侧的关节囊、韧带、肱三头肌、肌腱和肘后的神经及血管被动收缩，同时牵拉和伸展肘前侧的关节囊、韧带、肱二头肌、肌腱和伴行的神经及血管。

2. 前臂旋转法　患者取坐位或仰卧位，肘关节屈曲位。术者位于患者的前外方，一手握住肘外后侧固定，另一手持握前臂下端使前臂做内外旋转运动。其动度由小逐渐加大，反复进行，当达到最大限度时巩固数次结束。每内外旋转为一次，每组 20~40 次，每日 2~3 组（图 7-69）。

前臂内旋使肘前、前臂后肌和旋前肌及伴行的神经、血管被动收缩，同时牵拉伸展肘后侧和前臂伸肌群及神经、血管等组织；前臂外旋使肘外后侧的关节囊、韧带和前臂伸肌及神经、血管被动收缩，同时牵拉、伸展肘前内侧的关节囊、韧带和前臂的屈肌群及神经、血管等组织。

3. 肘关节旋转法　患者体位同上。术者一手位于患者肘后部固定，另一手持握前臂下端，使肘关节屈曲做内收外旋旋转运动。旋转的范围和角度要根据肘部的病情而定，进行时由小逐渐加大，反复进行。当达到最大限度时，再使肘关节向相反方向，做外展内旋旋转运动。旋转的角度、范围和程度同上。每组各方向旋转 20~40 圈，每日 2~3 组（图 7-70）。

肘关节内收使肘前侧的关节囊、韧带、肱二头肌、前臂屈肌和神经及血管被动收缩，同时牵拉肘外后侧的关节囊、韧带、肱三头肌、肌腱和伴行的神经及血管等组织；外旋使肘后外侧的关节囊、韧带和前臂伸肌群及神经、血管被动收缩，同时牵拉、伸展肘内前侧的关节囊、韧带和前臂屈肌群及神经、血管等组织。

外展的一瞬间，使肘前侧的关节囊、韧带、肱二头肌、肌腱和肘前的神经及血管被动收缩，同时牵拉、伸展肘后侧的关节囊、韧带、肱三头肌、肌腱和伴行的神经及血管等组织；内旋的一瞬间，是肘内前侧的关节囊、韧带、肱二头肌、肌腱和前臂屈肌群、旋前方肌、旋前肌、神经、血管被动收缩，同时牵拉、伸展肘后的关节囊、韧带、肱三头肌和神经及血管等。

肘关节被动运动锻炼是在患者肘关节功能严重障碍或基本丧失的情况下进行的。他人持握时要在肘部损伤程度条件允许的情况下，使肘关节做屈伸、旋转运动。通过被动运动来强化肘关节的活动，撕脱肘关节周围各组织，使之不相互粘连。同时加强关节周围的纤维组织的弹缩性和舒张、伸展度，加速局部及肢体的血液循环，促使局部血肿和炎症的吸收，防止各组织大范围、多角度粘连，达到主动活动和锻炼的目的。

（二）主动锻炼方法

1. **肘关节屈伸法** 患者根据自己的病情轻重，可选立位、坐位或仰卧不同体位，使肘关节做屈伸运动。开始运动时，关节可能有些疼痛，病人要忍痛继续活动，随着关节的活动、韧带、关节囊和肌肉的主动收缩、牵拉及伸展的进行，痉挛和疼痛将得到缓解。活动的动度和角度由小逐渐加大，当达到最大限度时巩固数次而结束。每屈伸为一次，每组 30～60 次以上，每日 2～3 组（图 7-71）。

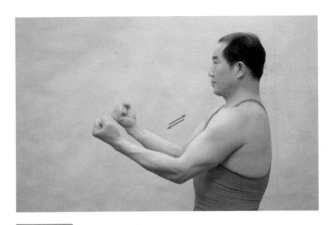

图 7-71 肘关节屈伸法

屈曲时使肘前侧的关节囊、韧带、肱二头肌和伴行的神经及血管主动收缩，同时牵拉肘后侧的关节囊、韧带、肱三头肌和伴行的神经及血管；伸直使肘后侧的关节囊、韧带、肱三头肌和神经及血管主动收缩和伸展，同时牵拉肘前的关节囊、韧带、肱二头肌和伴行的神经及血管等。

2. **肘关节旋转法** 患者根据病情自己选择最佳体位，使肘关节屈曲，做内收外旋运动。旋转的动度由小逐渐加大，反复进行。当达到最大限度时巩固数次结束。每内收和外旋为一次，每组 30～60 次，每日 2～3 组（图 7-72）。

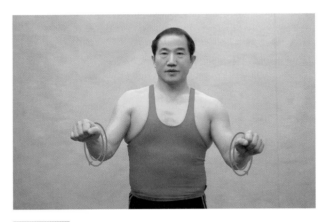

图 7-72 肘关节旋转法

前臂内收使肱二头肌短头和前臂屈肌群及旋前肌主动收缩，同时牵拉肱三头肌、前臂背侧的伸肌群和伴行的神经、血管等组织；前臂外旋时，是使肱二头肌长头、前臂伸肌群主动收缩，同时牵拉肱三头肌和前臂屈肌群及神经、血管等。

3. **前臂旋转法** 患者肘关节屈曲位，使肘关节做内收外旋运动。其旋转的动度和范围根据肘部的病情轻重而由小逐渐加大。当达到最大限度时反复巩固数次再向相反方向做外展内旋运动，其旋转的一切同上。当达到最大限度时结束。每组各方向旋转 30～60 圈，每日 2～3 组（图 7-73）。

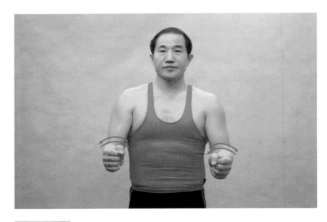

图 7-73 前臂旋转法

内收外旋使肱二头肌短头和肘前关节囊、韧带和伴行的神经及血管收缩，同时牵拉肘后侧的关节囊、韧带和肱三头肌及神经、血管。外展内旋时是使肱二头肌长头和肱三头肌、喙肱肌收缩，同时牵拉肱二头肌短头和伴行的神经及血管等组织。

肘关节主动锻炼方法，是新手法治疗结束后，病人具备一定的主动运动功能时进行的。通过肘关节主动活动和肌肉、关节囊、韧带的主动收缩和舒张，强化肘部肌肉、韧带和关节囊及关节的功能。同时撕脱肘关节及周围各纤维组织间的相互粘连，理顺各组织间的关系，扩大关节间隙和各纤维组织间隙，解除局部和肢体机化粘连所造成的压迫，使肘关节的活动范围加大，各纤维组织弹性和关节的稳固性加强。关节和肌肉等组织的主动收缩和舒张，使局部的水肿的渗出和炎症能尽早及时吸收，防止了再度机化和粘连的形成，起到了消肿止痛、功能改善和恢复的作用，达到了巩固治疗效果的目的。

第四节　腕部治疗手法与锻炼方法

一、掌尺侧治疗手法

1. 麻醉法

（1）前臂正中神经麻醉：患者取坐位或仰卧位。术者位于患侧的前外方，使肘关节屈曲，一手持握前臂下端，另一手拇指位于前臂中段桡骨、尺骨之间，按压正中神经干支。其力量由小逐渐加大。当前臂腕手部有麻胀酸沉时定点按揉前臂正中神经根支。按揉的力量由小逐渐加大，当病人肢体有酸、麻、胀、沉和触电感时维持 10～20 秒钟结束（图 7-74）。

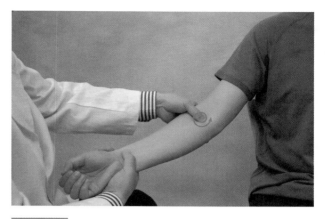

图 7-74　前臂正中神经麻醉

（2）肘内尺神经麻醉：患者取坐位或仰卧位。术者位置不变，一手持握患肢使肘关节屈曲并外旋转，使前臂内侧肌肉相对放松，而使肱骨内上髁下方尺神经根支暴露明显，另一手拇指位于肱骨内上髁下方的尺神经沟处，摸准尺神经根支及适当的力量先进行按压，当患腕及手有麻胀酸沉感时进行定点按揉。按揉的力量要大于按压手法，当前臂腕手部出现麻胀酸沉和触电感时为度，维持 10～20 秒钟结束（图 7-75）。

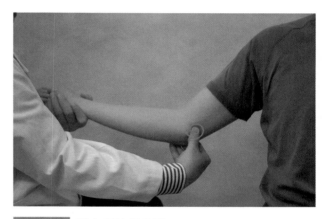

图 7-75　肘内尺神经麻醉

以上神经麻醉手法，是根据前臂和腕部肌肉、肌腱、韧带和关节囊的神经分布和支配有针对性地进行的。通过按压和按揉，抑制了神经对所属肌肉和其他组织的兴奋，使肌肉和关节的疼痛减轻，减弱了肌肉、韧带和其他组织的痉挛度，起到了缓解痉挛的作用。达到了神经阻滞麻醉的目的，为其他治疗手法顺利进行打下了良好的基础。

2. 按揉手法　掌尺侧拇指按揉：患者取坐位或仰卧位。术者位于患者前外方，一手持其手部，另一手拇指分别位于前臂腕掌肌腱、韧带、

关节尺侧屈肌群诸肌的上端（起点），沿着屈肌、肌腱、关节囊、韧带和伴行的神经及血管根支的走行进行按揉，至手掌部。以腕部为重点，自上而下，由内至外，应用的力量由小逐渐加大，由浅入深。双拇指可交替进行，当感觉到前肩及腕掌侧的粘连和肿胀的组织放松疼痛减轻。反复进行数遍结束（图 7-76）。

腕部拇指按揉手法，主要通过拇指对腕关节周围的肌肉、肌腱、关节囊和韧带及神经、血管的按揉，起到剥离腕部各种组织的相互机化粘连肥厚的组织，软化结节和条索，扩大各组织间间隙的作用，促使腕关节局部和周围的肿胀及炎症的吸收。达到促进血液循环和功能改善、恢复的目的。

3. 剥离手法　掌尺侧拇指剥离：患者可取仰卧位或坐位。术者位于患侧，一手持握手背部

使掌心向上，另一手拇指分别位于腕掌侧和尺侧肌腱、关节囊和韧带的上端，沿着各部肌腱、关节囊和韧带的走行及机化粘连的形状自上而下，由内至外，由浅入深进行剥离。当掌尺侧机化的结节和粘连的条索由硬变软，由大变小，由厚变薄，疼痛减轻并富有一定的弹性时结束（图7-77）。

以上拇指剥离手法，是针对腕部掌背侧伸屈肌腱、关节囊、韧带和桡、尺侧收展肌腱及关节囊、韧带等组织间的粘连所导致的疼痛、关节功能受限或障碍进行的治疗。通过剥离使腕关节周围各组织间隙扩大，剥脱粘连、机化的组织，使其软化吸收。同时理顺各组织关系，使各组织恢复固有的相互支持、协作、平衡的作用，达到了改善腕关节局部循环，促使肌肉和关节功能恢复的目的。

二、背桡侧治疗手法

1．麻醉手法　桡神经麻醉：患者取坐位或仰卧位。术者位于患侧的前方，一手持握腕部，使肘关节屈曲，肱二头肌和喙肱肌放松，使肘上方的桡神经根支相对暴露明显。另一手拇指位于患者肘外上方，摸准桡神经沟支配前臂伸肌及腕部的桡神经根支进行按压。按压的力量由小逐渐到大，当前臂及腕手部有麻胀酸沉感时改为定点按揉。按揉的手法要柔软，力量要适度。当病人感觉患侧前臂和腕部有麻胀酸沉及触电感时维持10～20秒钟结束（图7-78）。

2．按揉手法　背桡侧拇指按揉：患者取坐位或仰卧位。术者位于患侧的前方，一手持握患手，另一手拇指位于患前臂背侧伸肌群的上端，沿着肌肉、肌腱、韧带和伴行的神经及血管的走行向下进行按揉至手背处。按揉的顺序由上而下，以腕部为中心，反复进行数遍。按揉应用的力量要根据腕部病情轻重和肿胀、疼痛程度而选用合适、最佳的力量。并随着手法的进行、疼痛的减轻和肌肉痉挛的缓解而由小逐渐加大，但以病人能接受为度。当达到最大限度时反复巩固数遍而结束（图7-79）。

3．剥离手法　背桡侧拇指剥离：患者与术者的体位同上。术者一手持握患手掌，使前臂旋前位，掌心向下，另一手拇指分别位于腕背侧和桡侧的上端，沿着腕背侧和桡侧诸肌腱、关节囊、

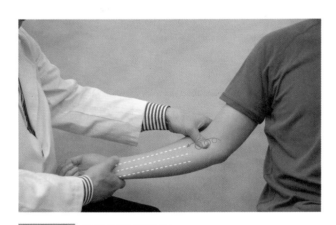

图 7-76　掌尺侧拇指按揉

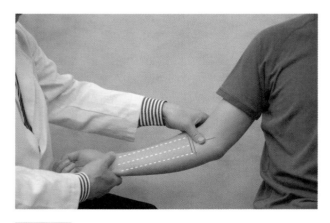

图 7-77　掌尺侧拇指剥离

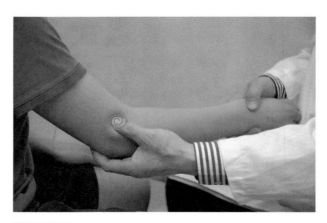

图 7-78　桡神经麻醉

韧带及机化粘连的异常结节和条索的走行，自上而下，由内至外进行剥离。其力量由小到大，由浅入深，反复进行数遍。当腕背及桡侧异常的结节和粘连的条索由硬变软，由大变小，由厚变薄，疼痛减轻，并且局部肌腱等组织富有一定的弹性时结束（图7-80）。

三、运动治疗手法

1. **腕关节屈伸法**　患者取坐位或仰卧位。术者位置不变，一手按住患者前臂的下端，另一手持握患手，使腕关节做被动屈伸运动。运动时要了解和掌握患者腕部病情的轻重，关节间隙的狭窄及关节强直的性质，是骨性强直还是纤维性强直，根据关节功能受限或障碍的程度而由小逐渐加大。千万不要突猛过大，以免造成新的损伤，

给治疗带来不利。反复进行，当达到最大限度时结束（图7-81）。

2. **腕关节旋转法**　患者的体位与术者的位置不变。术者一手位于患前臂下端，使前臂旋后位（掌心向上），另一手持握患手使腕关节做旋转运动。旋转时一定要了解腕关节间隙狭窄程度而由小逐渐加大，当达到最大限度时，再使腕关节向相反方向进行旋转运动。活动的程序和范围及程度均同上，当达到最大限度时结束（图7-82）。

3. **牵手转腕抖腕法**　患者的体位与术者的位置不变。术者一手握住患者前臂下端，并使前臂内旋位（掌心向下），另一手牵拉患手使腕关节做屈伸旋转抖腕运动。屈伸抖动的动度由小逐渐加大，千万不要过猛过大，以免使腕部拉伤。反复进行数次后结束（图7-83）。

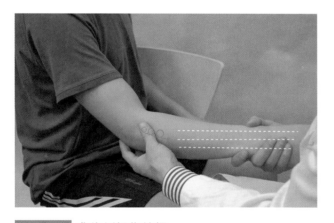

图 7-79　背桡侧拇指按揉

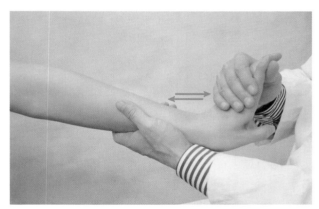

图 7-81　腕关节屈伸法

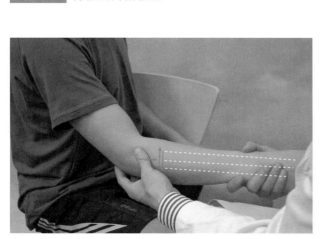

图 7-80　背桡侧拇指剥离

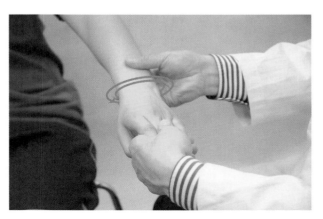

图 7-82　腕关节旋转法

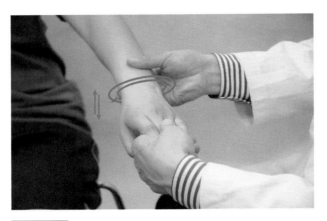

图 7-83 牵手转腕抖腕法

腕关节运动治疗手法，主要通过腕关节的活动和肌肉、韧带、肌腱及关节囊的被动收缩、舒张和伸展，撕脱关节周围和各肌纤维之间的粘连，扩大关节间隙和组织间隙，加大关节的活动范围和肌肉、肌腱和韧带纤维的伸缩度，同时加强收缩力，促使腕部血、水肿和炎症的吸收，达到消肿止痛、功能改善和恢复的目的。

四、锻炼方法

（一）被动锻炼方法

1. **腕关节屈伸法**　患者取坐位或仰卧位。术者位于患者的前外方，一手位于前臂下端腕关节处，另一手持握患手，使腕关节做屈伸运动。屈伸的动度和角度要根据腕部肿胀的程度、疼痛的轻重以及关节功能障碍情况而进行，由小逐渐加大，当达到最大限度时反复数次结束。每屈伸为一次，每组 30～60 次，每日 2～3 组（图7-81）。

屈腕使前臂屈肌腕掌侧的关节囊、韧带、肌腱和伴行的神经及血管等组织的被动收缩，同时牵拉和伸展前臂背侧的伸肌、腕部背侧的关节囊、韧带、肌腱和伴行的神经及血管等组织；伸腕使前臂背侧伸肌和腕背侧的关节囊、韧带、肌腱和伴行的神经及血管等组织被动收缩，同时牵拉伸展前臂掌侧的屈肌和腕关节掌侧的关节、韧带、肌腱和神经及血管。

2. **腕关节旋转法**　术者与患者体位同上。术者一手位于患者腕部进行固定，另一手持握患手，使腕关节做内收外旋运动。其旋转的范围和角度要根据腕部肿胀、疼痛和关节功能障碍的程度由小逐渐加大。当达到最大限度时，再使腕关节向相反方向做外展内旋旋转运动，旋转的范围、角度和程度均同上。当达到最大限度时结束。每组各方向旋转 30～60 圈，每日 2～3 组（图7-82）。

当腕关节向一个方向旋转时，收缩的是同一方向的肌腱、关节囊、韧带和伴行的神经及血管，同时也牵拉和伸展着对侧的关节囊、肌腱、韧带、肌肉和伴行的神经及血管等纤维组织。

3. **腕关节牵抖法**　患者与术者的体位同上。术者一手位于患者腕部进行固定，另一手持握患者四指做腕关节牵引，而后使腕关节做腕背牵抖运动。其动度要根据腕部病情轻重允许由小逐渐加大，反复进行，当达到最大限度时结束（图7-83）。

腕关节牵抖使腕关节周围的关节囊、韧带、肌肉、肌腱和神经及血管被动伸展，使粘连撕脱。

以上 3 种不同的腕关节被动锻炼方法是根据腕关节功能障碍、针对腕部的病理变化而进行的。通过腕部有效的被动运动锻炼，能达到消肿、消炎的作用。同时撕脱粘连，防止水肿的机化、纤维组织的粘连，加强前臂及腕关节周围的关节囊、韧带、肌腱的弹性和张力，促使功能改善和恢复，防止关节挛缩、关节强直及肌肉失用性萎缩，为功能恢复起到积极的作用。

（二）主动锻炼方法

1. **腕关节屈伸法**　患者取坐位、立位、卧位均可，使腕关节做主动屈伸运动。开始活动时可能有一定的疼痛和不灵便，患者要忍痛继续活动。当腕关节适应、痉挛度缓解时，疼痛会相对减轻，活动相对自如灵便。动度由小逐渐加大，当达到本组的最大限度时巩固数次结束。每组 30～60 次，每日 2～3 组（图7-84）。

腕关节主动屈曲使前臂和腕掌侧的肌肉、肌腱和韧带的主动收缩，同时牵拉前臂及腕背的肌肉、肌腱、韧带和神经及血管等组织。腕关节主动背伸时是主动收缩前臂背伸肌，同时牵拉前臂

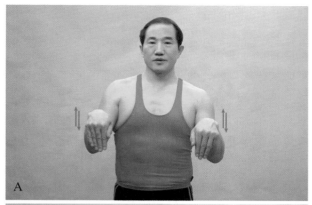

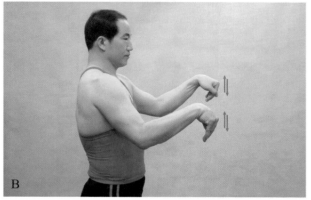

图 7-84 腕关节屈伸法

屈肌、肌腱、韧带和神经及血管等。

2. **推拉屈腕伸腕法** 患者十指交叉合握，双手相互推拉腕关节。当右手拉左手时，左手腕关节为屈曲位，同时左手推右手使右腕关节处于背伸位；而左手拉右手时，右手腕关节处于屈曲位，同时右手推左手使左腕关节处于背伸位。双手相互推拉腕关节一屈一伸同时进行。推拉屈伸腕关节的动度要根据腕关节的病情轻重和关节功能障碍程度而由小逐渐加大，当达到最大限度时结束。双腕各屈伸为一次，每组进行 30~60 次，每日 2~3 组（图 7-85）。

腕关节推拉屈伸法，主要通过双手的推拉，使双腕关节做屈伸运动，同时使前臂及腕关节掌背两侧的肌肉、肌腱、关节囊、韧带和伴行的神经及血管牵拉收缩。右手拉左手使左腕关节屈曲时，收缩左前臂及掌的屈肌群，同时牵拉左前臂及腕背侧的肌肉、肌腱等组织，而左腕屈曲的同时推右腕关节，使右前臂和腕背侧的肌肉、肌腱

收缩，同时牵拉右前臂和腕掌侧的屈肌、肌腱、韧带及神经、血管等组织。

3. **甩手转腕法** 患者的体位自选，双肘屈曲，使双手甩动，做转腕运动。甩动转动的范围和角度要根据病人腕关节功能障碍的程度而由小逐渐加大，当达到最大限度时，使双手再向相反方向甩动旋转，其程度和范围同上。每组各方向甩动旋转 20~40 圈，每日 2~3 组（图 7-86）。

甩手转腕进行时，甩动旋转的同时使前臂和腕关节掌背两侧肌肉、肌腱、关节囊和韧带等组织收缩和牵拉，加强前臂和腕部肌肉、肌腱和韧带的功能，扩大了关节的活动范围，增强了肌肉的弹性和关节协调及平衡性。

4. **双腕摇转法** 患者的体位自选，双手十指交叉相握，双手一推一拉的同时使双腕做旋转运动。旋转的动度和范围由小逐渐加大，当推拉屈伸旋转到最大限度时，再使双手推拉相反方向

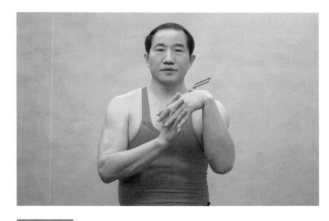

图 7-85 推拉屈腕伸腕法

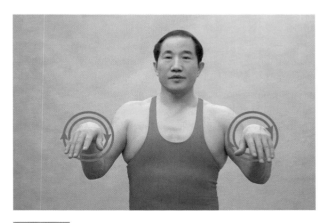

图 7-86 甩手转腕法

做腕关节旋转运动，其推拉屈伸旋转的动度同上。每组各方向旋转 20～40 圈，每日 2～3 组（图 7-87）。

双手十指摇转方法，主要通过双腕屈伸旋转使双前臂、腕关节掌背及左右两侧的关节囊、韧带、肌肉、肌腱、筋膜和伴行的神经及血管等组织不同的收缩和牵拉，扩大关节间隙和肌肉等组织的伸展度，加大关节活动范围，促使腕关节功能恢复。

5. 腕关节旋转法 患者体位自选，双肘屈曲位，使双腕做旋转运动。旋转的范围和角度要根据腕关节的病情轻重和关节功能障碍程度而由小逐渐加大，当达到最大限度时，再使双腕关节向相反方向旋转，其程度和范围同上。每组各方向旋转 20～40 圈，每日 2～3 组（图 7-88）。

腕关节向不同方向旋转时，收缩牵拉前臂、手背、手掌及左右两侧的关节囊、韧带、肌肉、肌腱、筋膜和伴行的神经及血管等组织。

以上 5 种不同的腕关节主动锻炼方法，是根据腕部的生理功能需要和局部病理变化而制定的科学、合理、有效的锻炼方法。关节的主动运动，加强和改善了关节和肌肉等组织的功能，同时通过关节的活动，使肌肉和关节囊及韧带收缩牵拉，来撕脱关节周围纤维组织间的粘连，防止了水肿和炎症在局部的机化粘连，使肌肉增长收缩和牵拉力量增强，促使水肿的吸收，起到了消肿止痛，关节功能改善和治疗恢复的作用，达到了有病治病、无病健身和巩固治疗效果的目的。

第五节 手部治疗手法与锻炼方法

一、麻醉手法

1. 腕正中神经麻醉 患者取坐或仰卧位。术者位于患侧的前外方，一手握患手使前臂旋后位，另一手拇指和示指分别位于前臂下端桡尺骨之间进行按压。按压的力量由小到大，当腕手部有麻胀酸沉感时，术者拇指或示指再在前臂进行按揉。按揉的力量要大于按压手法，当患腕有麻胀酸沉感和触电感时维持 10～20 秒钟结束（图 7-89）。

2. 腕尺、桡浅神经麻醉 患者取坐或仰卧位。术者位于患侧前外方，使前臂旋前位，掌心向下，术者双手拇指分别位于患腕关节，内外两侧的桡、尺茎突下缘的凹陷处，按压分布在手指的桡神经浅支和尺神经手背支。按压的力量由小逐渐加大，

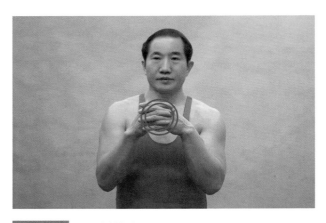

图 7-87 双腕摇转法

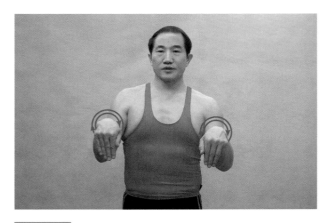

图 7-88 腕关节旋转法

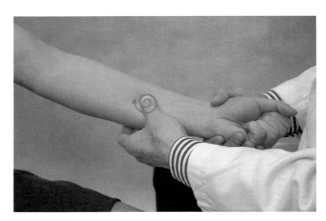

图 7-89 腕正中神经麻醉

当手指有麻胀酸沉感时再进行按揉。按揉的力量要大于按压手法，当腕及手指感到麻胀酸沉和触电感时巩固10～20秒钟结束（图7-90）。

3．**手掌正中神经麻醉** 患者的体位与术者的位置不变。术者一手握患手，并将手掌向上，另一手拇指位于掌心的正中神经处进行按压。其力量由小逐渐加大，当手指有酸麻胀痛感时再进行按揉。应用的力量大于按压手法，当手部有酸麻胀痛和触电感时维持10～20秒钟结束（图7-91）。

以上神经麻醉手法，是根据患手不同部位的肌肉、关节囊、韧带和神经根支的分布及支配、而有针对性地进行按压、按揉，起到降低神经对肌肉的兴奋和反射的作用，达到了阻滞麻醉的目的。

二、按揉手法

1．**手背侧拇指按揉** 患者的体位与术者的位置不变。术者一手持握患手掌或手指，另一手拇指位于手背侧的上端，向下按揉各手指背侧肌肉、肌腱和肿胀而肥厚的纤维组织及有关神经、血管。按揉的方向由上至下，由内向外进行。其力量由小逐渐加大，在不损伤的情况下反复按揉。当手背侧的肌肉痉挛度减弱，疼痛减轻，肥厚的组织感觉变薄，肿胀渐消时结束（图7-92）。

2．**手指背侧拇、示指按揉** 患者的体位与术者的位置不变。术者一手持握患者手掌，另一手的拇指和示、中指分别位于手指的背侧和内、外侧，由手指的近端（上）向远端（下）反复进行。应用的力量由小到大，由浅入深。当手指周围的肿胀消散，疼痛减轻时结束（图7-93）。

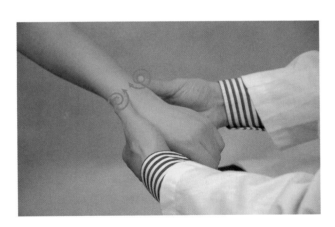

图 7-90　腕尺、桡浅神经麻醉

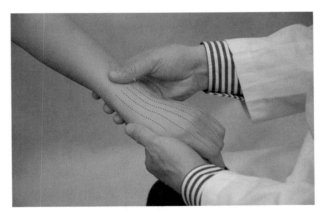

图 7-92　手背侧拇指按揉

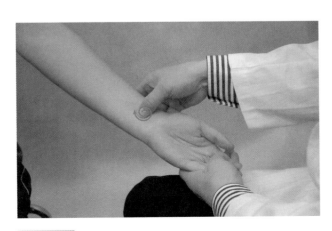

图 7-91　手掌正中神经麻醉

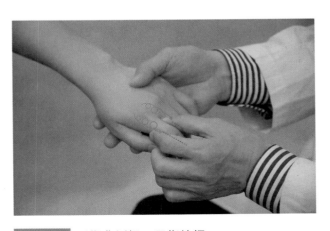

图 7-93　手指背侧拇、示指按揉

3．掌侧拇指按揉　患者的体位与术者的位置不变。术者一手握患手背，使掌心向上，另手拇指位于在患手的掌根处，沿着掌侧的拇短展肌、拇长短屈肌和其他掌侧的指浅屈肌、肌腱、掌腱膜、掌神经和血管的走行，由上而下进行按揉。应用的力量由小逐渐加大，反复进行。当术者感到掌心诸肌痉挛缓解，由厚变薄，掌指关节处机化粘连的结节由大变小，由硬变软，疼痛减轻时结束（图7-94）。

4．掌侧肘尖按揉　患者的体位与术者的位置不变。术者一手持握患手背，使掌心向上，术者用手掌固定。术者另肘关节屈曲位，肘尖位于患掌心的上端，沿着掌心痉挛的肌肉条索和粘连的结节自上而下，由内至外进行按揉。应用的力量由小逐渐加大。当术者感觉患者掌心的条索和结节由硬变软，疼痛缓解时结束（图7-95）。

5．手指按揉　患者与术者的体位不变。术

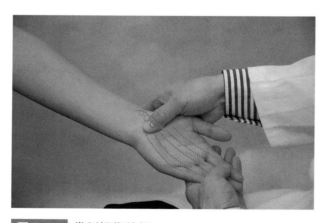

图 7-94　掌侧拇指按揉

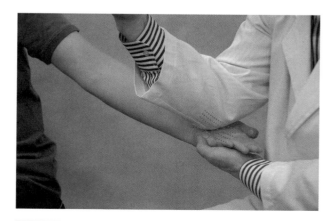

图 7-95　掌侧肘尖按揉

者一手握手掌背部，另一手拇、示、中指分别位于诸指内外掌背两侧的基底部（上端），沿着手指内、外两侧的蚓状肌、关节囊、韧带和伴行的神经及血管自上而下进行按揉。应用的力量根据诸指关节的肿胀和疼痛程度由小逐渐加大，当达到最大限度时反复进行数遍。当感到手指两侧的痉挛条索和肿胀缓解、消散时结束。再使手指移到患者手指的掌背两侧按揉该指的掌背两侧的关节囊、韧带、屈伸肌腱和筋膜，按揉的顺序由上而下。当手指掌背及两侧的痉挛缓解，肿胀消退，疼痛减轻时结束（图7-93）。

以上按揉手法，分别作用于患者手掌、手背和手指。本手法主要针对患者手掌和手背及各指的关节囊、韧带、屈伸肌、肌腱、掌筋膜、神经、血管各组织间炎性的刺激和水肿渗出而形成的机化、粘连影响血、水肿和炎症的消散而进行的。通过按揉，软化结节，理顺手指各组织间的关系，扩大各组织的间隙，促进血液循环和新陈代谢，加强了各肌纤维的弹性，同时防止关节的挛缩、肌纤维和其他纤维组织的萎缩及粘连，促使功能改善和水肿及炎症的吸收，达到消肿止痛和关节及软组织功能恢复的目的。

三、剥离手法

1．掌侧拇指剥离　患者的体位与术者的位置不变。术者拇指位于患者掌根处，分别沿着掌心诸肌、掌筋膜和肌腱的走行由上而下进行剥离。剥离的方向与肌肉和筋膜及肌腱神经、血管的走行相反。应用的力量由小逐渐加大，由浅入深，在机化粘连的结节和痉挛条索处反复进行。当感到痉挛的条索由硬变软、机化粘连的结节由大变小、由厚变薄时结束（图7-96）。

2．掌侧肘尖剥离　患者的体位与术者的位置不变。术者一手持握患手手指，另肘尖位于患者掌屈肌、肌腱、掌筋膜和掌指关节的结节处，沿着上述痉挛的条索，机化粘连的结节的走行自上至下地反复进行剥离。应用的力量由小逐渐加大，剥离的方向与各组织的走行和条索及结节走行相反。反复进行数遍，直到条索及结节由大变小，由硬变软，由厚变薄为止（图7-97）。

3. **手指拇、示指剥离** 患者的体位与术者的位置不变。术者一手持手指的末端，使手指伸直，另手拇、示指分别位于手指的两侧和掌背侧，沿着两侧的蚓状肌和掌背侧的伸屈肌腱的粘连部位由上而下进行剥离。应用的力量和程度同上，反复数遍结束（图7-98）。

以上3种剥离手法，主要针对手和手指的背、掌两侧及左右进行剥离。通过剥离使手及手指背、掌两侧的伸屈肌、展肌、肌腱、掌筋膜、神经及血管的间隙扩大，关系理顺，各自归纳其位，恢复自己固有的功能，不再相互刺激、相互影响和约束，各组织间做到相互支持、配合而协调地完成固有的功能，同时解除局部的压迫，促进血液循环、水肿及炎症的吸收，防止再度机化粘连，促使各功能的改善和恢复。

四、运动治疗手法

1. **牵指转指法** 患者取坐位或仰卧位。术者使患手掌心向下，一手握住患者手背侧固定，另一手分别握住手指的末节给予适度的牵引。再维持牵引，使掌指关节和指间关节进行旋转。旋转时术者对患者每一个指关节的病情轻重、肿胀畸形和关节活动障碍程度做到心中有数，根据关节的实际情况给予旋转运动。其旋转的范围与角度要由小逐渐加大，当达到最大限度时再使拇指向相反方向旋转。旋转的范围和角度同上，当达到最大限度时结束（图7-99）。

2. **手指屈伸法** 患者的体位与术者的位置不变。术者一手握患者手背侧，将掌心向上，术者手掌分别使拇指和余四指同时进行屈伸运动，屈伸的动度根据关节的肿胀和病情轻重由小逐渐加大，反复进行，当达到最大限度时结束（图7-100）。

3. **手指背伸法** 患者的体位与术者的位置不变。术者一手握患者手掌，使掌心向下，另

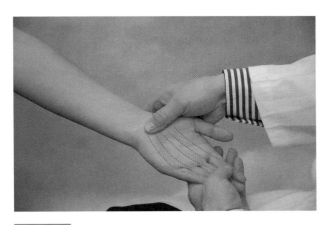

图 7-96 掌侧拇指剥离

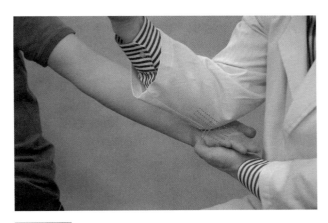

图 7-97 掌侧肘尖剥离

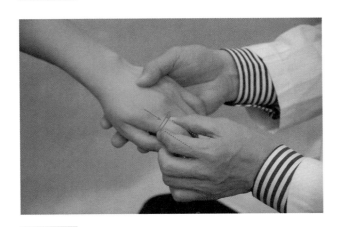

图 7-98 手指拇、示指剥离

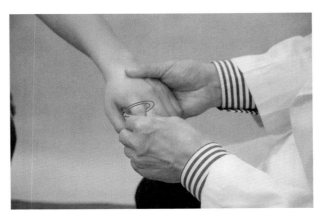

图 7-99 牵指转指法

127

一手分别持握各手指做诸指背伸运动。背伸的动度要根据手指关节的病情程度由小逐渐加大，当达到最大限度时结束。最后术者持握示、中、环、小四指同时做背伸运动，反复数遍结束（图7-101）。

以上手部运动治疗手法，是通过被动旋转、屈伸运动，达到撕脱粘连，加强关节的活动以及肌肉和其他纤维组织的被动收缩与伸展，促进局部的血液循环，促使水肿及炎症的吸收，同时达到关节肌肉主动活动的目的，是治疗手法中不可缺少的一种治疗手法。

五、科学有效锻炼方法

（一）被动锻炼方法

1. **牵指转指法** 患者取坐位或仰卧位。术者位于患者的一侧，使患者手心向下，一手位于

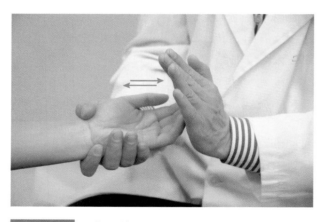

图 7-100 手指屈伸法

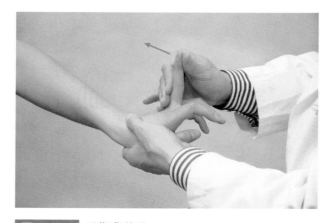

图 7-101 手指背伸法

患手掌背侧进行固定，另手持握拇指和余四指分别进行牵指旋转运动。旋转的动度和范围不要大，要由小逐渐加大。当达到一定旋转范围时再使手指向相反方向旋转，旋转的范围和程度同上。每组各方向旋转20~40圈，每日2~3组（图7-99）。

各指牵引向不同方向旋转时，使关节一侧关节囊、韧带和蚓状肌、屈伸肌腱和伴行的神经及血管等组织被动收缩，同时牵拉伸展另一侧的上述各组织。

2. **手指屈伸法** 患者与术者的体位同上，术者一手持握患手背使掌心向上，另一手掌使拇指和其他四指分别做屈伸运动，屈伸的动度由小逐渐加大，当达到最大限度时，最后使示、中、环和小指四指同时做屈伸运动，其动度由小到大，反复进行数遍而结束。每屈伸为一次，每组20~40次，每日2~3组（图7-100）。

手指关节屈曲时，是使手掌侧的关节囊、韧带、屈肌和伴行的神经及血管等纤维组织被动收缩，同时牵拉伸展手背及指背侧的关节囊、韧带、伸肌腱和两侧的蚓状肌及神经、血管。

手指关节伸直时，使手背和指背侧关节囊、韧带、伸肌、两侧的蚓状肌和伴行的神经及血管被动收缩，同时牵拉伸展手掌和指掌侧的关节囊、韧带、屈肌腱及神经、血管等。

3. **手指背伸法** 患者与术者的体位同上，术者一手位于患手掌背部进行固定，使患手掌心向下，另一手持握拇指或其他四指分别做背伸运动，其动度均由小逐渐加大，达到最大限度时结束。而后，术者双手同时握住拇指和其他拇指做背伸运动，主要牵拉撕脱掌筋膜的粘连，其动度由小到大，当达到最大限度时巩固数遍结束（图7-101）。

手指关节背伸时，使手背侧及手指背侧的关节囊、韧带、肌肉、肌腱和伴行的神经及血管等纤维组织的被动收缩。通过背伸主要撕脱掌侧掌腱膜等组织的粘连，同时牵拉和伸展手掌侧的关节囊、韧带、肌肉和伴行的神经及血管及组织。

以上3种手指关节被动锻炼方法的作用和目的与腕关节锻炼方法相同。

（二）主动锻炼方法

1. 屈指屈腕法　患者体位自选，一手伸掌不动，另一手指末端位于掌面处，使各手指关节和腕关节做屈曲运动。动度由小逐渐加大，当达到最大限度时结束。双手可交替进行。每组屈曲 30~60 次，每日 2~3 组（图 7-102）。

腕关节和手指关节屈曲时，使前臂和手指掌侧的屈肌肉、肌腱和关节囊及韧带被动收缩，同时被动牵拉舒张前臂和手指背侧的肌肉、肌腱、关节囊和韧带及其他纤维组织。

2. 伸指握拳法　患者体位自选，使双手做伸指握拳运动。双手伸指握拳的动度由小逐渐加大，反复进行，当达到本组的最大限度时巩固数次结束。伸指握拳为一次，每组 30~60 次，每日 2~3 组（图 7-103）。

患者主动伸指时，是前臂腕和手指背侧的肌肉、肌腱、关节囊和韧带收缩，同时牵拉前臂、腕、手和各指掌侧的屈肌、肌腱、关节囊和韧带。当屈指握拳时，是前臂掌背两侧的屈伸肌同时收缩和掌筋膜、屈指肌腱及关节囊、韧带收缩，牵拉手背部的骨间肌和各指的背侧肌肉、肌腱及关节囊、韧带。

3. 十指对撑法　患者双手各指分开，而十指对抗，使双手十指做对撑运动。对撑的动度由小到大，当达到最大限度时巩固数次结束。每撑收为一次，每组 30~60 次，每日 2~3 组（图7-104）。

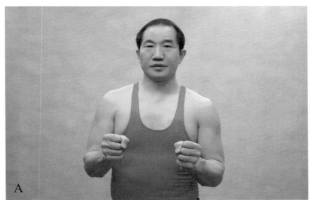
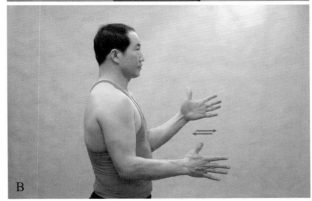

图 7-103　伸指握拳法

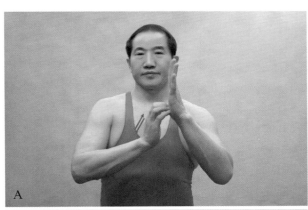
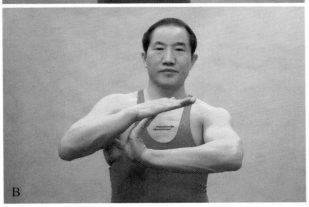

图 7-102　屈指屈腕法

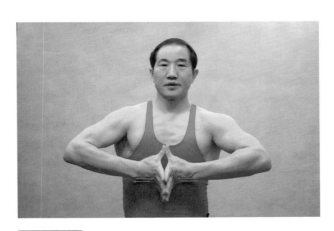

图 7-104　十指对撑法

十指对撑，通过撑指牵拉掌侧的屈肌和背侧的伸肌。对撑使双前臂、腕、手和各指背侧的伸肌、关节囊及韧带被动强化收缩，同时使双前臂、腕、手和各指掌侧的肌肉、肌腱、韧带和关节等组织被动强度牵拉。

以上 3 种不同的手及手指有效的主动锻炼方法，主要通过各手指关节的主动运动，来撕脱手掌、背以及各指周围的组织机化和粘连，增大关节的活动范围，加大手指掌、背两侧屈伸肌和关节囊及韧带的伸展幅度，加强肌肉和肌腱等纤维的弹性。通过运动理顺各组织关系，扩大各组织间隙，促进掌、背侧和各手指的血液循环和新陈代谢，防止水肿机化和再粘连的形成，促使炎症和水肿的吸收。达到了消肿止痛、功能改善和恢复的目的。

第8章 躯干部治疗

第一节 躯干应用解剖

一、躯干骨

躯干骨包括脊柱、肋和胸骨三部。

（一）脊柱骨

脊柱构成人体的中轴，由多数椎骨借椎间盘、关节及韧带紧密连结而成。其作用是保护脊髓及其神经根，支持体重，传递重力，参与胸腔、腹腔及盆腔的构成，同时也是一些骨骼肌的附着部。

1. 椎骨

（1）椎骨的一般形态：椎骨主要由前方的椎体及后方的椎弓构成，二部之间围成一孔，称为椎孔。所有的椎孔相连成一管，称为椎管，容纳脊髓及其被膜。

椎体呈短圆柱形，上下面平坦而粗糙，有椎间盘附着。

椎弓呈弓形，由一对椎弓根，一对椎弓板、一个棘突、四个关节突和两个横突构成。椎弓根连结椎体的后外侧，上下缘各有一凹陷，分别称为椎骨上切迹和椎骨下切迹，上位椎骨的下切迹与下位椎骨的上切迹相合围成一孔，称为椎间孔，有脊神经及血管通过。

（2）各部椎骨的形态

①胸椎：共12个，有支持肋骨的作用，参与胸廓的构成。

胸椎的一般形态：椎体呈短柱状。上下面粗糙，为椎间盘的附着部。椎体两侧面在横径上略为凸隆，上下各有一半圆形的浅窝，称为上肋凹和下肋凹，与椎间盘相合成一全凹，与肋骨小头相关节（图8-1）。

②腰椎：共有5个。

腰椎的一般形态：椎体高大，为所有椎骨中最大的，呈横肾形。

椎弓根粗大，伸向后方。椎骨上切迹较浅；下切迹则宽而深。椎弓板较胸椎的短宽而厚。

关节突比胸椎的粗大。上关节突的关节面凹陷，向后内方；下关节突的关节面则凸隆，向前外方。上关节突的后缘，有一卵圆形的隆起，称为乳状突。

③骶骨：由5个骶椎愈合而成。位于盆腔的后上部，两侧与髋骨相关节。可分为基底、尖部、外侧部、骨盆面及背面。

背面粗糙而凸隆。在正中线上，有3~4个结节连接而成的纵行隆起，称为骶中嵴，为棘突愈合的遗迹。其外侧，有一列不太明显的粗线，称为骶关节嵴，为关节突愈合的痕迹。嵴的下端突出，称为骶角，与尾骨角相关节。两骶角之间，有一缺口，称为骶管裂孔。骶关节嵴的外侧，有4个大孔，称为骶后孔，借椎间孔与骶管相通，有骶神经的后嵴和血管通过。

外侧部为骶前、后孔外侧的部分，由横突与肋突愈合而成。上部有耳状的关节面，称为耳状面，与髂骨相关节。

骶骨底由第1骶椎的上部构成。中央的关节面与第5腰椎相接，其前缘明显向前突出，称为岬。底的后方，有三角形大孔，称为骶管上口。

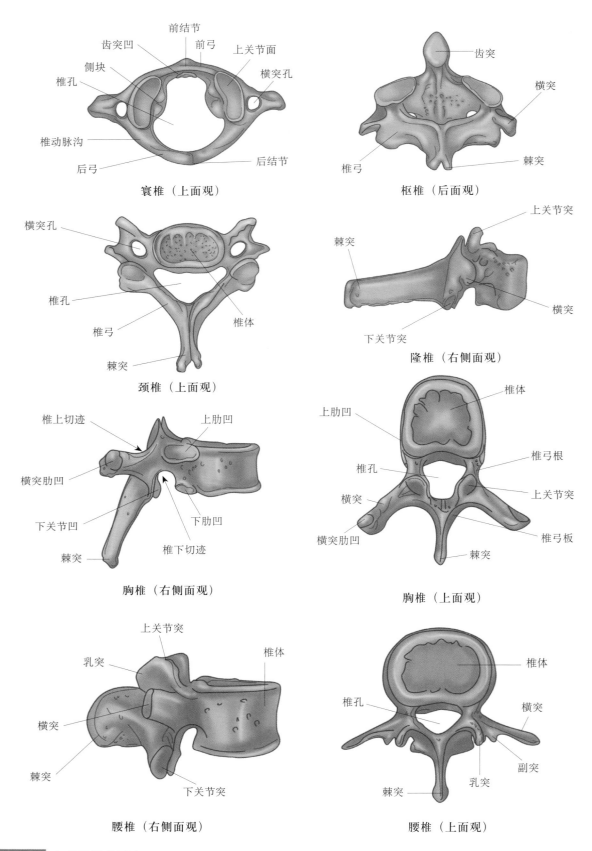

寰椎（上面观）

枢椎（后面观）

颈椎（上面观）

隆椎（右侧面观）

胸椎（右侧面观）

胸椎（上面观）

腰椎（右侧面观）

腰椎（上面观）

图 8-1　各部椎骨的形态

孔的外上侧，有突向上方的上关节突，与第 5 腰椎的下关节突相关节。

④尾骨：为三角形的小骨块，通常由 4 个尾椎愈合而成。

2．脊柱的观察　脊柱位于躯干背侧部正中，男性长约 70cm，女性约 65cm。

从侧面观察脊柱，呈 S 形弯曲，由 4 个生理弯曲，即颈、胸、腰及骶尾弯曲构成。颈弯曲突向前方；胸弯曲突向后方；腰弯曲突向前方；骶尾弯曲突向后上方。

人类的脊柱因出现上述弯曲而增加其弹性，可减轻由于走路、跳跃时，从下方传到脊柱的震动，而减轻对头部的冲击。

脊柱侧面还可见 23 对椎间孔，呈卵圆形，颈部的最小，腰部的最大，有脊神经通过。

从前方观察脊柱，可见到各部椎体的宽窄及高低不同。第 2 颈椎至第 1 胸椎的椎体逐渐增宽；第 2 至第 4 胸椎则轻度变窄；而第 5 胸椎至骶岬附近的又变宽，由此向下至尾骨尖，又逐渐变窄。椎体的高度，自第 3 颈椎至第 5 腰椎逐渐增高。

从后方观察脊柱，于正中线可见由棘突形成的纵嵴。颈椎的棘突一般较短，呈水平位；上部胸椎者，斜向下方，中部者较长，呈垂直方向，下部胸椎及腰椎者，一般近似水平位。颈椎及腰椎的棘突之间均有间隙；而第 2 胸椎至中部胸椎者，由于棘突逐渐向下方倾斜，因此，棘突之间相互接近并逐渐重叠（图 8-2）。

3．椎管　由各椎骨的椎孔相连而成，上自枕骨大孔，向下终于骶管裂孔，与脊柱的弯曲一致。管内有脊髓、脊神经根、脊髓的被膜及血管。椎管各段的形状及粗细不完全相同，颈部和腰部的呈三角形，较宽，相当于第 7 颈椎及第 5 腰椎处最宽；胸部的呈圆形，较狭窄。

（二）胸肋骨

1．胸骨　胸骨为长方形的扁骨，上宽下窄，观察胸廓前壁的正中部；上部与两侧，分别与锁骨及上 7 对肋软骨相连结。全骨可分为三部，上部称为胸骨柄，中部为胸骨体，下部为剑突，三部借软骨相互结合。

（1）胸骨柄：胸骨柄上部宽广而肥厚；下部则较薄而狭窄。可分为两面及四缘。前面平滑而凸隆，两侧为胸大肌及胸锁乳突肌的附着部；后面则粗糙而凹陷，两侧有胸骨舌肌及胸骨甲状肌附着。

上缘中部，有一浅而宽的切迹，称为颈静脉切迹。切迹两侧，有向上后外方的卵圆形关节面，称为锁骨切迹，与锁骨的胸骨端相关节。

下缘短而厚，为横椭圆形的粗面，与胸骨体相连。两部连结处的前面微显高起，称为胸骨角，角的两端与第 2 肋软骨相对。

外侧缘斜向内下方，上部有一切迹，称为第 1 肋骨切迹，与第 1 肋软骨相结合；下部有半个切迹，与胸骨体外侧缘的半个切迹相结合而成第 2 肋骨切迹，与第 2 肋软骨相接。

（2）胸骨体：胸骨体为薄而狭长的方形骨板。前面微凹，向前上方，有三条横行的弱嵴。前面两侧为胸大肌的附着部。后面也有三条粗涩的横线；后面的外下侧有胸横肌附着。

外侧缘有第 3 至第 6 肋骨切迹，分别与第 3 至第 6 肋软骨相连。外侧缘的上下两端，各有半个肋骨切迹，前者与胸骨柄的半个切迹相合；后者与剑突的半个切迹相合，与第 7 肋软骨相连。

（3）剑突：剑突薄而细长，外侧缘的上端有半个肋骨切迹，与胸骨体下端的半个肋骨切迹相合。剑突下端有的呈尖状或作分叉状，有的还出现穿孔等（图 8-3）。

2．肋　肋为扁长而弯曲的骨板，左右共 12 对，可分为骨性的肋骨及软骨性的肋软骨。上 7 对肋以肋软骨与胸骨相连。称为胸骨肋；下 5 对与胸骨不相连。称为弓肋，弓肋中的上 3 对，各以肋软骨依次附在上位肋软骨上，又称为附着弓肋，其余 2 对，其前端游离于腹壁肌层中，称为浮肋。

（1）普通肋骨：第 3 至第 9 肋骨属于普通肋骨，分为后端、体及前端三部。

①后端：包括肋骨小头、肋颈及肋结节。

肋骨小头为肋骨后端膨大的部分，上面有微凸的关节面，称为肋骨小头关节面。关节面被一横行的小头嵴分为上大、下小两部，分别与相邻两个胸椎的肋凹相关节；小头嵴为小头关节间韧带的附着部。

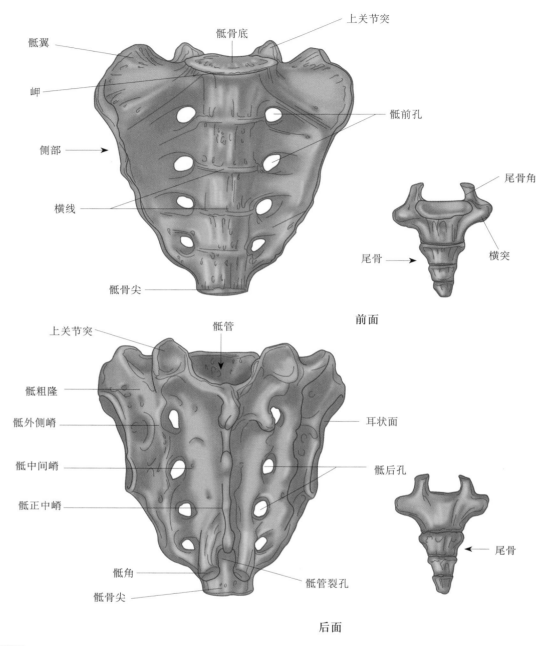

前面

后面

图 8-2 骶骨与尾骨

②肋骨体：介于肋结节与肋骨前端之间。有三种弯曲：于肋结节稍外侧，在水平面上做强度的向前弯曲，形成肋角；另一种是在矢状平面上做上下的弯曲；第三种为肋骨本身沿长轴向内侧捻转，使肋骨体前段的前面微向上方，后段的外侧面向后下方。

③前端：与肋软骨相接。

（2）特殊肋骨

①第 1 肋骨：扁宽而短，在水平面上的弯曲度较大。有上下两面及内外二缘。上面向前上方。下面则向后下方。外侧缘凸隆。内侧缘锐薄而凹陷，为筋膜的附着部。

②第 2 肋骨：较第 1 肋骨长而细。肋骨小头呈圆形，有两个关节面，分别与第 1 及第 2 胸椎

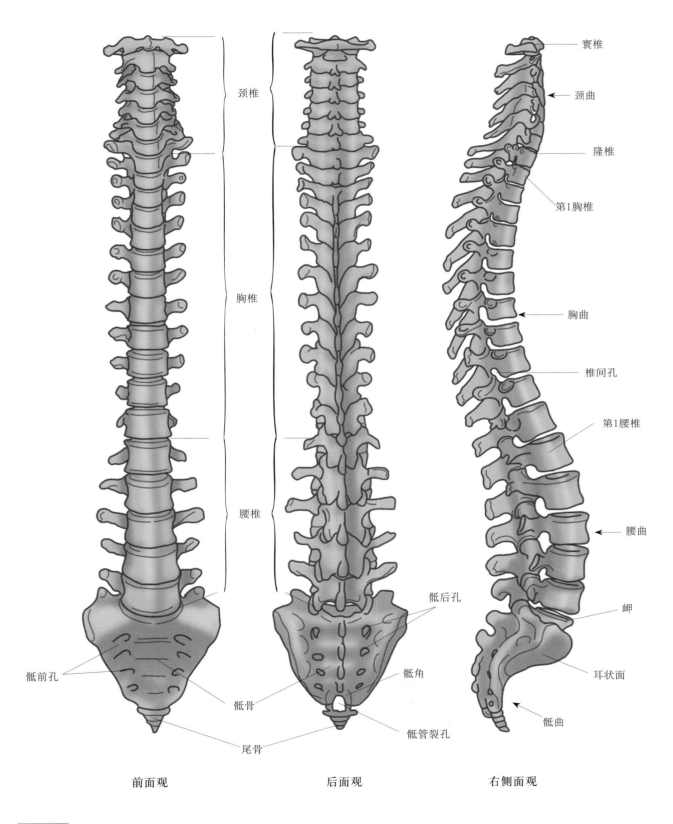

颈椎

胸椎

腰椎

骶前孔

骶骨

尾骨

前面观

骶后孔

骶角

骶管裂孔

后面观

寰椎

颈曲

隆椎

第1胸椎

胸曲

椎间孔

第1腰椎

腰曲

岬

耳状面

骶曲

右侧面观

图 8-3 脊柱全貌

相关节。肋骨体的外面凸隆，向外上方，中部有一粗面，称为第 2 肋骨粗隆，为前锯肌的附着部。

③第 10 肋骨：肋骨小头有一个关节面，与第 10 胸椎体相关节。

④第 11 肋骨：肋骨小头较大，也有一个关节面，与第 11 胸椎体相关节。无肋颈及肋结节。

⑤第 12 肋骨：肋骨小头较大只有一个关节面，与第 12 胸椎体相关节（图 8-4）。

（3）肋软骨：肋软骨为透明软骨，呈扁圆形，位于肋骨的前端。可分为两面、两缘和两端。前面凸隆，后面凹陷。上缘凹陷，下缘凸隆。上 7 对肋软骨的内侧端与胸骨相连；其中第 1 肋软骨

与胸骨柄直接愈合，其余 6 个肋软骨则与胸骨相关节。第 8 至第 10 对肋软骨的下缘以纤维结缔组织相连。第 11 及第 12 肋软骨的内侧端细小，其末端游离于腹肌中。肋软骨的外侧端与肋骨相连。

（三）胸廓

胸廓由全部胸椎、12 对肋骨与肋软骨及胸骨共同构成。全体近似圆锥形，横径长，前后径短，上部狭小，下部宽阔。其中围成的空腔，称为胸腔，内有心、肺等重要器官。胸廓有四壁和二口（图 8-5）。

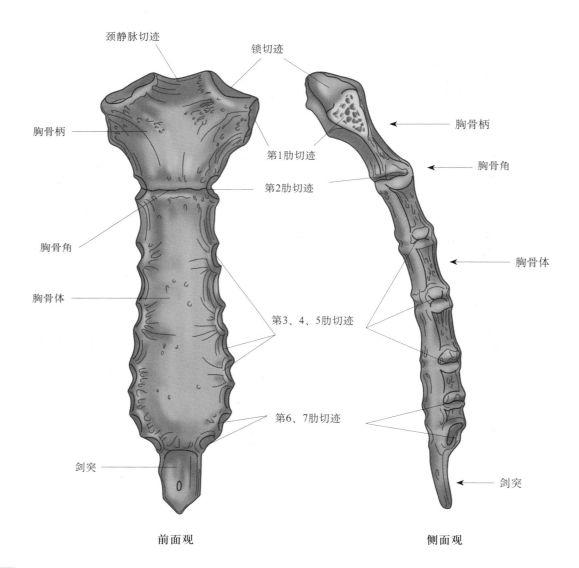

前面观　　　　　　　　　　　　　　　侧面观

图 8-4 胸骨

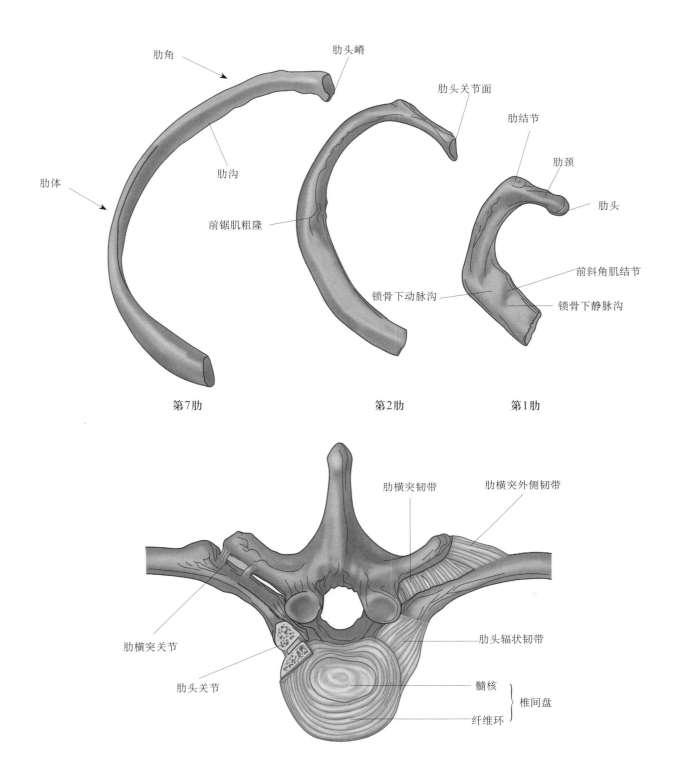

肋角　　　　　　　　肋头嵴

肋头关节面

肋结节

肋颈

肋体

肋沟

肋头

前锯肌粗隆

前斜角肌结节

锁骨下动脉沟

锁骨下静脉沟

第7肋　　　　　　　第2肋　　　　　　　第1肋

肋横突韧带　　　　　肋横突外侧韧带

肋横突关节

肋头辐状韧带

肋头关节

髓核

纤维环

椎间盘

图 8-5　肋骨 – 骨骼

二、脊柱的韧带

（一）椎骨间的连结（图8-6）

1. 游离椎骨间的连结 各游离椎骨之间借连结组织相连，可分为椎体间与椎弓间的连结两种。

（1）椎体间的连结：椎体间的连结借椎间盘及前、后纵韧带紧密相连。

①椎间盘：由纤维软骨构成，连结上下两个椎体之间，成人有23个。椎间盘的周围部，称为纤维环，坚韧而富有弹性，紧密连结相邻的两

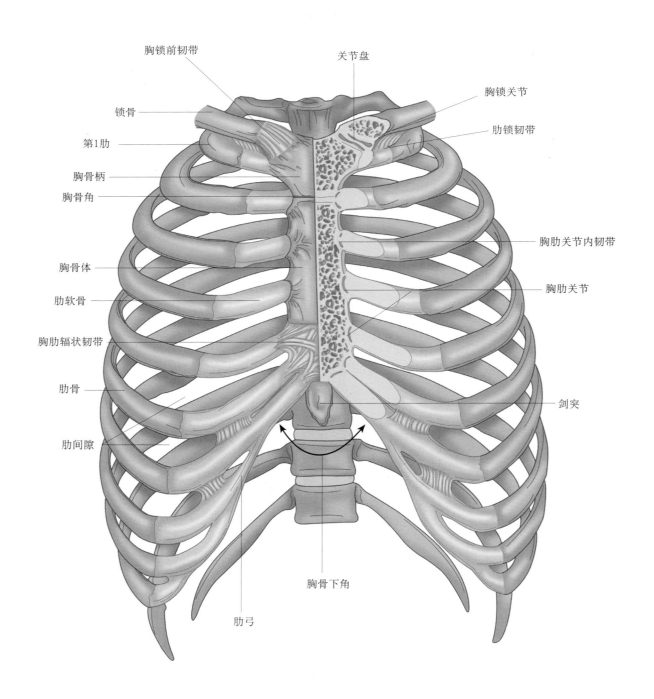

图 8-6 胸廓的骨骼

个椎体；中部稍偏后方，为白色而有弹性的胶样物质，称为髓核。椎间盘的形状与大小一般与所连结的椎体上下面相似。其厚薄各部不同，颈部和胸上部的较薄，腰部的较厚；颈腰部的前厚后薄，胸部的则相反。

②前纵韧带：很坚韧。为人体中最长的韧带。上方起自枕骨的咽结节，向下经寰椎前结节及各椎体的前面，止于第 1 或第 2 骶椎的前面。

③后纵韧带：细长而坚韧，位于椎管的前壁。起自第 2 颈椎，向上方移行于覆膜；向下沿各椎体的滑膜至骶管，与骶尾后深韧带相移行。

（2）椎弓间的连结

①椎间关节：由上位椎骨的下关节突与下位椎骨的上关节突构成。

②弓间韧带或黄韧带：呈膜状，由弹力纤维构成，位于相邻的两个椎弓之间。上方起自上位椎弓板下缘的前面，向下止于下位椎弓板的上缘及后面。

③横突韧带：连结相邻的两个横突之间，于颈椎部常缺如；胸椎部的呈索状；腰椎部的发育较好，呈膜状。

④棘间韧带：较薄，沿棘突根部至尖部，连结相邻两个棘突之间，前方与椎弓韧带愈合；后方移行于棘上韧带。

⑤棘上韧带：起自第 7 颈椎棘突，向下沿椎骨的棘突尖部，止于骶中嵴；向上移行于项韧带；外侧与背部的腱膜相延续；前方与棘间韧带愈合。

2．腰骶连结　为第 5 腰椎与骶骨之间的连结。

3．骶尾联合　为第 5 骶椎体与第 1 尾椎体之间借椎间盘相连构成。

（1）骶尾前韧带：位于骶骨及尾骨的前面，为前纵韧带向下的延续部，沿骶骨及尾骨的前面下降。

（2）骶尾后深韧带：为后纵韧带的延续部，沿第 5 骶椎体和第 1 尾椎体的后面下降，于第 1 尾椎的下缘与终丝及骶尾后浅韧带愈合。

（3）骶尾后浅韧带：为棘上韧带的延续部，沿尾骨的后面下降。

（4）骶尾侧韧带：连结骶骨外侧缘的下端与第 1 尾横突之间。上方与骶结节韧带愈合；与骶骨外侧缘之间围成一孔，有第 5 骶神经的前支通过。

（5）尾侧韧带：连结尾骨尖与皮肤之间。

4．尾椎间的连结　幼年时，尾椎间主要借骶尾前韧带和骶尾后深韧带相连；于第 1 和第 2 尾椎之间，可见到明显的椎间盘。随年龄的增长，尾椎间的连结逐渐骨化形成骨性结合。

三、躯干部肌肉

（一）胸肌

1．上肢所属的胸肌

（1）胸大肌：胸大肌位于胸廓的前上部皮下，起点共分三部分：上部为锁骨部，起自锁骨内侧 1/2 的前面；中部起自胸锁关节到第 6 肋软骨之间的胸骨前面半侧和上 6 个肋软骨的前面；下部起自腹直肌鞘前叶。三部分肌纤维向外集中，止于肱骨大结节嵴。此肌使肱骨内收及旋内。受胸前神经支配。

（2）胸小肌：胸小肌位于胸廓上部的前外侧，胸大肌的深面。起自第 3、4、5 肋骨的前面，止于肩胛骨喙突。此肌可上提肋骨，是呼吸运动的辅助肌。胸小肌受胸前神经支配。

（3）锁骨下肌：锁骨下肌位于锁骨下面。起自第 1 肋软骨及肋骨，止于锁骨近肩峰端的下面。可上提第 1 肋骨，也是呼吸运动的辅助肌。此肌受锁骨下神经支配。

（4）前锯肌：前锯肌位于胸廓外侧面。起自上 8~9 个肋骨的外侧面，止于肩胛骨脊椎缘及其下角的内面。有固定肩胛骨的作用。受胸长神经支配（图 8-7）。

2．胸固有肌

（1）肋间外肌：肋间外肌位于各肋间隙的外面。起自上位肋骨下缘内面的肋沟的下面，止于下位肋骨的上缘。可提起肋骨，帮助吸气。此肌受肋间神经支配。

（2）肋间内肌：位于各肋间隙内。起自每个肋骨的下缘肋沟的外下方。止于肋沟的内下方。此肌收缩时，使肋骨下降，帮助呼气。肋间内肌受肋间神经支配。

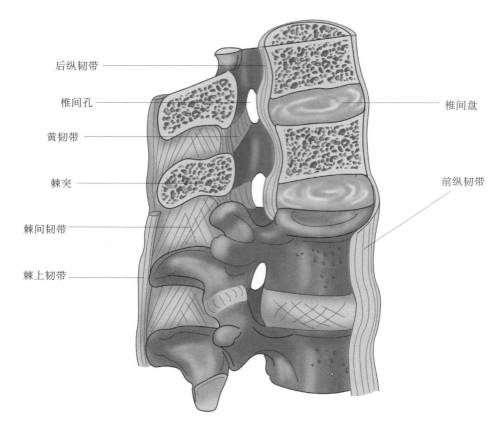

后纵韧带

椎间孔

黄韧带

棘突

棘间韧带

棘上韧带

椎间盘

前纵韧带

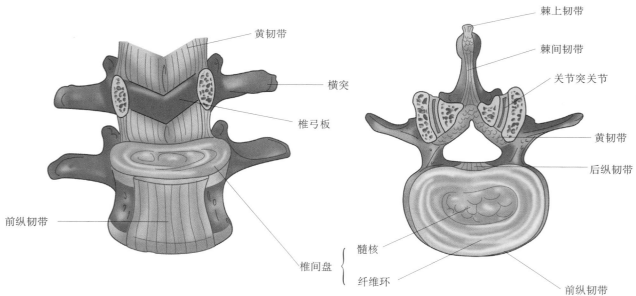

黄韧带

横突

椎弓板

前纵韧带

椎间盘

棘上韧带

棘间韧带

关节突关节

黄韧带

后纵韧带

髓核

纤维环

前纵韧带

图 8-7 椎骨韧带

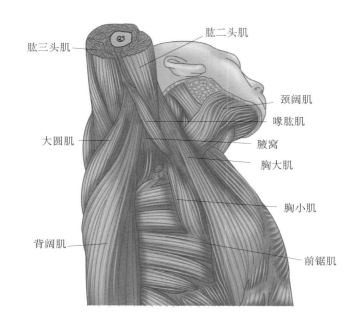

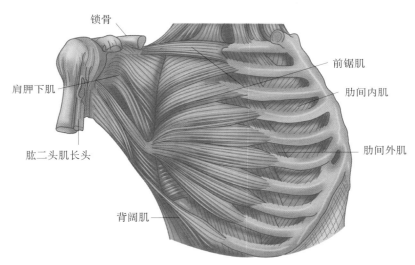

图 8-8 胸肌

（3）胸横肌：起自剑突及胸骨体下部的内面，止于第 3~6 肋骨与肋软骨结合处的后面。此肌使肋下降，助呼气。胸横肌受肋间神经支配。

（4）肋下肌：位于胸廓后壁肋间内肌后内侧部的深面。受肋间神经支配（图 8-8 至图 8-10）。

（二）背肌和项肌

1. **背浅层肌**（图 8-11）。

（1）斜方肌：位于项部和背上部皮下，为三

角形的阔肌。起自上项线内 1/3 部、枕外隆凸、项韧带全长、第 7 颈椎棘突、全部胸椎棘突及其棘上韧带。上部肌纤维斜向下外方，止于锁骨外 1/3 部的后缘及其附近的骨面。中部肌纤维止于肩峰内侧缘和肩胛冈上缘的外侧部。下部肌纤维斜向上外方，止于肩胛冈下缘的内侧部。实现两部同时收缩时，可使肩胛骨向外上方旋动，帮助上肢上举。整个肌肉收缩时，使肩胛骨向脊椎移动。一侧收缩则使颈向同侧倾，两侧同时收缩，使头后仰。此肌受副神经支配。

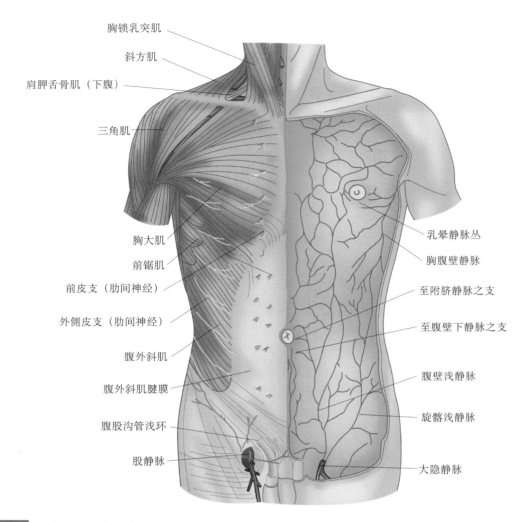

胸锁乳突肌

斜方肌

肩胛舌骨肌（下腹）

三角肌

胸大肌

前锯肌

前皮支（肋间神经）

外侧皮支（肋间神经）

腹外斜肌

腹外斜肌腱膜

腹股沟管浅环

股静脉

乳晕静脉丛

胸腹壁静脉

至附脐静脉之支

至腹壁下静脉之支

腹壁浅静脉

旋髂浅静脉

大隐静脉

图 8-9 胸腹壁的肌肉（浅层）

（2）背阔肌：位于腰背部和胸部后外侧的皮下，为全身最大的阔肌，呈直角三角形。起自下6个胸椎棘突、全部腰椎棘突、骶中嵴、髂嵴外侧唇后 1／3。以 3~4 个肌齿起自下 3~4 个肋骨外面，有时有小部分肌纤维起自肩胛骨下角背面。止于肱骨小结节嵴。此肌收缩时使肱骨后伸、旋内及内收。背阔肌受胸背神经支配。

（3）肩胛提肌：位于项部两侧。起自上位 4个颈椎横突的后结节，止于肩胛骨的内角和肩胛骨脊椎缘的上部。此肌收缩时，上提肩胛骨，同时使肩胛骨下角转向内。肩胛提肌受肩胛背神经支配。

（4）菱形肌：位于斜方的深侧。起自下位 2个颈椎及上位 4个胸椎棘突，止于肩胛骨脊椎缘

的下半部。此肌可牵引肩胛骨向内上方，使肩胛骨向脊椎靠拢。菱形肌受背神经支配。

2．背中层肌

（1）上后锯肌：位于菱形肌的深面。起自项韧带下部和下两个颈椎棘突以及上 2个胸椎棘突，止于第 2~5 肋骨肋角的外侧面。此肌可上提上部肋骨以助吸气。受肋间神经支配。

（2）下后锯肌：位于背阔肌中部的深侧。起自下位 2个胸椎棘突及上位 2个腰椎棘突，止于下位 4个肋骨。此肌可下拉肋骨向后，并固定肋骨，协助膈的吸气运动。受肋间神经支配。

3．背深层肌（图 8-12）

（1）骶棘肌：上起于枕骨，下达骶骨的长肌。在背肌中最粗大。居上述诸背肌的深侧，以一总

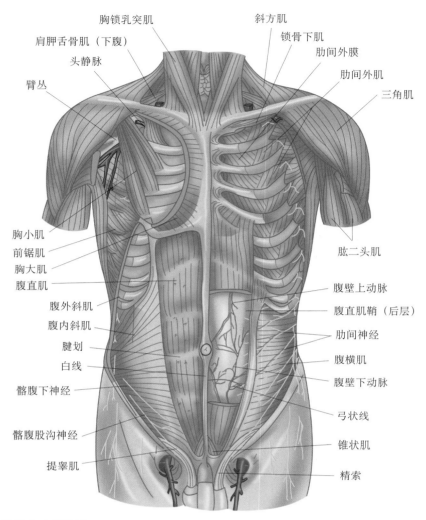

胸锁乳突肌　斜方肌
肩胛舌骨肌（下腹）　锁骨下肌
头静脉　肋间外膜
臂丛　肋间外肌
三角肌
胸小肌
前锯肌　肱二头肌
胸大肌
腹直肌　腹壁上动脉
腹外斜肌　腹直肌鞘（后层）
腹内斜肌　肋间神经
腱划　腹横肌
白线　腹壁下动脉
髂腹下神经　弓状线
髂腹股沟神经　锥状肌
提睾肌　精索

图 8-10 胸腹壁的肌肉（深层）

的肌腱及肌束起自骶骨背面、腰椎棘突、后部及腰背筋膜。肌束在腰部开始分为三部分，每个部分又分为三部。

①髂肋肌：位于最外侧，自上而下分为三部分，即腰髂肋肌、背髂肋肌和项髂肋肌。腰髂肋肌起自骶棘肌的总腱，止于下 6 个肋骨角的下缘。背髂肋肌起自腰髂肋肌在下 6 个肋骨角的止点的内侧，止于上 6 个肋骨角的下缘。项髂肋肌起自背髂肋肌在上 6 个肋骨止点的内侧，止于第 4～6 颈椎横突的后结节。全肌通过肋骨作用于脊柱，一侧收缩时，使躯干向同侧屈；两侧收缩时，则竖直躯干。此肌受脊神经后支支配。

②最长肌：自上而下分为三部分，即背最长肌、颈最长肌和头最长肌。除起自总腱外，还起

自全部胸椎和第 5～7 颈椎横突，止于全部胸椎横突和其附近的肋骨。此肌使脊柱向同侧屈曲；两侧收缩，能竖直躯干。背和颈最长肌受脊神经后支支配，头长肌受脊神经支配。

③棘肌：在最长肌的内侧。起自总腱和下部胸椎棘突，止于上部胸椎棘突。此肌受脊神经后支支配。

（2）横突棘肌：横突棘肌排列于骶骨到枕骨的整个项背部。其纤维起自下位椎骨的横突，止于上位椎骨的棘突。由浅而深分为 3 部层。

①半棘肌：起自第 2 颈椎到第 12 胸椎的横突，止于背上部、项部和枕部的上、下项线之间的部分。此肌使头伸直并使面部稍微转向对侧。受脊神经后支支配。

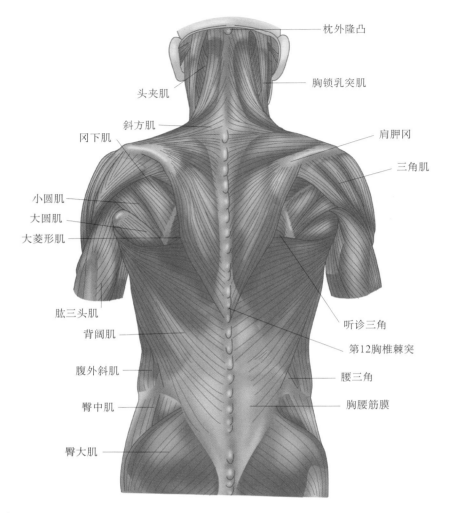

图 8-11 背肌浅层

②多裂肌：起自骶骨背面、腰椎横突。胸椎横突和下位 4 个颈椎关节突，止于全部真椎的棘突。受脊神经后支支配。

③回旋肌：位于多裂肌的深面。受脊神经后支支配。

（三）腹肌（图 8-13）

1. 浅肌群

（1）腹外斜肌：腹外斜肌位于胸下和腹部的外侧皮下，为腹肌中最大的阔肌。起自第 5~12 肋骨的外面，止于耻骨联合的前面和耻骨结节。受下 6 对胸神经的腹侧支支配。

（2）腹内斜肌：腹内斜肌起自腰背筋膜、髂嵴前部中线和腹股沟韧带外侧 1/2，止于第 12、11 及第 10 肋软骨及肋骨的下缘。此肌受下 6 对胸神经及第 1 腰神经腹侧支支配。

（3）腹横肌：腹横肌为腹部阔肌中最深和最薄者。自上而下起自第 7~12 肋软骨的内面、腰背筋膜、髂嵴前部的内唇和腹股沟韧带外侧 1/3，止于白线。受下 6 对胸神经及第 1 腰神经腹侧支支配。

2. 深肌群

（1）腹直肌：腹直肌位于前壁正中线的两侧。起自第 5~7 肋骨的前面和剑突，止于耻骨上缘及耻骨联合的前面。腹直肌收缩使胸、腰椎屈曲，髂腰肌收缩使髋关节屈曲，实现起床的动作。此外，腹直肌还可帮助维持腹压和协助呼吸。此肌受肋间神经支配。

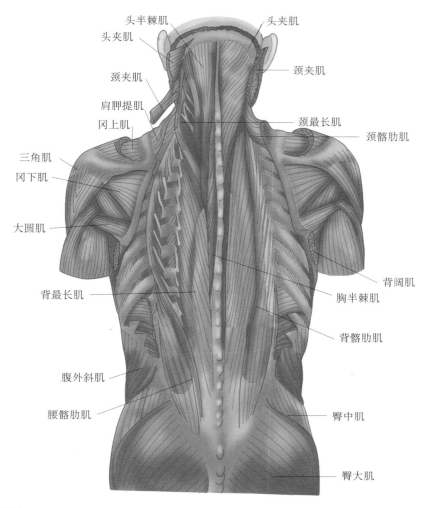

头半棘肌　头夹肌
头夹肌
颈夹肌　颈夹肌
肩胛提肌
冈上肌　颈最长肌
颈髂肋肌
三角肌
冈下肌
大圆肌
背阔肌
胸半棘肌
背最长肌
背髂肋肌
腹外斜肌
腰髂肋肌　臀中肌
臀大肌

图 8-12 背肌深层

（2）锥状肌：起自耻骨上支前面，止于白线。受肋下神经支配。

3．后肌群　腰方肌：位于腹腔后壁脊柱的两侧。起自髂嵴后部的内唇、髂腰韧带及下方3~4个腰椎横突。止于第12肋骨内侧半下缘、上方4个腰椎横突及第12胸椎体。受腰神经丛支配。

四、脊神经（图 8-14）

脊神经在脊髓的两侧，左右成对排列，每对神经都以对称的形式附着于脊髓的相应节段。左右相应的脊神经有31对。脊神经于脊髓的起始处，都有两个根，即后根及前根。两根都与脊髓的同一节段相连，而且在同一水平面上。两根在椎间孔附近，合成一干，即脊神经。

脊神经的两根合成一干后，穿椎间孔外出，又分为前支、后支及脊膜支。此三支都为混合性神经，即含有传出纤维和传入纤维。后支分布于躯干的背侧部；前支分布于腹侧部。四肢肌和皮肤，是由躯干腹侧部演化而来，所以亦由前支支配。支配皮节的传入纤维，有相互重叠、分界不明的现象，但亦有一定的分布规律。支配肌节的传出纤维，在后支内者，因背部诸肌还保持原来肌节的性质，所以每一脊神经的后支，则单独分布于相应肌节发生的肌内，保持其原始的关系。但躯干腹侧的诸肌，因肌节在发生过程中，由于分裂、转移、合并以及四肢的发生等因素，而引

145

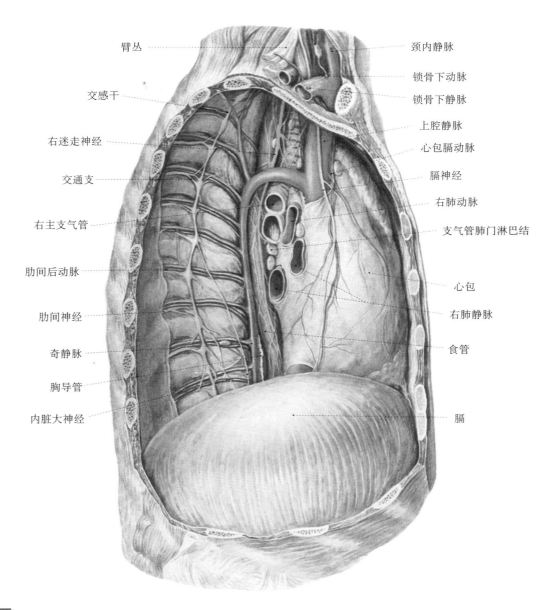

臂丛

交感干

右迷走神经

交通支

右主支气管

肋间后动脉

肋间神经

奇静脉

胸导管

内脏大神经

颈内静脉

锁骨下动脉

锁骨下静脉

上腔静脉

心包膈动脉

膈神经

右肺动脉

支气管肺门淋巴结

心包

右肺静脉

食管

膈

图 8-13 人体神经分布

起前支的相互交织,遂形成神经丛:颈丛、臂丛、腰丛、骶丛及尾丛。

脊神经的前支以交通支与交感干神经节相连,内有自主神经纤维通过。脊膜支分布于椎骨、椎骨上的韧带、脊髓的血管及脊髓被膜。含有感觉纤维及血管运动纤维。

脊神经按躯干的关系可分为 5 种,即颈神经8 对,胸神经 12 对,腰神经 5 对,骶神经 5 对及尾神经 1 对。

(一)脊神经根及脊神经(图 8-15、图 8-16)

每一脊神经都由感觉性后根和运动性前根组成。所以,脊神经内含有传入和传出两种纤维,为混合性神经。后根上有一神经节,称为脊神经节。

1. 后根　脊神经的后根以连续排列成行的干丝附着于脊髓的后外侧沟。后根大于前根。后

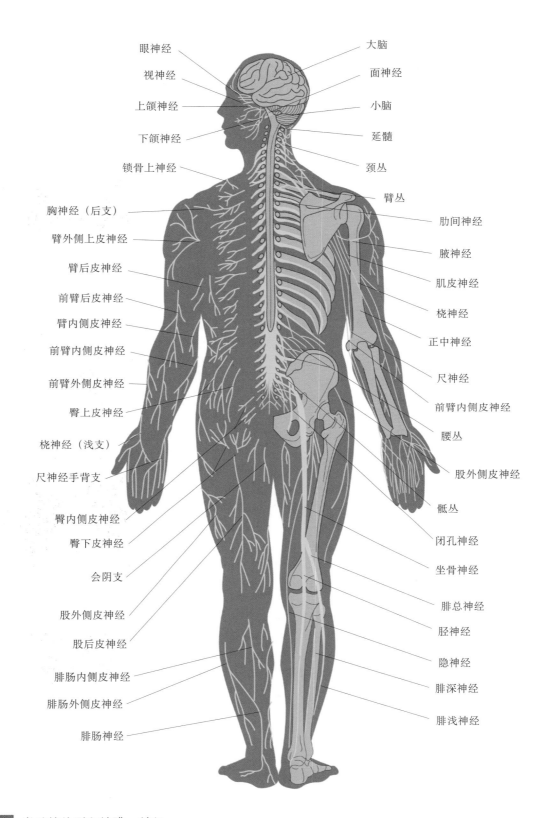

眼神经
视神经
上颌神经
下颌神经
锁骨上神经
胸神经（后支）
臂外侧上皮神经
臂后皮神经
前臂后皮神经
臂内侧皮神经
前臂内侧皮神经
前臂外侧皮神经
臀上皮神经
桡神经（浅支）
尺神经手背支
臀内侧皮神经
臀下皮神经
会阴支
股外侧皮神经
股后皮神经
腓肠内侧皮神经
腓肠外侧皮神经
腓肠神经

大脑
面神经
小脑
延髓
颈丛
臂丛
肋间神经
腋神经
肌皮神经
桡神经
正中神经
尺神经
前臂内侧皮神经
腰丛
股外侧皮神经
骶丛
闭孔神经
坐骨神经
腓总神经
胫神经
隐神经
腓深神经
腓浅神经

图 8-14 脊髓的外型和被膜 – 神经

147

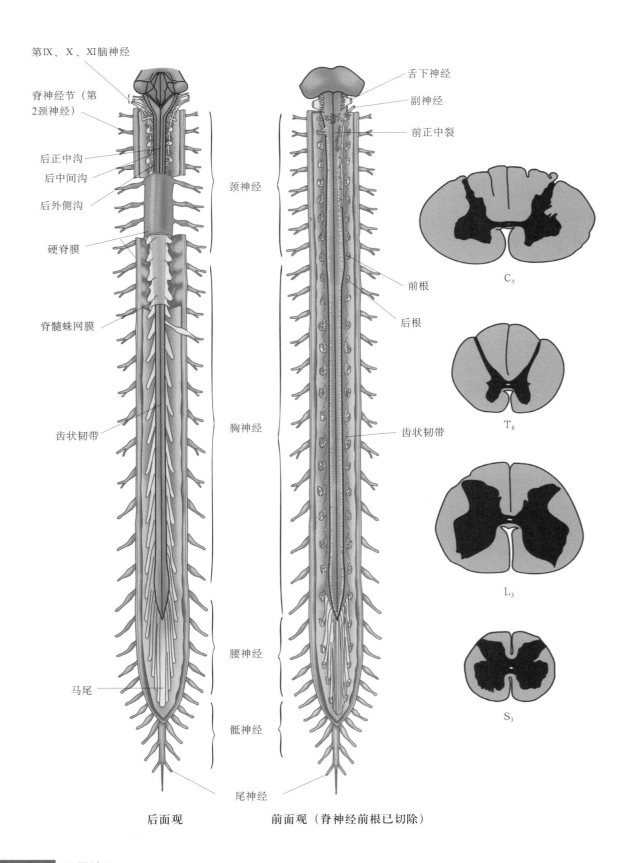

第IX、X、XI脑神经

脊神经节（第2颈神经）

后正中沟

后中间沟

后外侧沟

硬脊膜

脊髓蛛网膜

齿状韧带

马尾

舌下神经

副神经

前正中裂

颈神经

胸神经

腰神经

骶神经

尾神经

前根

后根

齿状韧带

C_5

T_8

L_3

S_3

后面观

前面观（脊神经前根已切除）

图 8-15 马尾神经

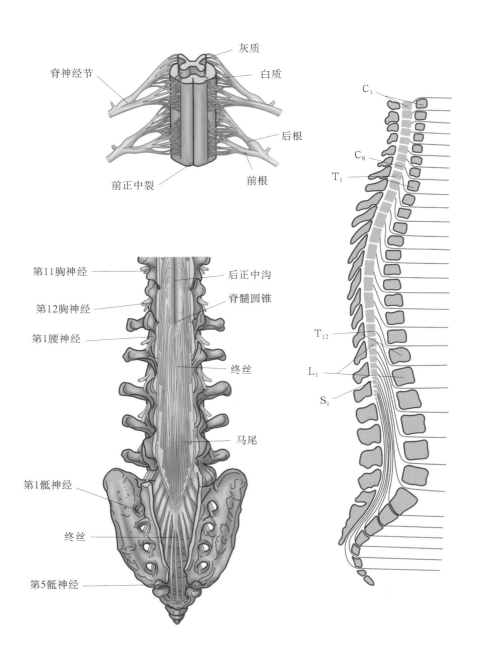

灰质

脊神经节

白质

后根

前正中裂

前根

第11胸神经

后正中沟

第12胸神经

脊髓圆锥

第1腰神经

终丝

马尾

第1骶神经

终丝

第5骶神经

C_1

C_8

T_1

T_{12}

L_1

S_1

图 8-16 背部的肌肉和神经（浅层）

根纤维的数目 5 倍于前根。

2．脊神经节　脊神经节是位于脊神经后根上的神经节，它的大小常与其所在脊神经后根的粗细成正比。此神经节一般位于椎间孔内，在后根硬脊膜鞘之外。但骶及尾神经的脊神经节则位于椎管内，骶神经节包于硬脊膜鞘向外侧的延长中部，尾神经则包在硬脊膜鞘内。

3．前根　前根主要由脊髓前角细胞发出的躯体运动纤维组成，分布于横纹肌。胸部及腰上部的脊神经前根内，有来自脊髓灰质侧柱内的交感性内脏运动纤维。第 2、3、4 骶神经前根内，有来自脊髓灰质中间带细胞的副交感性内脏运动纤维。交感神经的纤维，广泛分布于身体各部。

4．神经根的粗细及经过　脊神经的前根及后根，都向椎间孔行进。当穿经软脊膜和蛛网膜时，两层脊膜分别做鞘状包于各根的周围，蛛网膜下腔也随之显现于两鞘之间。自此前后两根各自穿经硬脊膜，并分别被此膜形成的鞘所包裹，但在脊神经节远端，两根合成一干，硬脊膜鞘也随之合成一鞘，成为脊神经的被膜，即神经外膜。神经根穿经椎间孔时，附着于孔周围的骨膜上。在椎管上部由于神经根附着于椎间孔，从而使脊髓获得支持和固定的作用。

脊神经根的粗细，各部不一。颈神经根通常上 4 条细小，下 4 条粗大；前根与后根粗细的比较，一般后根较前根粗约 3 倍。后根各个根丝也较前根的根丝粗大。但第 1 颈神经例外，其后根小于前根。胸神经根较为细小，而第 1 胸神经例外。胸神经的后根较前根略粗大。腰下部及骶上部的神经根最粗大，根丝数亦最多。尾神经根最小。

各脊神经根自上而下排列，上部的以横位向外方达相应的椎间孔，而以下各根依次抵达其椎间孔时，向下经行的倾斜度也依次逐渐加大。脊髓下端的神经根，几乎呈垂直位下降，形成脊髓下端以下的一大束神经根，称为马尾。这种神经根向下斜行抵达相应椎间孔的状态，是在个体发育中形成的。

各神经根的长度，在脊髓上端者短，愈近下端愈长。

脊神经前、后根合成一干后，第 1 颈神经穿行于枕骨与寰椎后弓之间，经椎动脉沟，在椎动脉的下侧穿出。第 2 至第 7 颈神经，经相应椎骨上侧的椎间孔穿出。第 8 颈神经经第 7 颈椎与第 1 胸神经以下的各脊神经，都由向椎骨下侧的椎间孔穿出。

（二）脊神经后支（图 8-17 至图 8-19）

1．脊膜支　脊膜支为一极小的支，在脊神经分为前支与后支之前分出，返向行进，经椎间孔入椎管。在椎管内，此支分成较大的升支和较小的降支。各脊膜支的上、下分支相互吻合，形成脊膜前丛及脊膜后丛；这种丛展达脊膜全长，并延伸入颅内。脊膜支内含有一些来自脊神经节的感觉纤维；并有细支与最邻近的交感干神经节连接，或连于灰交通支，经此细支，血管运动纤维进入脊膜支内。脊膜支分布于脊膜、椎骨、椎骨的韧带及脊髓的血管。

2．后支

(1) 颈神经的后支。

(2) 胸神经的后支：分出后，经上下两横突之间，肋横突前韧带及横突间肌之间。上 6 对胸神经的内侧支，经胸半棘肌及多裂肌之分布到胸半棘肌、多裂肌、回旋肌、胸棘肌、横突间肌及棘间肌。其终末支为皮支，穿过菱形肌、斜方肌及背固有筋膜后，转向外侧，行于背部的浅筋膜；其分布皮肤的区域，外侧达肩胛线；第 2 胸神经后支的内侧支最长，向外侧行可远达肩峰。下 6 对胸神经的内侧支，向背侧经行于胸最长肌及多裂肌之间，分布于多裂肌及最长肌。上 6 对胸神经的外侧支，由上向下，逐渐增大，经胸髂肋肌及胸最长肌之间，支配该肌。下 5 对或 6 对胸神经后支的外侧支较大，亦经过髂肋肌与背最长肌之间，支配此二肌后，发出皮支，穿过下后锯肌及背阔肌，分布于肋骨角的皮下。第 12 胸神经后支的外侧支，下降越髂嵴，至臀外侧部，分布于该处的皮肤。

(3) 腰神经的后支：在横突间内侧肌的内侧向后行，分为内侧支及外侧支。各腰神经后支的内侧支都分布于多裂肌；下 3 对腰神经发细支至骶部的皮肤。

上 3 对腰神经后支的外侧支，斜向外方行，

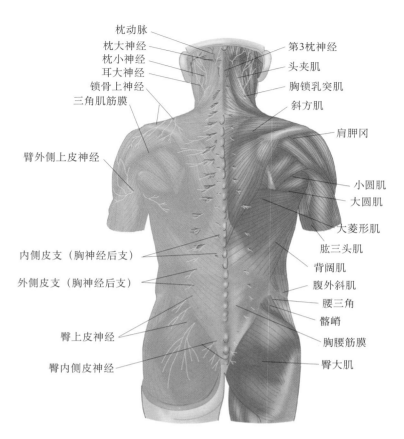

枕动脉
枕大神经
枕小神经
耳大神经
锁骨上神经
三角肌筋膜

第3枕神经
头夹肌
胸锁乳突肌
斜方肌
肩胛冈

臂外侧上皮神经

小圆肌
大圆肌
大菱形肌
肱三头肌
背阔肌
腹外斜肌

内侧皮支（胸神经后支）
外侧皮支（胸神经后支）

腰三角
髂嵴
胸腰筋膜

臀上皮神经
臀内侧皮神经

臀大肌

图 8-17 背部的肌肉和神经（中层）

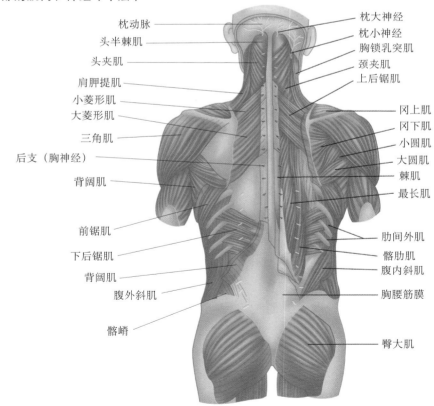

枕动脉
头半棘肌
头夹肌
肩胛提肌
小菱形肌
大菱形肌
三角肌
后支（胸神经）
背阔肌
前锯肌
下后锯肌
背阔肌
腹外斜肌
髂嵴

枕大神经
枕小神经
胸锁乳突肌
颈夹肌
上后锯肌
冈上肌
冈下肌
小圆肌
大圆肌
棘肌
最长肌
肋间外肌
髂肋肌
腹内斜肌
胸腰筋膜
臀大肌

图 8-18 背部的肌肉和神经（深层）

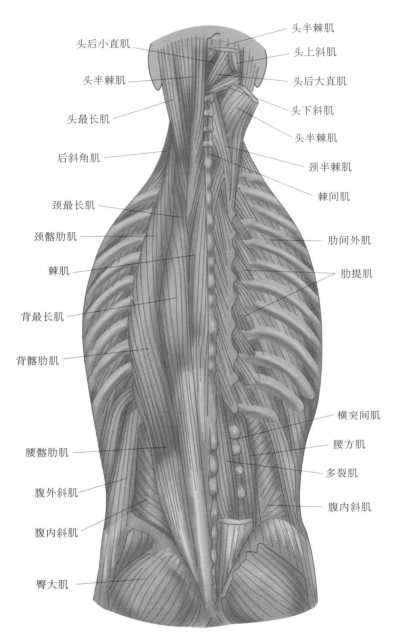

头后小直肌

头半棘肌

头最长肌

后斜角肌

颈最长肌

颈髂肋肌

棘肌

背最长肌

背髂肋肌

腰髂肋肌

腹外斜肌

腹内斜肌

臀大肌

头半棘肌

头上斜肌

头后大直肌

头下斜肌

头半棘肌

颈半棘肌

棘间肌

肋间外肌

肋提肌

横突间肌

腰方肌

多裂肌

腹内斜肌

图 8-19　颈背部深层肌肉

发支支配附近诸肌；其皮支穿背阔肌的腱膜，在骶棘肌的外侧缘，跨过髂嵴的后部，达臀部皮下，称为臀上皮神经。第 1 腰神经的外侧支较小，分布于臀中肌表面的上部。第 2 腰神经的外侧支，为三支中的最大者，分布于臀中肌表面的下部及臀大肌的浅层，长者可达大转子附近。第 4 腰神经的外侧支细小，终于骶棘肌下部。第 5 腰神经的外侧支，分布于骶棘肌，并与第 1 骶神经交通。

（4）骶神经的后支：由上向下逐渐细小。上 4 对骶神经的后支，经骶后孔穿出；而第 5 骶神经后支，在骶尾后韧带之间自骶管裂孔穿出。上 3 对骶神经的后支，其穿出之处被多裂肌覆盖，也分为内侧支及外侧支。第 4 第 5 骶神经的后支则无分支。

外侧支：上 3 对骶神经后支的外侧支相互间与最末腰神经后支之间，在骶骨背面结合成襻。自此襻发支，至骶结节韧带后面，又形成第二列神经襻。自此第二列襻分出二至三支皮支，穿臀大肌及固有筋膜，达浅筋膜内，分布于自髂后上棘至尾骨尖端的臀部内侧皮肤。这些皮支统称为臀中皮神经。其浅层的分支可与腰神经后支交通。

内侧支：细小，终于多裂肌。

（5）尾神经的后支：在骶管内与前支分开后，经骶骨管裂孔并穿过骶骨管下部的韧带外出。该神经的后支亦不分叉，与最末骶神经后支结合形成襻，然后自襻发皮支，分布于被盖尾骨部的皮肤。

（三）脊神经前支

前支一般较后支粗大。颈、腰、骶及尾神经的前支，由于一再分支，互相结合，而形成神经丛，计有颈丛、臂丛、腰丛、骶丛及尾丛。

1. 胸神经的前支　胸神经的前支有 12 对，上 11 对经行于肋间，称为肋间神经；第 12 对经 12 肋的下侧，特称为肋下神经。除第 1 神经前支有纤维参加臂丛，以及有时第 12 胸神经前支有纤维参加腰丛外，其余的均不成丛，各自独立经行。胸神经的前支，与后支分离后，沿肋间先由后向前外侧，继又转向强内侧行；并发肌支、外侧皮支；其末梢支穿至皮下成为前皮支。上 6 对胸神经的前支分布于胸部；下 6 对分布于胸部

及腹部。

（1）上 6 对胸神经的前支

第 1 胸神经前支，在第 2 肋的肋横突前韧带处，分为大、小两支。大支向外上方行，在胸膜顶与第 1 肋骨之间，最上肋间动脉的外侧，至颈根部加入臂丛。小支为第 1 肋间神经，在第 1 肋的下侧，穿行于第 1 肋间隙内，在肋间肌之间前进，到肋间隙前端，穿至皮下，成为胸前第 1 皮支；但此前皮支有否无定。有时很细小，有时缺如。第 1 胸神经经常缺乏外侧皮支，但有时可自至臂丛的大支上发出该支；在腋窝内与肋间臂神经或与臂内侧皮神经结合。第 1 肋神经分布于第 1 肋间的肌肉，有交通支与第 1 胸交感神经节相连。并常接受第 2 肋间神经的交通支；该交通支经第 2 肋骨颈的前面，至第 1 胸神经。

第 2 至第 6 胸神经的前支，各在相应的肋间隙内，沿肋间动脉下侧前进。在胸廓后部，位于胸膜及肋间后韧带之间，然后穿行于肋间内肌与肋间最内肌之间；在前部，跨过胸廓内动脉及胸横肌，直达胸骨近旁。其末梢叫前皮支，穿肋间内肌、肋间外韧带、胸大肌、固有筋膜至浅筋膜内，分布于胸前部的皮肤。第 2 胸神经前支发交通支至第 1 胸神经前支。

第 2 至 6 对胸神经前支的分支如下。

①肌支：在肋间的后部，肋间神经发肌支至肋提肌。第 2 至 5 胸神经发支至上后锯肌。在肋间肌之间穿行时，发支支配肋间内肌、肋间外肌、肋下肌及胸横肌。

②外侧皮支：当肋间神经行近肋骨角时分出，与主干伴行达腋中线，斜穿肋间外肌及前锯肌至皮下，分为前后两支。后支向后分布于肩胛区下部的皮肤；前支经胸大肌下缘。转至其前面，分布于胸部外侧的皮肤，并分出乳房外侧支至乳房。

第 2 肋间神经的外侧皮支，其前支细小或缺如；后支较大，称为肋间臂神经，此神经横过腋窝，至上臂内侧，可与臂内侧皮神经及第 3 肋神经的外侧皮支相结合。肋间臂神经在腋窝后缘的远侧，穿臂固有筋膜，分布于臂后内侧部的皮肤，达鹰嘴附近。肋间臂神经的大小无定，有时可代替臂内侧皮神经。

③前皮支：肋间神经于肋间隙前端近胸骨处，

横越胸廓内动脉及胸横肌的前侧，穿肋间内肌、肋间外韧带及胸大肌，达于皮下，末梢支成为前皮支，各分布于相应肋间隙前端的胸前皮肤。第2肋间神经的前皮支可与颈丛的内侧锁骨上神经结合。第6肋间神经的前皮支，有细支分布于胸骨下角上部的腹壁皮肤。

　　④至胸膜及肋骨骨膜的小支。

　　⑤肋间神经与交感神经节间的灰交通支及白交通支。

　　（2）下6对胸神经的前支：下6对胸神经的前支即第7至11肋间神经及肋下神经。第7至11肋间神经在胸部，也都于相应的肋间隙行进，其经过情形，全与上部肋间神经的相同；但下6对胸神经前支，尚有腹部的行程。第7、第8肋间神经当其达肋间隙的前端，它们先向上内侧经肋弓的深侧，经腹横肌的肌齿之间，达腹内斜肌腱膜后叶深侧，然后穿此腱膜后叶入腹直肌鞘到腹直肌的深侧，继续沿肋弓向内上方行一段距离，进入赴直肌并支配该肌；其末梢支在近该肌外侧缘处穿出，继穿腹直肌鞘前壁至皮下，形成腹部的前皮支。第9、10、11肋间神经，穿经副横肌肌齿之间，即到达腹横肌和腹内斜肌之间，于此第9肋间神经几成水平向内侧行，而第10、11肋间神经则向下内侧行，当它们行至腹直肌外侧缘时，穿腹内斜肌腱膜后叶入腹直肌鞘，先经行于腹直肌的深侧，再进入腹直肌内支配该肌；其末梢支穿腹直肌及腹直肌鞘前壁到皮下，成为腹部的前皮支。

第二节　背、腰、骶部治疗手法

一、麻醉手法

　　脊神经麻醉：患者取俯卧位，双上肢位于躯干的两侧，术者嘱咐病人要正常呼吸，头向一侧斜倾，使躯干部肌肉放松。术者位于患者的一侧，双拇指位于其第7颈椎和第1胸椎棘突旁横突之间进行按压。按压的力量由小逐渐加大，由浅逐渐入深，力的方向垂直。当局部有麻酸痛感时进行定点按揉，按揉的力量大于按压手法，由浅入深。其顺序由第1胸椎诸椎棘突旁下移至腰骶部，

每棘突旁按揉5~15秒钟。当局部或神经所属的部位有麻胀酸痛时结束（图8-20）。

　　该手法通过拇指按压和按揉棘突旁背部脊神经分支，使神经减弱对背部诸肌的刺激，抑制对肌肉等组织的兴奋，减轻肌肉张力和痉挛度，同时达到缓解痉挛，减轻疼痛，阻滞麻醉的目的，为其他手法实施起到了积极的作用。

二、按揉手法

　　1．掌面按揉　患者取俯卧位，上肢位于躯干的两侧，头倾向一侧，术者嘱病人正常呼吸，使躯干部的肌肉放松。术者位于患者的一侧，先使单手位于其棘突上，按揉棘上肥厚机化的韧带，而后双手再分别按揉脊柱两侧痉挛紧张的背伸肌和其他相关的肌肉。按揉的方向由肌肉和韧带的起点（上）至下端的止点，由上而下，其力量由小逐渐加大，由浅入深，当达到最大限度时反复进行。当术者感到所按揉之处的韧带和肌肉的厚度变薄，痉挛度缓解，疼痛减轻时结束。然后进行拇指按揉手法（图8-21）。

　　2．拇指按揉　患者的体位与术者的位置不变。术者使单拇指分别位于患者第1胸椎棘突上方，用适度的力量沿着棘上韧带的走行自上而下进行按揉。反复进行数次后再使双拇指分别位于患者两侧棘突旁，按揉棘突旁深层痉挛、紧张和机化粘连的纤维组织，使组织理顺，弹性恢复，加强收缩和伸展功能。最后再使双拇指移向脊柱两侧的背伸肌上进行背伸肌按揉。按揉时先由背

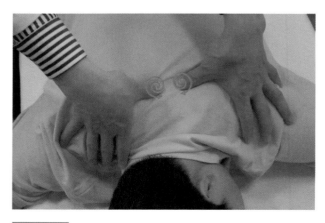

图 8-20　脊神经麻醉

伸肌的起点开始，沿着背伸肌的走行下移至背伸肌的止点，自上而下反复进行。按揉的力量大于掌面按揉手法，内小到大，内浅入深，当棘突上、棘突旁的韧带和脊柱两侧的背伸肌及相关的肌肉痉挛度缓解，疼痛减轻时结束（图 8-22）。

3. 前臂按揉　患者与术者的体位不变。术者肘关节屈曲位，使前臂外侧分别位于患者脊柱两侧背伸肌的上端，沿着肌肉的走行自上而下的进行按揉。其力量大于拇指按揉的力量，由小至大，由浅入深，反复进行数遍后结束（图 8-23）。

按揉是治疗过程中的第二种手法，该手法是治疗恢复中最为关键的手法之一。患者患病后，其棘突上韧带、棘突间韧带和棘突旁韧带及其他组织因炎症的刺激和水肿的机化，导致肌肉僵硬，

水肿的机化，而形成棘上、棘间、棘突旁韧带的钙化、挛缩、纤维性增生以及背伸肌之间韧带、肌肉之间、肌纤维之间均发生粘连。通过背部按揉手法治疗，可起到缓解痉挛，软化结节，减轻疼痛的作用，加强肌肉、韧带伸展度及收缩力加强，达到促使炎症消失、肌肉和关节功能恢复的目的。

三、剥离手法

1. 拇指剥离　患者与术者的体位不变。上述麻醉与按揉手法结束后，背部肌肉和其他纤维组织痉挛度缓解，疼痛减轻，而背部深层痉挛的肌肉和其他纤维组织机化粘连形成的条索和结节相对暴露明显。术者将单拇指、双拇指重叠或拇指横卧位于患者脊柱两侧深层肌肉的条索和结节的上端，沿着肌肉条索结节的走行，自上而下横向剥离。剥离的方向与肌肉痉挛机化的条索的走行相反。剥离的力量根据纤维组织间的病情和粘连程度进行，力争做到既剥开粘连，又不损伤其他组织（图 8-24）。

2. 肘尖剥离　患者的体位与术者位置不变。术者一肘屈曲，将肘尖位于患者肌肉和条索及结节的上端，向下做肘尖剥离手法。进行的顺序由上而下，其进行的方向与条索及肌肉的走行相反，反复进行数遍结束（图 8-25）。

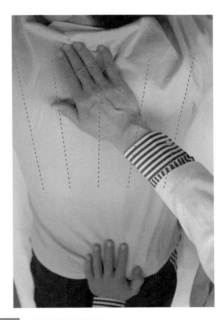

图 8-21　背部掌面按揉

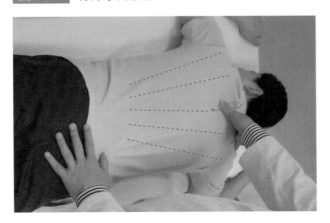

图 8-22　背部拇指按揉

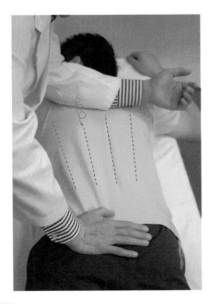

图 8-23　背部前臂按揉

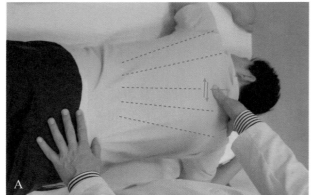

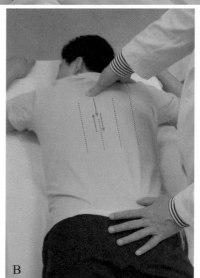

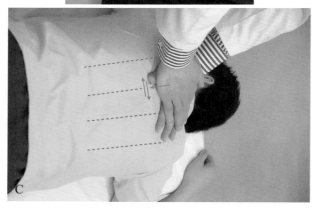

图 8-24 拇指剥离

剥离手法主要根据脊柱棘突间和肌肉的病理变化，选择不同的剥离手法进行治疗，达到软化结节、剥离机化和粘连、理顺脊柱两侧各纤维组织关系，扩大组织相互间隙，加速血液循环，加强肌肉和各纤维组织的弹性，促使关节、韧带和肌肉功能的改善恢复的目的。

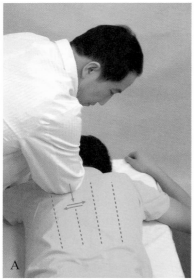

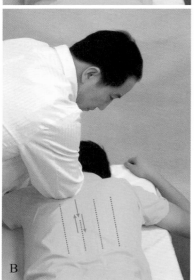

图 8-25 肘尖剥离

四、运动治疗手法

1. **脊柱斜扳法**　患者取侧卧位，着床的上肢屈曲枕于头下，另一上肢位于躯干后侧，而着床的下肢伸直，另一下肢屈髋屈膝位。术者位于患者的后侧，一手按住其肩关节前部向后搬，同时另一手按住其髋后部向前推，双手按推同时进行，方向相反，但进行的力量需平均且协调一致，以免使脊椎关节扭转力量不均，导致关节损伤。推按反复进行，其幅度由小逐渐加大，当达到最大限度时结束（图 8-26）。

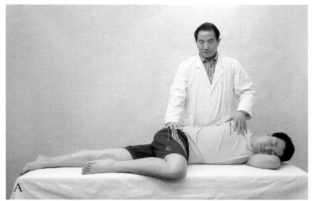

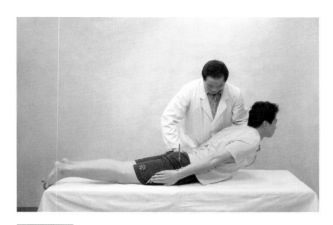

图 8-27　躯干后伸法

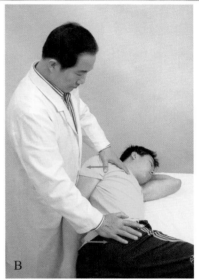

图 8-26　脊柱斜扳法

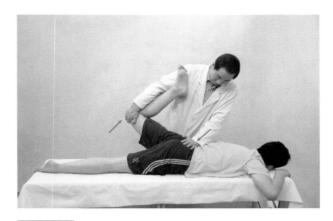

图 8-28　双腿交替后伸法

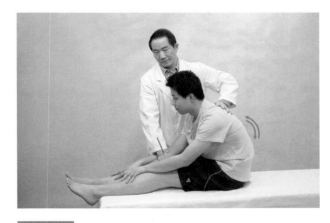

图 8-29　躯干前屈后仰法

2．躯干后伸法　患者取俯卧位。术者位于一侧，一手按压患者腰髋部，另一手插入患者的胸前部，使躯干部做后伸运动。其动度由小逐渐加大，反复数次结束（图 8-27）。

3．双腿交替后伸法　患者俯卧位，双肘屈曲位于胸前。术者位于患者一侧，一手位于其腰部，另一手和前臂抱患者一腿，使大腿做被动后伸运动。双大腿后伸分别进行，后伸的动作由小逐渐加大。当达到最大限度时，再使双大腿同时做被动后伸运动。其动度要达到最大限度（图 8-28）。

4．躯干前屈后仰法　患者取仰卧位，双下肢伸直。术者位于一侧，单手或双手将患者躯干扶起，使躯干做被动屈曲运动。躯干屈曲时，双膝关节尽量伸直，屈曲的幅度由小逐渐加大，当达到最大限度时结束（图 8-29）。

5．屈髋拉腰法　患者取仰卧位,双下肢伸位。术者位于患者的一侧，使双膝、双髋屈曲位。术者一侧手及前臂按压患者的双膝前方，同时另侧手用力使臀部抬起，做屈膝屈髋拉腰运动。其动度要根据腰骶部的功能障碍程度由小逐渐加大，反复进行，当达到最大限度时结束（图 8-30）。

6. **脊柱按压法** 患者取俯卧位，双上肢位于躯干两侧，胸背的肌肉放松，正常呼吸。术者位于患者的一侧，双手掌重叠位于其第 1～5 胸椎关节处，并嘱病人做深吸气，吸到最大程度时再做呼气，在呼气的同时术者双手掌用适度的力量下按脊柱。按压的顺序由上至下到腰骶部，其力量要根据脊柱关节的病情轻重和功能障碍程度选择，反复进行 2～3 遍结束（图 8-31）。

7. **双拳叩击法** 患者取俯卧位，双上肢位于两侧，要正常呼吸，使背部肌肉放松。术者位于患者的一侧，双手半握拳，抖腕使双手小鱼际处击打患处，向下移至骶部。反复进行数遍后，再分别位于脊柱的两旁，自上而下进行叩击。其力量不要突猛突大，进行时病人不要因痛而憋气，反复进行数遍结束（图 8-32）。

8. **对掌敲打法** 患者的体位与术者的位置不变。术者双手五指伸直并分开，对掌，掌心留有空隙，双手位于患者的躯干上端，将双手抬起抖腕，使小鱼际处分别敲打脊柱和脊柱两侧的肌肉。其顺序由上而下，反复进行数遍。应用的力量要以病人能接受为度。十指对掌敲打手法进行时，有一种清脆而动听的声音有节奏地伴随着敲打手法的进行（图 8-33）。

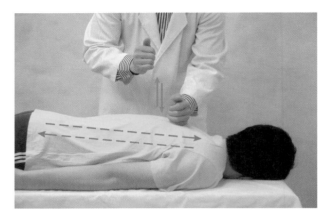

图 8-32　双拳叩击法

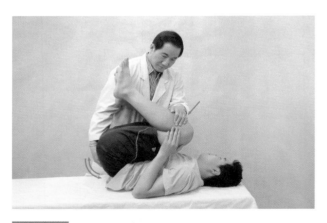

图 8-30　屈髋拉腰法

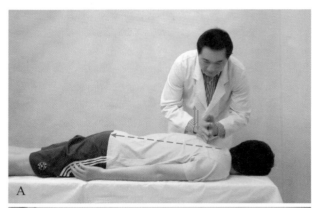

A

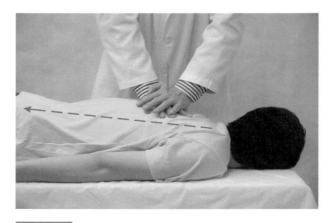

图 8-31　脊柱按压法

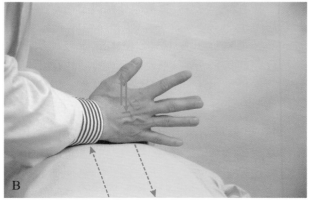

B

图 8-33　对掌敲打法

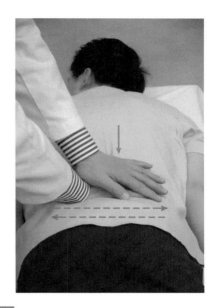

图 8-34　腰部推搓法

9．**腰部推搓法**　患者的体位与术者的位置不变。术者双手伸直重叠位于患者腰部，用适度的力量推拉腰部，使腰左右来回滚动。其动度由小逐渐加大，反复滚动数遍结束（图 8-34）。

第三节　锻炼方法

一、被动锻炼方法

1．**脊柱斜扳法**　患者取侧卧位，下侧腿的膝关节伸直，上侧的髋、膝关节屈曲位。术者位于患者的后侧，使其上侧的上臂位于背后，术者一手位于患者肩前部向后按，同时另一手向前方推髋骶部。双手的方向相反，动作协调一致，力量要恰到好处，防止突猛过大，以免损伤脊柱关节（图 8-26）。

肩向后按时，是使肩后及背后部的斜方肌、后锯肌、菱形肌、大小圆肌、冈上肌、背阔肌和伴行的神经及血管被动收缩，同时牵拉、伸展肩前的胸大小肌、肱二头肌、三角肌前束、肋间肌和腹内斜肌及神经、血管等。

髋前推时，使胸、腰、骶椎关节前侧的韧带、肌肉、髂腰肌和腹外斜肌及神经、血管被动收缩，同时牵拉、伸展胸、背、腰、骶、臀部后侧的椎间韧带，背伸肌，胸、背、腰、骶筋膜和臀部肌肉及神经、血管等纤维组织。

2．**躯干后伸法**　患者俯卧位，双上肢位于躯干的两侧，双下肢伸直。术者位于患者的一侧，一手位于其腰后部固定，另一手位于其胸前用力使躯干做后伸运动。动度由小逐渐加大，反复进行数次结束。每组后伸 5~10 次，每日 2~3 组（图 8-27）。

躯干后伸时，是使脊柱后侧的椎间韧带、棘韧带、后纵韧带和脊柱两侧的背伸肌及伴行的神经、血管等组织的被动收缩，同时牵拉和伸展胸前的胸大肌、腹直肌等诸肌和伴行的神经及血管。

3．**躯干前屈后仰法**　患者取仰卧位，双上肢位于躯干的两侧，双膝伸直。术者位于患者的一侧，一手位于其髋关节的前侧按压固定，另一手位于其背后，用力将患者扶起坐住，而后再仰下。其动度由小逐渐加大，反复进行数遍，达到一定程度时结束。每屈仰为一次，每组 5~10 次，每日 2~3 组（图 8-29）。

前屈使躯干前侧的胸大肌、腹直肌、腹内外斜肌等组织被动收缩，同时牵拉和伸展躯干后侧的韧带和背伸肌，胸、背、腰、骶筋膜，伴行的神经及血管等。

后仰卧位时，使背后的韧带、背肌和其他纤维组织相对收缩，同时也相对地牵拉和伸展躯干前侧的胸大肌、腹肌和有关神经及血管。

4．**屈髋拉腰法**　患者与术者体位不变。术者将患者双膝双髋关节屈曲位，一手及前臂位于患者双膝关节的前下方下按，同时另一手位于其骶后部用力将臀部抬起。双手一按一抬动作要协调连贯，动度由小逐渐加大，反复进行数遍后结束。每屈拉为一次，每组 15~30 次，每日 2~3 组（图 8-30）。

屈髋抬臀时，使脊柱前侧椎间韧带、前纵韧带、腹直肌和髋关节前关节囊、韧带及伴行的神经、血管被动收缩，同时牵拉、伸展胸、背、腰、骶部的椎间韧带、棘上韧带、后纵韧带、脊柱两侧的背伸肌和腰、骶部筋膜及伴行的神经、血管等。

以上胸、腰、骶椎关节的 4 种被动锻炼方法，是根据脊柱的生理功能特点而进行的。在实施过程中，一定要根据脊柱关节的病情轻重和病理变化程度而进行，防止粗暴突猛造成新的损伤。每一种动作，都是针对关节附近和周围的韧带挛缩、肌肉萎缩、炎症的刺激和血水肿的机化、组织间相互粘连病变而进行的。通过关节的被动活动，扩大椎间间隙，椎体周围的组织间隙和椎体关节的活动范围。而脊柱各椎体关节不同方向的运动，加强了椎间韧带、椎管内的前后纵韧带、棘上韧带、棘间韧带和两侧诸肌的弹缩性和舒张力，同时牵拉撕脱开椎体间和两侧肌肉之间，韧带之间，肌肉与韧带之间，肌肉、韧带与神经、血管之间的粘连。起到解除压迫，加速血液循环，促进水肿和炎症的吸收作用。防止了因静止不动而造成水肿机化、钙化，导致组织间粘连和脊柱椎体关节的纤维性僵直，久之形成骨性强直。被动运动是治病防病的最佳锻炼方法，它为功能的改善和恢复起到积极有利的作用。

二、主动锻炼方法

1．**臂撑伸颈伸腰法**　患者取俯卧位，双肘屈曲位于肩的前侧，而双臂用力使双肘伸直，将躯干部撑起。同时患者头颈向后伸，做头颈和胸腰后伸运动。头颈和躯干后伸的动度由小逐渐加大，当后伸达到最大限度时反复进行数次结束。每组后伸 20～40 次，每日 2～3 组（图 8-35）。

臂撑头颈和胸腰后伸锻炼方法，是通过患者颈背腰部关节的主动活动和颈后及背伸肌的主动收缩，来加强关节、肌肉及韧带的功能。当头后伸时，是使颈部的韧带和肌肉主动收缩；而上臂将躯干撑起后伸时，使脊柱、棘上韧带和后纵韧带及肌肉被动收缩，同时牵拉脊柱前后纵韧带和胸前及腹前肌肉，使上述有关韧带和肌肉加强收缩性和伸展度。

2．**卧位躯干后伸法**　患者取俯卧位，双上肢伸直位于躯干的两侧，使头颈和躯干部做后伸运动。后伸的幅度由小逐渐加大，当达到最大限度时结束。每组后伸 10～20 次，每日 2～3 组（图8-36）。

胸腰后伸运动时，使脊柱、棘上韧带、椎间韧带、后纵韧带和两侧的肌肉及胸腰筋膜主动收

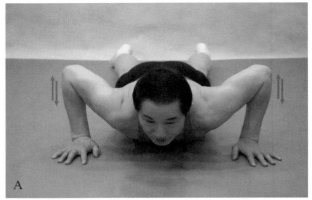

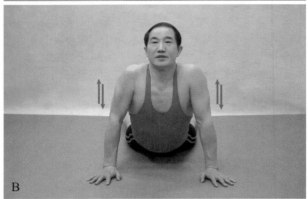

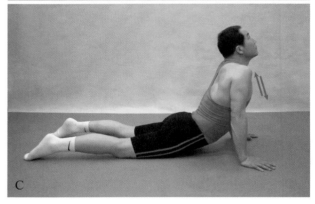

图 8-35　臂撑伸颈伸腰法

缩，同时牵拉脊柱前侧的颈前肌、胸肋关节和腹直肌等。

3．**六点支撑躯干屈伸法**　患者肘关节屈曲，双手、双膝和双足尖同时位于床面或地面上，双肘、双膝关节均为屈曲位，此时使头颈前屈低头，而臀部抬高后伸，双上肢用力支撑，患者使头向前上方伸展，同时挺胸、伸腰而臀部降到最大限度，做伸颈、挺胸、伸腰运动。其动度由小逐渐加大，当脊柱出现屈伸曲线时，反复数次再向相

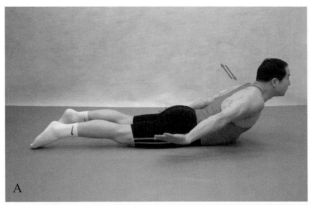

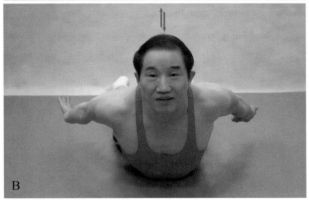

图 8-36 卧位躯干后伸法

反方向进行，使臀由低向后上方倾伸，同时使胸、腰、颈关节屈曲位，而胸、腰部关节后弓，头颈由高降到最低处，反复进行。其程度由小到大，达到最大限度时结束。每组屈伸各 5~10 次，每日 2~3 组（图 8-37）。

当伸颈、挺胸、伸腰时，使颈后部、胸腰部肌肉、韧带收缩，以及上下肢有关关节肌肉的配合，同时牵拉颈前肌肉和胸前及腹前部有关肌肉。而伸臀、后弓胸腰、屈颈是使腹肌、胸前肌、颈前部和韧带收缩，同时牵拉臀部肌，胸、腰、骶部筋膜，胸、颈后部肌肉、棘上韧带、椎间韧带和脊柱后纵韧带。

4. 抱腿摇滚法 患者取仰卧位，双膝关节屈曲位，使双手用力抱住双膝关节的后侧，将大腿屈曲高抬。达到最大高度时，患者再使双腿向下降落，同时患者头及躯干部抬起，像摇椅样来回摇动。其动度由小逐渐加大，当达到最大限度时结束。每仰起为一次，每组 15~30 次，每日 2~3 组（图 8-38）。

抱腿摇滚运动时，使脊柱前侧和上肢屈肌及大腿股四头肌主动收缩，同时牵拉脊柱后的韧带和肌肉。

5. 转膝拉腰法 患者俯卧位，双肘屈曲位于头前，胸、腰部肌肉尽量放松，双小腿抬起，双膝关节屈曲位，使双膝同时向一个方向旋转。转动的范围和角度由小逐渐加大，当转到最大限度时，再使双膝向相反方向旋转。其旋转的范围和角度同上，当达到本组的最大限度时结束。双膝旋转时，各方向旋转 20~40 圈为一组，每日 2~3 组（图 8-39）。

双膝旋转时，主要利用双膝关节不同方向的旋转来收缩、牵拉腰椎关节的韧带和腰后部肌肉及两侧的有关肌肉、韧带。

6. 甩腿拉腰法 患者取俯卧位，双肘屈曲位于头前方，双膝屈曲使双小腿抬起，同时向左右甩动，在双小腿向左右甩动的同时，患者腰部肌肉要放松。左右甩动的动度要根据病人腰、髋和双膝关节的病情轻重而由小逐渐加大，当达到最大限度时结束。每左右甩动为一次，每组 30~60 次，每日 2~3 组（图 8-40）。

双膝关节向左甩动时，使左髂腰肌、大腿外侧髂胫束、股二头肌收缩和右大腿的内收肌主动收缩，同时牵拉右侧髂腰肌、臀肌、右大腿外侧的髂胫束和左大腿内侧的内收肌。当双小腿向右甩动时，使右髂腰肌、臀肌、大腿外侧的髂胫束和左大腿的内收肌收缩，同时牵拉左侧髂腰肌、臀肌、大腿外侧的髂胫束和右大腿内侧的内收肌。

7. 摆髋扭腰法 患者取仰卧位，双上肢外展或位于头上方，双膝关节屈曲位，并双膝分开 40cm 左右，腰部放松，使双腿同时做内外收展摆动运动。左右摆动时要根据双髋关节病情程度由小逐渐加大，当达到最大限度时结束。每左右收展为一次，每组 30~60 次，每日 2~3 组（图 8-41）。

双髋关节向左摆动时，是左侧髂腰肌、臀肌、左大腿外侧的髂胫束和右大腿内侧的内收肌主动收缩，同时牵拉右髂腰肌、臀肌、右大腿外侧的髂胫束和左大腿内侧的内收肌。当双髋关节向右侧摆动时，是右侧的髂腰肌、臀肌、右大腿外侧的髂胫束和左大腿内侧的内收肌主动收缩，同时

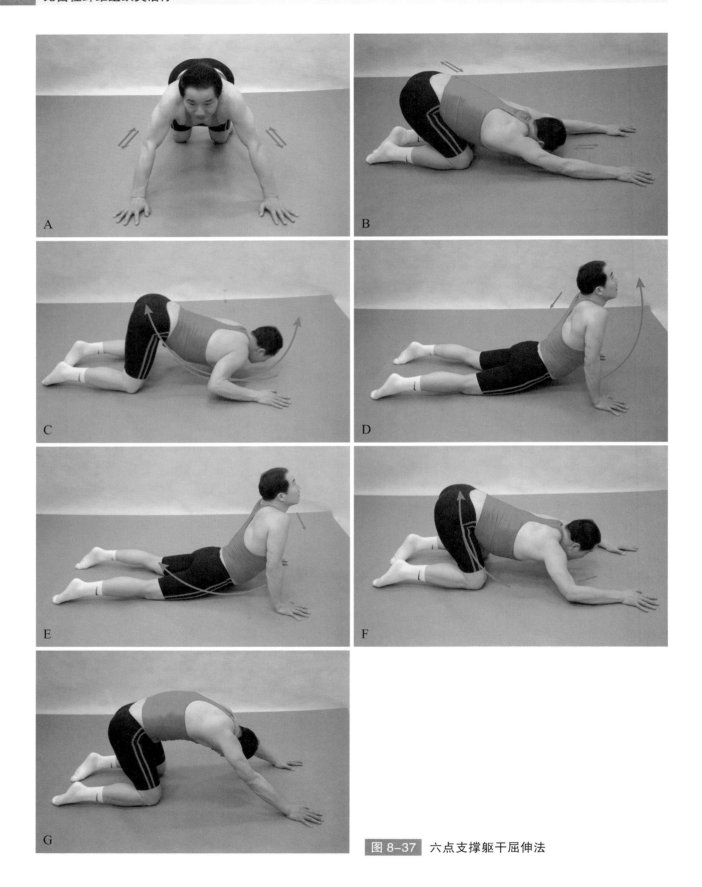

图 8-37 六点支撑躯干屈伸法

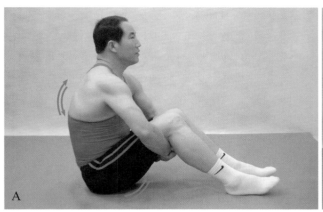
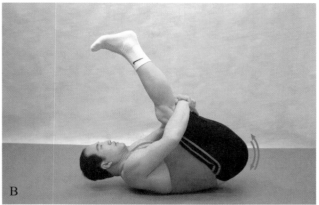

图 8-38 抱腿摇滚法

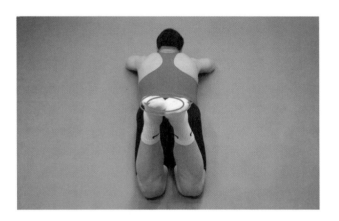

图 8-39 转膝拉腰法

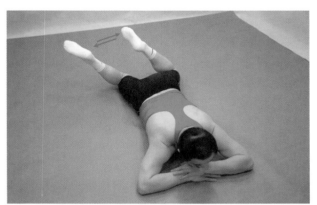

图 8-40 甩腿拉腰法

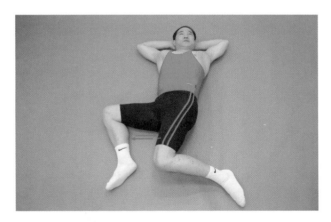

图 8-41 摆髋扭腰法

牵拉左侧髂腰肌、臀肌、左大腿外侧的髂胫束和右大腿内侧的内收肌。

8．甩臂扭腰法　患者取立位，双足分开与肩同宽，双上肢自然下垂。而使双上肢向左右甩动的同时，脊柱关节随着甩动左右扭转。动度由小逐渐加大，反复进行，当达到最大限度时结束。每左右为一次，每组 30～60 次，每日 2～3 组（图 8-42）。

甩臂扭腰运动时，主要通过双上肢的左右甩动，使脊柱各关节随着左右的甩动而左右扭转，同时使躯干不同部位的肌肉和韧带随着左右扭转而不停的收缩、牵拉，来加强肌肉弹性和扩大关节活动范围及活动角度。

9．躯干侧屈法　患者直立位，双足分开，双上肢自然下垂，使躯干向左右做侧屈运动。侧屈的动度由小逐渐加大，反复进行，当达到本组的最大限度时巩固数次结束。左右侧屈为一次，每组 30～60 次，每日 2～3 组（图 8-43）。

躯干向左侧屈时，是脊柱左侧韧带、背伸肌、背阔肌、腹肌和躯干左侧的有关肌肉收缩，同时

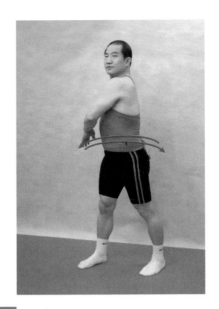

图 8-42 甩臂扭腰法

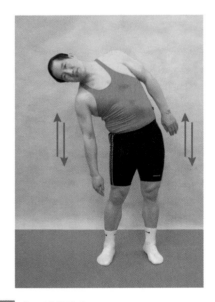

图 8-43 躯干侧屈法

动度由小逐渐加大，当达到本组的最大限度时结束。每组 20～40 次，每日 2～3 组（图 8-44）。

躯干后伸使棘上韧带、椎间韧带和脊柱两侧的背伸肌及其他有关肌肉的收缩，同时牵拉脊柱前纵韧带、椎间韧带、胸前部诸肌和腹直肌等。

11．**躯干前屈法** 患者立位，双足分开，使躯干向前做屈曲运动。屈曲的动度由小逐渐加大，反复进行，当达到本组的最大限度时巩固数次结束。每组 5～10 次每日 2～3 组（图 8-45）。

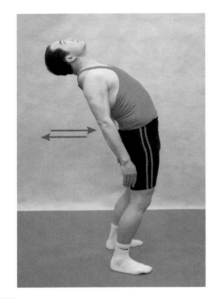

图 8-44 躯干后伸法

牵拉躯干左侧的韧带、背伸肌、背阔肌、髂腰肌和腹肌等有关肌肉。当躯干向右侧屈时，是脊柱右侧的韧带、背伸肌、背阔肌、髂腰肌和腹肌以及其他有关的肌肉收缩，同时牵拉躯干左侧的韧带、背伸肌、背阔肌、髂腰肌、腹肌和其他相关肌肉。

10．**躯干后伸法** 患者立位，双足分开，双手位于髂后部，使头和躯干部向后挺伸。后伸的

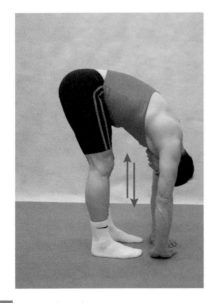

图 8-45 躯干前屈法

躯干前屈时，是脊柱前侧的韧带、椎间韧带和胸前及腹部诸肌的收缩，同时牵拉脊柱后的韧带和脊柱两侧的背伸肌及躯干部其他诸肌。

12. **躯干斜屈法** 患者立位，双足分开，躯干前屈向左右做斜屈运动。向左右斜屈时，双膝关节要伸直，不要屈曲。斜屈的动度和角度由小逐渐加大，当达到最大限度时巩固数次结束。每左右为一次，每组 20~40 次，每日 2~3 组（图 8-46）。

脊柱向左斜屈时，是躯干前侧的韧带、腹直肌、腹内外斜肌和左侧的髂腰肌以及背阔肌收缩，同时牵拉脊柱后的韧带、右侧的背伸肌、背阔肌、髂腰肌和腹内外斜肌。当向右侧斜时，是前右侧的韧带、胸前和腹部诸肌、背阔肌、髂腰肌及腹内外斜肌的收缩，同时牵拉左侧的韧带、背伸肌、背阔肌、髂腰肌和腹内外斜肌等。

13. **挺胸弓腰法** 患者取立位，双足分开，双膝做屈曲位，躯干中立位，使躯干向前向上和后方倾伸，同时使髋关节和腹部向前挺伸，而臀向后伸，腰部后弓、胸部向前倾。以上挺腹、伸臀、屈胸法的动作要连贯，协调一致。其动度由小逐渐加大，当达到最大限度时再向相反方向做伸臀、弓腰、挺胸运动。其动作与上相同，反复进行结束。每组 10~20 次，每日 2~3 组（图 8-47）。

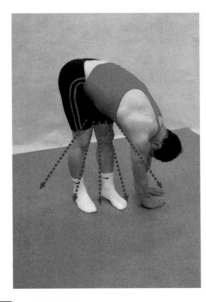

图 8-46 躯干斜屈法

以上伸髋、挺腹、屈胸法和伸臀、弓腰、挺胸脊柱屈伸运动，通过脊柱不同动作的活动，使棘突上、椎体间韧带和前后纵韧带及躯干部前后诸肌的收缩、牵拉，来加强韧带、肌肉的弹缩性和伸展度，扩大关节间隙，加大肌肉和关节的活动范围，防止脊柱关节强直。

14. **腰臀旋转法** 患者取立位，双足分开，双肘屈曲，双手叉腰位于双髂骨的后部，而后使臀部做划圈旋转运动。旋转运动时，臀部的旋转方向与躯干相反，旋转的范围与角度由小逐渐加大，反复进行，当达到最大限度时，再使臀向相反方向旋转，其范围、角度和旋转的程度同上。每组各方向旋转 20~40 圈，每日 2~3 组（图 8-48）。

以上 14 种不同的手法对躯干部的治疗，是根据胸、腰、骶关节的生理的需要，同时针对躯干部关节韧带和肌肉的病理变化，而总结出的科学、合理、有效的主动功能锻炼方法。病人通过忍痛坚持主动活动，经对不同关节和不同部位韧带及肌肉的牵拉收缩，使关节及周围的纤维组织的间隙加大，活动范围及伸展度扩大，弹缩性加强。解除脊柱小关节突绞锁和关节间及关节各组织间的紊乱，缓解躯干部各纤维组织的痉挛。同时通过反复频繁的不同运动，使韧带和肌肉各纤维组织不断的收缩、舒张和牵拉，来扩大关节活动范围，撕脱关节与关节间、关节与韧带间、韧带与韧带间、韧带与肌肉间、肌肉或肌腱与神经鞘膜束间、各纤维组织与血管间的粘连，解除关节、关节周围、韧带周围、肌肉周围和神经血管周围相互机化粘连所形成的压迫，扩大关节和各组织间的间隙，理顺了组织关系，加强、调节、改善和恢复躯干部关节的稳固、平衡性及关节周围纤维组织的协调性，并且通过不断有效的主动活动，可加速关节周围各组织的血液循环和新陈代谢，促使关节和各纤维组织水肿及炎症的吸收，同时防止脊柱关节相互间水肿和炎症的机化、钙化、韧带、肌肉挛缩、萎缩，纤维性及骨性关节强直，达到肌肉和关节功能改善和恢复的目的。

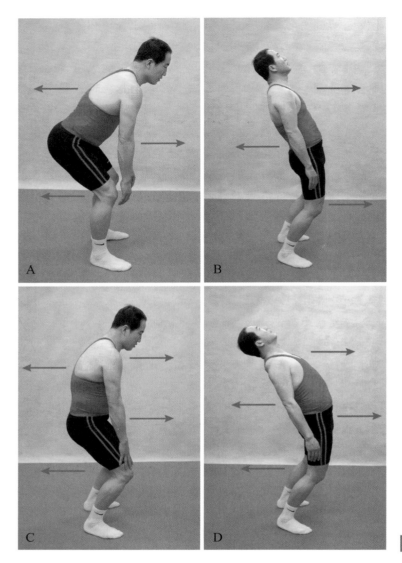

图 8-47 挺胸弓腰法

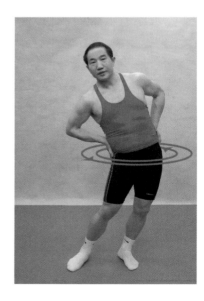

图 8-48 腰臀旋转法

第 9 章　下肢部治疗

第一节　下肢应用解剖

一、下肢骨

（一）下肢带

1. 髋骨（图 9-1）　为扁板状的骨块，位于躯干下端的两侧，由髂骨、坐骨及耻骨三部组成。幼年时三骨彼此分离；成年后各骨在髋臼处相互愈合。

（1）髂骨：位于髋骨的上部。呈长方形，可分为髂体、髂骨翼、两面及三缘。

髂体位于髂骨的下部，构成髋臼的上半部。髂骨翼为髂骨上部宽广的部分。

下缘称为髂嵴，呈 S 状弯曲。其前端向前下方突出，称为髂前上棘，为腹股沟韧带及缝匠肌的附着部；髂嵴的后端突向后下方，称为髂后上棘，有骶结节韧带、骶髂后长韧带及多裂肌附着。

前缘上方起自髂前上棘，下达髋臼的边缘；下部形成一隆起，称为髂前下棘，为股直肌的附着部。

后缘上方起自髂后上棘，向下移行于坐骨体的后缘。上部形成一锐薄的突起，称为髂后下棘，有骶结节韧带附着；下部构成坐骨大切迹的上半部。

外侧面有前、下、后三条粗线，均为臀肌的附着部。前方的最长，称为臀前线，下方的称为臀下线，后方的最短，称为臀后线。

内侧面的前部光滑而凹陷，称为髂窝，构成大骨盆的后外侧壁；后部有粗糙的耳状关节面，称为耳状面，与骶骨的耳状面相关节。

（2）坐骨：位于髋骨的后下部，可分为坐骨体、坐骨上支及下支。

坐骨体为坐骨上部肥厚的部分，构成髋臼的后下部。

坐骨上支位于坐骨体的下方。前缘形成闭孔的后界。后缘形成一深切迹，称为坐骨小切迹。坐骨上支的下端向前移行于坐骨下支。

坐骨下支自坐骨上支的下端弯向前上内方。上缘构成闭孔的下界。其前端移行于耻骨下支。

（3）耻骨：位于髋骨的前下部。分为耻骨体、耻骨上支及下支。

耻骨体连接髂体与坐骨体，构成髋臼的前下部。与髂体的愈合处，骨面粗糙而隆起，称为髂耻隆起。

耻骨上支自耻骨体水平伸向前内下方，内侧端移行于耻骨下支。

耻骨下支自耻骨上支的内侧端，向下弯曲。前面为短收肌、长收肌及闭孔外肌的附着部。

（4）髋臼：为髋骨外侧面中部的半球形深窝，由髂体、坐骨体及耻骨体构成，与股骨头相关节。髋臼的中央称为髋臼窝。窝的周围有半月形关节面，称为月状面。

2. 骨盆　由左右髋骨、骶骨及尾骨构成，有保护盆腔器官及传递重力的作用。可分为上部的大骨盆及下部的小骨盆，其间以界线为界（图 9-2）。

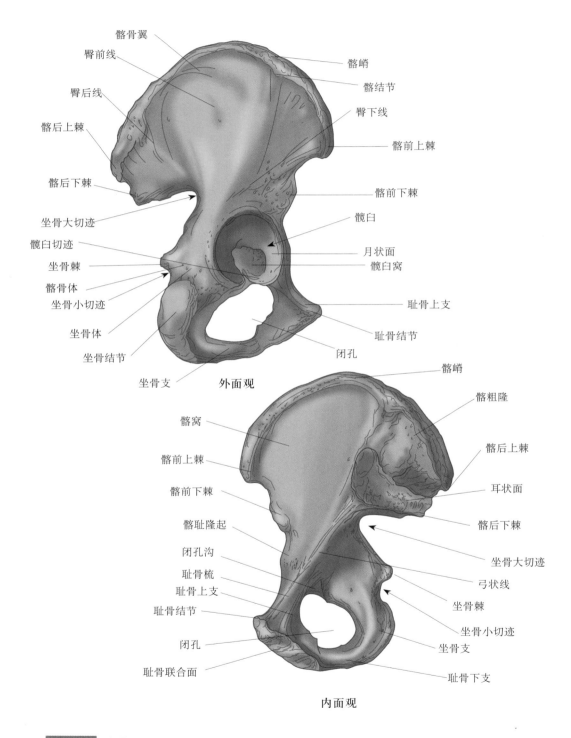

髂骨翼　　　　　　　　　　　　髂嵴
臀前线　　　　　　　　　　　　髂结节
臀后线　　　　　　　　　　　　臀下线
髂后上棘　　　　　　　　　　　髂前上棘
髂后下棘　　　　　　　　　　　髂前下棘
坐骨大切迹　　　　　　　　　　髋臼
髋臼切迹　　　　　　　　　　　月状面
坐骨棘　　　　　　　　　　　　髋臼窝
髂骨体
坐骨小切迹　　　　　　　　　　耻骨上支
坐骨体　　　　　　　　　　　　耻骨结节
坐骨结节　　　　　　　　　　　闭孔
坐骨支　　　　　　**外面观**

髂嵴
髂粗隆
髂窝　　　　　　　　　　　　　髂后上棘
髂前上棘　　　　　　　　　　　耳状面
髂前下棘　　　　　　　　　　　髂后下棘
髂耻隆起　　　　　　　　　　　坐骨大切迹
闭孔沟　　　　　　　　　　　　弓状线
耻骨梳　　　　　　　　　　　　坐骨棘
耻骨上支　　　　　　　　　　　坐骨小切迹
耻骨结节　　　　　　　　　　　坐骨支
闭孔　　　　　　　　　　　　　耻骨下支
耻骨联合面

内面观

图 9-1　**髋骨**

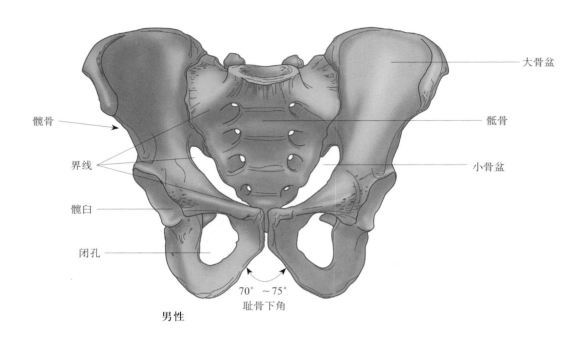

髋骨

界线

髋臼

闭孔

大骨盆

骶骨

小骨盆

70°～75°
耻骨下角

男性

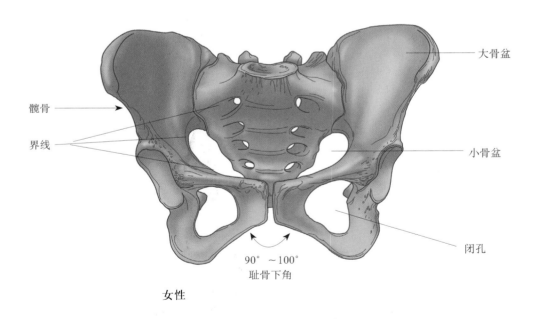

髋骨

界线

大骨盆

小骨盆

闭孔

90°～100°
耻骨下角

女性

图 9-2 骨盆

（二）游离下肢骨

1. 股骨（图 9-3）

（1）上端：由股骨头、股骨颈、大转子和小转子构成。

股骨头膨大呈球形，向内上方并稍向前方，有光滑的关节面，与髋臼相关节。头的中央稍靠下侧，有一小窝，称为股骨头凹，为股骨头韧带的附着部。

股骨颈为股骨头下侧较细的部分，呈长方形，向前内上方。上缘向下方移行于大转子；下缘向外下方移行于小转子。

大转子为方形隆起，位于体与颈连接处的外侧。外侧面有一条自后上方斜向前下方的微嵴，为臀中肌的附着部。内侧面有一深窝，称为转子窝，有闭孔外肌腱附着。大转子上缘为梨状肌的附着部。

小转子为圆锥形的突起，位于颈与体连接处

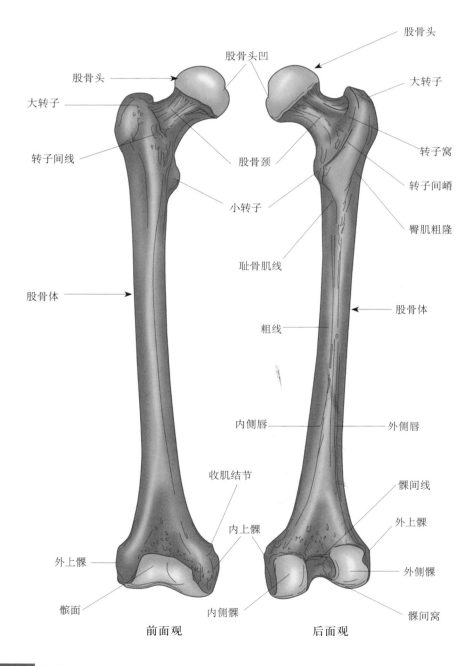

前面观　　　　　　　　后面观

图 9-3 股骨

的后内侧，前面为腰大肌的附着部。

（2）股骨体：上部呈圆柱形，下部逐渐呈三棱柱形。前面圆隆而光滑。后面的中部有一条纵嵴，称为股骨嵴。此嵴分为内侧唇及外侧唇。二唇向上方逐渐分开，外侧唇终于一粗糙部，称为臀肌粗隆。

（3）下端：膨大，有内外2个髁状突，称为内侧髁与外侧髁。两髁的前面、后面及下面均为光滑的关节面，其中，前面的关节面相连而成髌面，与髌相关节。

2．髌骨（图9-4）为人体内最大的籽骨。全骨扁平，呈三角形，位于膝关节前方的股四头肌腱中。前面有许多血管孔。后面光滑，称为关节面，由一纵行钝嵴，分此面为内外二部。外侧部宽阔；内侧部狭窄，与股骨下端的髌面相关节。髌骨的上缘称为髌底，有股四头肌腱附着。

3．胫骨

（1）上端：膨大，内外两侧突出，称为内侧髁与外侧髁。两髁上面，均有凹陷的卵圆形关节面，称为上关节面，与股骨的同名髁相关节。

（2）胫骨体：前缘自胫骨粗隆的外侧缘，弯向内下方，终于内踝的前缘。内侧缘起于内侧髁的后面，向下达内踝的后缘，上部有膝关节胫侧副韧带及比目鱼肌附着。

（3）下端：膨大呈四角形。前面的上部圆隆；下部粗糙而微凹，为踝关节囊的附着部。后面有内外二条沟，内侧沟称为踝沟，有胫骨后肌腱及趾长屈肌腱经过；外侧沟则通过蹈长屈肌腱。外侧面有一切迹，称为腓骨切迹，与腓骨下端相接。内侧面向下发出一短突，称为内踝。内踝的外侧

面光滑，称为踝关节面，与距骨相关节；内踝的内侧面凸隆，向上移行于胫骨体的内侧面；内踝的下缘有一切迹，为踝关节三角韧带的附着部。胫骨下端的下面为下关节面，与距骨相关节。

4．腓骨 为细长的管状骨，居小腿的外侧。

（1）上端：略膨大，称为腓骨小头。小头的内侧面，有圆形的关节面，称为小头关节面，与胫骨外侧髁相关节。小头的外侧面有一粗隆，为股二头肌及膝关节腓侧副韧带的附着部。小头的顶部呈结节状，称为腓骨小头尖，有肌及韧带附着。

（2）腓骨体：前嵴自小头的前面，向下达外踝的后缘，为腓骨前肌间隔的附着部。骨间嵴向上与前嵴相合，向下与内侧嵴相接，有小腿骨间膜附着。内侧嵴起于小头的内侧，向下移行于外踝的前缘。外侧嵴自小头的后面。

（3）下端或外踝：内侧面的前上部，有微凹的三角形关节面，称为踝关节面，与距骨相关节；后下部有一窝，为胫腓横韧带与距腓后韧带的附着部（图9-5）。

5．足骨（图9-6、图9-7）

（1）跗骨：共有7块，分为近侧及远侧二列。近侧列有距骨、跟骨及足舟骨；远侧列有第1、第2、第3楔骨及骰骨。

①距骨：位于胫、腓骨与跟骨之间。

距骨头为距骨前端呈圆形的部分，斜向前内下方。前面有一关节面，称为舟骨关节面，与舟骨相关节；内下部称为跟骨中关节面，与跟骨相关节；介于上述两部之间的称为跟骨前关节面。

距骨体的上面与胫骨相接。下面有一凹陷的

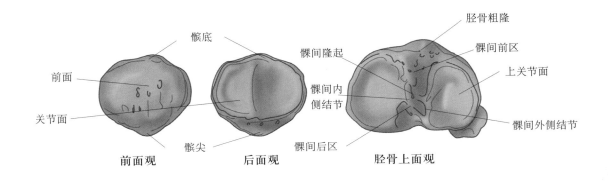

图9-4 髌骨

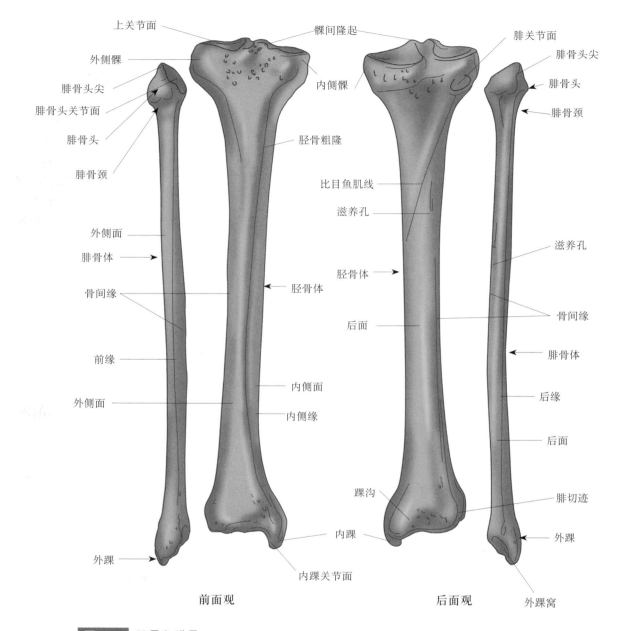

图 9-5 胫骨和腓骨

菱形的关节面，称为跟骨后关节面，与跟骨相关节。内侧面的上部，有半月形的关节面，称为内踝关节面，与内踝相关节；内侧面的下部为踝关节三角韧带深层纤维的附着部。外侧面有三角形的关节面，称为外踝关节面，与外踝相关节。

②跟骨：为足骨中最大的，位于距骨的下方。跟骨后部称为跟骨体，体的后端突出，称为跟结节。跟骨上面的中部有卵圆形凸隆的关节面，称为后关节面，与距骨体的跟骨后关节面相关节。

③足舟骨：介于距骨头与三块楔骨之间。前面凸隆由二条微嵴分成 3 个关节面，分别与 3 个楔骨相关节。

④楔骨：有 3 个，均呈楔形，位于足舟骨与第 1、2 及第 3 距骨之间。

第 1 楔骨：最长。前面有肾形的关节面，与第 1 距骨底相关节。后面凹陷有梨形关节面，与舟骨相关节。

第 2 楔骨：最短，在第 1 楔骨的外侧。前面

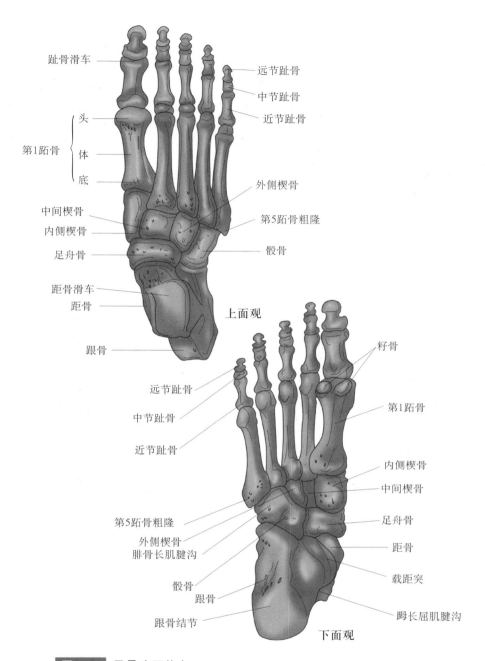

趾骨滑车
头
第1跖骨 体
底
中间楔骨
内侧楔骨
足舟骨
距骨滑车
距骨
跟骨

远节趾骨
中节趾骨
近节趾骨
外侧楔骨
第5跖骨粗隆
骰骨

上面观

远节趾骨
中节趾骨
近节趾骨

籽骨

第1跖骨

内侧楔骨
中间楔骨
足舟骨
距骨
载距突
姆长屈肌腱沟

第5跖骨粗隆
外侧楔骨
腓骨长肌腱沟
骰骨
跟骨
跟骨结节

下面观

图 9-6 足骨（正位）

有平滑的关节面，与第 2 跖骨底相关节。后面有三角形凹陷的关节面，与舟骨相关节。沿内侧面的上缘及后缘，有一关节面，与第 1 楔骨相关节。

第 3 楔骨：介于第 2 楔骨与骰骨之间。前后二面均有三角形的关节面，分别与第 3 跖骨及舟骨相关节。

⑤骰骨：呈不规则的立方形，居足的外侧缘。前面由一垂直的微嵴分为内外二部，分别与第 4

及第 5 跖骨底相关节。后面近似四角形，有鞍状的关节面，与跟骨相关节。

⑥跖骨：为短管状骨，共有 5 个，位于跗骨与趾骨之间。各跖骨的后端呈楔形，称为底。底的后面与跗骨相关节；两侧与相邻的跖骨相关节；上下面为韧带的附着部。跖骨的前端称为小头，有凸隆的关节面，与第 1 趾骨底相关节。小头的两侧微凹，周围呈结节状，为跖趾关节副韧带的

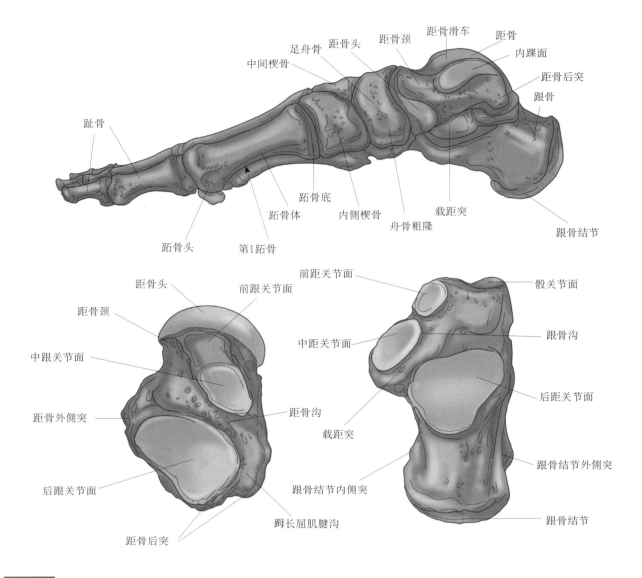

图 9-7 足骨侧（侧位）

附着部。小头与底之间的部分，称为体。体的上面及内外二面均有肌附着。

⑦趾骨：总数为 14 个，除姆趾为二节外，其他均为三节。每节趾骨与指骨相似，也分为趾骨底、趾骨体及趾骨滑车三部。

第 1 节趾骨最长。底的后面有卵圆形凹陷的关节面，与距骨小头相关节。远侧端呈滑车状，中部凹陷，两侧凸隆，接第 2 节趾骨底。体扁细。

第 2 节趾骨短小。底有 2 个凹陷的关节面，与第 1 节趾骨相关节。趾骨滑车接第 3 节趾骨。

第 3 节趾骨的底较宽，接第 2 节趾骨。下面粗糙，称为甲粗隆。

二、下肢骨的连结

包括下肢带的连结与游离下肢骨的连结两种。

（一）下肢带的连结

1. 骶髂关节　由髂骨的耳状面与骶骨的耳状面构成。

（1）关节囊：很紧张，附着于关节面的周缘。

（2）骶髂关节的韧带

①骶髂前韧带：位于关节的前面，连结骶骨骨盆面的侧缘与髂骨的附关节沟之间。

②骶髂后短韧带：起自髂粗隆、髂骨耳状面后部和髂后下棘，止于骶外侧嵴和骶关节嵴；浅层称为骶髂后长韧带，自髂后上棘，达第 2 至第 4 骶椎的关节突，外侧与骶结节韧带相连，内侧接腰背筋膜。

③骶髂骨间韧带：连结髂骨粗隆与骶骨粗隆之间，由纵横交错的短纤维构成，填充于关节囊的上方与后方。

2. 髋骨与脊柱的韧带联合 主要连结髋骨与坐骨和髂骨与腰椎之间，有骶结节韧带、骶棘韧带和髂腰韧带。

（1）骶结节韧带：位于骨盆的后下部。起自髂后下棘、骶骨下部的外侧缘和尾骨的岬部，斜向外下方，经骶棘韧带的后方，止于坐骨结节的内侧缘，有一部分纤维则呈钩状，继续延伸至坐骨下支，称为镰突。

（2）骶棘韧带：位于骶结节韧带的前方。起自骶骨和尾骨的外侧缘，向外方与骶结节韧带交叉后，止于坐骨棘。

（3）髂腰韧带：起自第 5 腰椎横突前面、横突尖部的后面及第 4 腰椎横突的前面和下缘，呈放射状止于髂嵴的内唇。

（4）骶腰韧带：为髂腰韧带的一部分，起自第 5 腰椎体与横突，止于髂窝与骶骨底（图 9-8）。

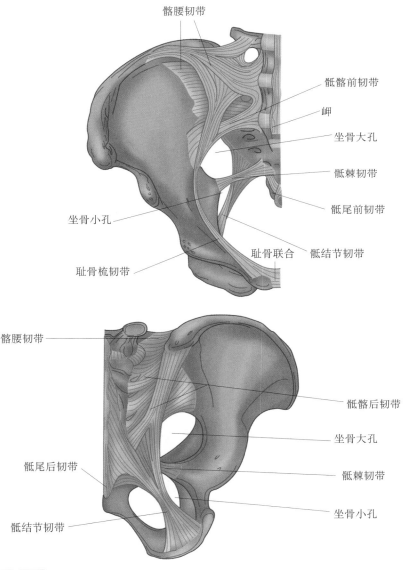

髂腰韧带
骶髂前韧带
岬
坐骨大孔
骶棘韧带
骶尾前韧带
坐骨小孔
耻骨梳韧带
耻骨联合
骶结节韧带

髂腰韧带
骶髂后韧带
坐骨大孔
骶尾后韧带
骶棘韧带
坐骨小孔
骶结节韧带

图 9-8 骶腰韧带

（二）游离下肢骨的连结

1. 髋关节　由股骨头与髋臼构成（图9-9）。

（1）关节囊：于髋臼处，起自髋臼的周缘与髋臼横韧带。在股骨上，前后面分别附着于转子间线与转子间嵴的内侧；上下方则分别止于大转子和小转子附近。

（2）髋关节的韧带

①髂股韧带：位于关节囊的前面。上方起自髂前下棘的下方，向外下方呈扇形分散，止于股骨的转子间线。

②耻骨囊韧带：起自髂耻隆起、耻骨上支、闭孔嵴及闭孔膜，斜向外下方，移行于关节囊及髂股韧带的内侧部。

③坐骨囊韧带：位于关节的后面，起自髋臼的后部与下部，向外上方，经股骨颈的后面，一部分纤维移行于轮匝带；另一部分则附着于股骨大转子的根部。

④轮匝带：由关节囊纤维层的环形纤维构成，环绕股骨颈的中部。其外侧部肥厚，略向关节腔突出。此韧带有一部分纤维分别与耻骨囊韧带及坐骨囊韧带愈合，但不直接附着在骨面上。

⑤股骨头韧带：为关节囊内扁平的三角形纤维带。基底部附着于髋臼横韧带及髋臼切迹两侧；尖部连结股骨头凹的前上部。

⑥髋臼横韧带：也在关节囊内，呈桥状横跨髋臼切迹的两端，二者围成一孔，有血管和神经通过。此韧带与关节囊及股骨头韧带愈合。

（3）髋臼唇：由纤维软骨构成。基底部附着

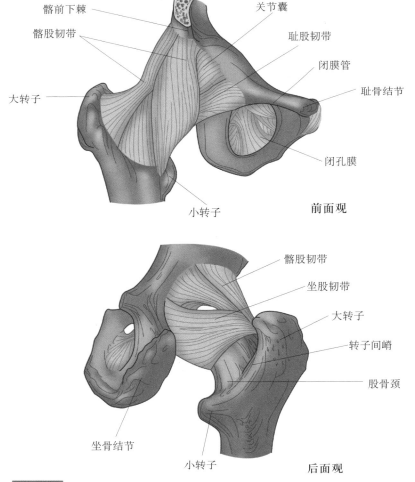

前面观

后面观

图 9-9　髋关节 - 韧带

于髋臼的周缘和髋臼横韧带;游离缘锐薄而紧缩;外侧面凸隆;内侧面凹陷而光滑。

2. 膝关节 为人体中较大而复杂的关节,由三部分构成:即股骨的内、外侧髁与半月板的上面;胫骨的内、外侧髁与半月板的下面,及股骨的髌面与髌的关节面直接(图 9-10 至图 9-12)。

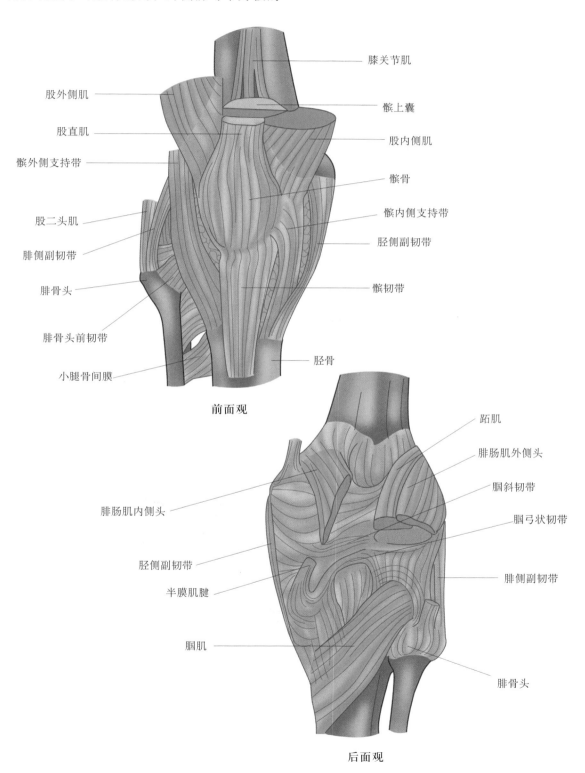

膝关节肌
髌上囊
股内侧肌
髌骨
髌内侧支持带
胫侧副韧带
髌韧带
胫骨

股外侧肌
股直肌
髌外侧支持带
股二头肌
腓侧副韧带
腓骨头
腓骨头前韧带
小腿骨间膜

前面观

跖肌
腓肠肌外侧头
腘斜韧带
腘弓状韧带
腓侧副韧带
腓骨头

腓肠肌内侧头
胫侧副韧带
半膜肌腱
腘肌

后面观

图 9-10 膝关节(一)

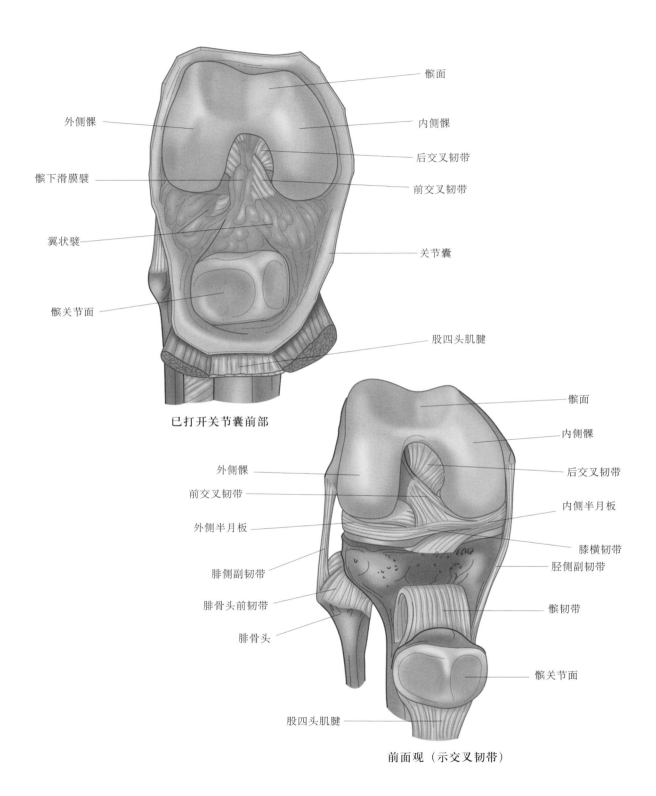

髌面

内侧髁

外侧髁

后交叉韧带

髌下滑膜襞

前交叉韧带

翼状襞

关节囊

髌关节面

股四头肌腱

已打开关节囊前部

髌面

内侧髁

外侧髁

后交叉韧带

前交叉韧带

内侧半月板

外侧半月板

膝横韧带

腓侧副韧带

胫侧副韧带

腓骨头前韧带

髌韧带

腓骨头

髌关节面

股四头肌腱

前面观（示交叉韧带）

图 9-11 膝关节（二）

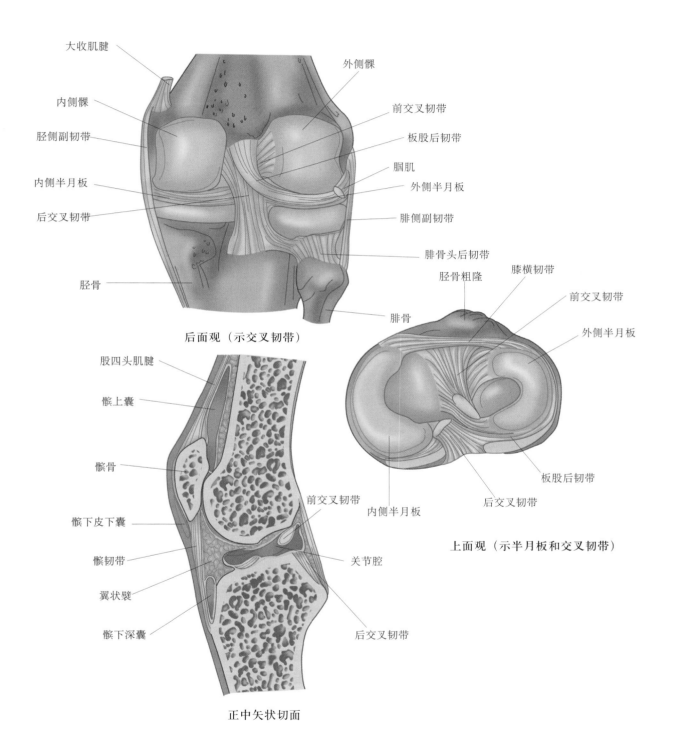

大收肌腱

内侧髁

胫侧副韧带

内侧半月板

后交叉韧带

胫骨

外侧髁

前交叉韧带

板股后韧带

腘肌

外侧半月板

腓侧副韧带

腓骨头后韧带

腓骨

后面观（示交叉韧带）

股四头肌腱

髌上囊

髌骨

髌下皮下囊

髌韧带

翼状襞

髌下深囊

前交叉韧带

关节腔

后交叉韧带

正中矢状切面

胫骨粗隆

膝横韧带

前交叉韧带

外侧半月板

板股后韧带

后交叉韧带

内侧半月板

上面观（示半月板和交叉韧带）

图 9-12 膝关节（三）

179

（1）关节囊：关节囊的纤维层，上方起自股骨两髁关节面的周缘与髁间窝的后缘，向下止于髌的上面及其内外两缘和胫骨两髁的前缘；外侧与腘肌腱相连；内侧与胫侧副韧带愈合。纤维层的一部分深层纤维，与半月板的周缘及邻近的胫骨两髁边缘相连，称此连结为冠状韧带。

（2）膝关节的半月板：分为内侧半月板与外侧半月板，均由纤维桡骨构成，分别位于胫骨内侧髁与外侧髁的关节面上。内、外侧半月板的外侧缘肥厚而凸隆，借冠状韧带与胫骨两髁的周缘相连；内缘锐薄而凹陷；上面光滑而微凹，与股骨的两髁相接；下面平坦，覆盖在胫骨两髁的关节面上。

（3）膝关节的韧带

①髌韧带：位于关节囊的前部，为股四头肌腱延续的部分。上方起自髌尖和髌关节面的下方，向下止于胫骨粗隆及胫骨前嵴的上部；其内外两缘分别移行于髌内侧支持带。

②髌内侧支持带：为股内肌肌腱的一部分。起自股内肌肌腱及髌底，沿髌韧带的内侧向下，止于胫骨上端的内侧面。

③髌外侧支持带：为股外肌肌腱的一部分。起自股外肌肌腱及髌底，沿髌韧带的外侧向下，止于胫骨上端的外侧面。此韧带的外侧与髂胫束愈合。

④腘斜韧带：位于关节的后面，为半膜肌肌腱的延续部分。起自胫骨内侧髁，沿关节囊的后部斜向外上方，止于股骨外上髁。有一部分纤维与关节囊后部的纤维愈合。

⑤腘弓韧带：位于关节的后外侧。起自腓骨小头后面，斜向后上方，分为前后两部，前部与腓肠肌的外侧头愈合；后部则附着于胫骨髁间后窝的后缘。

⑥胫侧副韧带：位于关节的内侧。上方起自股骨内上髁，向下止于胫骨内侧髁及胫骨体的内侧面。韧带的前部与髌内侧支持带愈合，与关节囊之间有黏液囊相隔，后部则与关节囊及内侧半月板愈合。

⑦腓侧副韧带：位于关节的外侧。上方起自股骨外上髁，向下止于腓骨小头外侧面的中部。此韧带与关节囊之间有疏松结缔组织；与半月板

之间，以腘肌腱相隔，二者不直接相连。

⑧膝交叉韧带：位于关节囊内，为连结股骨与胫骨之间的强韧韧带，可分为前后两条，彼此相互交叉。

⑨膝横韧带：横行连结两个半月板的前端。

⑩半月板腓侧韧带：起自外侧半月板的后缘，沿后交叉韧带的后方，斜向内上方，止于股骨内侧髁。

⑪半月板股骨前韧带：起自外侧半月板的后部，沿后交叉韧带的前方，斜向内上方，止于股骨内侧髁。

3．胫骨与腓骨的连结　可分为胫腓关节、小腿骨间膜及胫腓韧带联合。

（1）胫腓关节：由腓骨小头关节面与胫骨的腓骨关节面构成。关节囊附着于两骨关节面的周缘。关节腔有时通过腘肌囊与关节相通。关节囊的周围有腓骨小头韧带加强。此韧带分为前后二部：前部位于股二头肌腱的深部，起自腓骨小头前面，斜向内上方，止于胫骨外侧髁的前面；后部起自腓骨小头后面，斜向上方，止于胫骨外侧髁的后面。

（2）小腿骨间膜：连结胫腓二骨的骨间嵴之间。大部分纤维起自胫骨，斜向外下方，止于腓骨；小部分自胫骨，斜向外上方，达腓骨。

（3）胫腓韧带联合：由胫骨的腓骨切迹与腓骨下端的内侧面构成。两面均覆盖一层骨膜，并借下列的韧带紧密相连。

①外踝前韧带：位于胫腓二骨的前面。起自胫骨下端踝关节的边缘，斜向外下方，止于覆盖下端的前缘及附近的骨面上。

②外踝后韧带：连结胫、腓二骨下端的后面。前部与骨间韧带相连；下部愈合于胫腓横韧带。

③骨间韧带：由许多强韧的短纤维构成，连结胫腓二骨下端的相接面之间，向上移行于小腿骨间膜。

④胫腓横韧带：起自胫骨后面的下缘，斜向前外下方，止于外踝的内侧面。

4．足关节　包括距骨小腿关节、跗骨间关节、跗跖关节跖骨间关节、跖趾关节及趾关节6种（图9-13）。

（1）距骨小腿关节（踝关节）：由胫骨的下

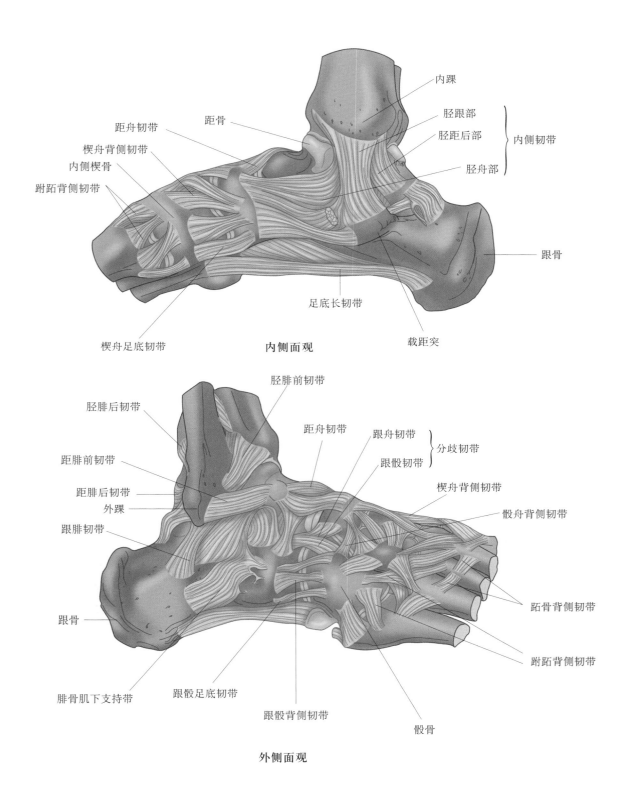

内侧面观

外侧面观

图 9-13 足的韧带

181

关节面、踝关节面和腓骨的踝关节面，与距骨的上面和内外踝关节面构成。关节囊上方起自胫骨下关节面和胫骨踝关节面的周缘，向下止于距骨滑车的半月及距骨颈的上面。关节囊的滑膜层，除被覆于纤维层的内面外，还沿胫腓二骨之间，达骨间韧带。有下列韧带附着。

①三角韧带：位于关节的内侧。上方起自内踝的前后缘及尖部，呈扇状向下止于跗骨。由于附着部不同，可分为以下四部：距胫后韧带，位于后部，止于距骨的内侧面及距骨后突内侧的小结节；跟胫韧带位于中部，起自内踝的尖部，向下止于跟骨的载距突；胫舟韧带位于前部，起自内踝的前面，止于舟骨粗隆与跟舟距侧韧带的内侧缘；距胫前韧带位于胫韧带的内侧，起自内踝前缘，止于距骨内踝关节面的前缘。

②距腓前韧带：位于关节的外侧，起自外踝的前缘，止于距骨外踝关节面的前方及距骨颈的外侧面。

③距腓后韧带：起自外踝后缘，止于距骨后突。

④跟腓韧带：起自外踝尖部的前方，止于跟骨外侧面中部的小结节。

（2）跗骨间关节：可分为距跟关节、距跟舟关节、跟骰关节、跗横关节、楔横关节、楔舟关节、楔骨间关节、舟骰关节与楔骰关节8种。关节周围主要有下列韧带附着。

①距跟前韧带：位于跗骨窦入口的后侧，连结距、跟二骨。

②距跟后韧带：起自距骨后突及踇长肌腱沟的下缘。止于跟骨后关节面的后侧。

③距跟内侧韧带：起自距骨后突的内侧，止于跟骨载距突的后部。

④距跟外侧韧带：位于跟腓韧带的前上方。起自距骨外突，止于跟骨的外侧面。

⑤距跟骨间韧带：位于跗骨窦内。起自跗骨窦的顶部，止于跟骨后关节面的前方。

⑥跟舟距侧韧带：起自跟骨载距突前缘，止于舟骨的下面和内侧面。

⑦分歧韧带：后方起自跟骨前关节面的外侧，向前分为内外二部。内侧部称为跟舟部，起自跟骨上面，止于舟骨的外侧面；外侧部称为跟骰部，向前附着于骰骨的上面。

⑧距舟韧带：起自距骨颈上面和外侧面，止于舟骨的上面。

⑨跟骰背侧韧带：连结跟、骰二骨的上面。

⑩跖长韧带：后部起自跟骨下面的跟结节内外侧突的前方，大部分纤维向前，附着于骰骨下面的锐嵴上；另一部纤维则向前内方，跨过骰骨的腓骨长肌腱沟，止于第2至第4跖骨底。

⑪跟骰跖侧韧带：起自跟骨下面前端的以下隆起，止于骰骨下面。

⑫舟楔背侧韧带：起自舟骨上面与骰舟背侧韧带之间，止于3个楔骨的上面。

⑬舟楔跖侧韧带：位于足的跖侧，连结舟骨的下面与3个楔骨下面之间。

⑭骰舟背侧韧带：起自舟骨的上面，止于骰骨上面。

⑮骰舟跖侧韧带：起自舟骨的下面，止于骰骨的内侧面及下面。

⑯骰舟骨间韧带：连结骰、舟二骨的相对面之间。其后部纤维可延伸至足跖下面，并斜向后外方，与跟骰距侧韧带愈合。

⑰楔骰背侧韧带：连结骰骨与第3楔骨上面之间。

⑱楔间背侧韧带：连结楔骨的上面之间。

⑲楔骰跖侧韧带：连结第3楔骨的尖部与骰骨的内侧面之间，后方与骰舟距侧韧带愈合。

⑳楔间跖侧韧带：连结第1楔骨底部与第2楔骨尖部之间。

㉑楔骰骨间韧带：位于第3楔骨与骰骨之间，连结两骨的相对面，与楔骰背侧及跖侧韧带愈合。

㉒楔骨间韧带：连结3个楔骨的相对面之间。

（3）跗跖关节：由3部分组成，分别位于第1楔骨前面与第1跖骨底之间，第2、第3楔骨前面与第2、第3跖骨底之间及骰骨前面与第4、第5跖骨底之间。关节周围有下列韧带。

①跗跖背侧韧带：由一些扁宽的纤维束组成，分别连结第1楔骨的外侧缘与第2跖骨底的内侧缘之间；第2楔骨与第2跖骨底之间；第3楔骨与第2至第4跖骨之间及骰骨与第4、第5跖骨底之间。

②跗跖跖侧韧带：为一强韧的纤维束，分别

连结第 1 楔骨与第 2、第 3 跖骨底之间及骰骨与第 4、第 5 跖骨底之间。

③楔跖骨间韧带：有 3 条，分别连结第 1 楔骨外侧面与第 2 跖骨底的内侧面之间；第 3 楔骨与第 2 跖骨底之间及第 3 楔骨与第 3、4 跖骨底之间。

（4）跖骨间关节：有 3 个，位于第 2 至第 5 跖骨底之间。有下列韧带。

①底背韧带：连结第 2 至第 5 跖骨底的上面。

②底跖侧韧带：连结第 2 至第 5 跖骨的下面。

③底骨间韧带：连结第 2 至第 5 跖骨底相对面的粗糙部。

（5）跖趾关节：由跖骨小头与第 2 节趾骨底构成。关节周围有下列韧带。

①副韧带：位于关节两侧。起自跖骨小头两侧的结节，止于第 1 节趾骨底的两侧及跖侧副韧带。

②小头横韧带：连结跖骨小头之间的下面，与跖侧副韧带愈合。

③跖侧副韧带：位于关节的下面，介于两侧副韧带之间，与跖骨连结较松，但紧密连结于趾骨、小头横韧带及副韧带。

（6）趾关节：共有 9 个，由远位趾骨底与近位趾骨滑车构成。有下列韧带。

①副韧带：位于关节两侧，连结近位趾骨滑车与远位趾骨底间。

②背侧韧带：为关节上面的膜状韧带，两侧与副韧带愈合。

③跖侧副韧带：为关节下面的纤维软骨板，两侧与副韧带愈合，与骨面之间有短纤维相连（图 9-14）。

三、下肢肌

（一）髋肌（图 9-15）

1．髋内肌（图 9-16）

（1）腰大肌：在脊柱腰部两侧。起自第 12 胸椎体、上 4 个腰椎体和椎间盘的侧面，止于股骨小转子。此肌可屈大腿并旋外，使躯干前屈。受腰丛的肌支支配。

（2）腰小肌：位于腰大肌的前面。上端起自第 12 胸椎及第 1 腰椎体的侧面，下端止于髂耻隆起。此肌使脊椎腰段趋向同侧，并紧张髂筋膜。受腰丛的肌支支配。

（3）髂肌：起自髂窝、髂筋膜、髂前下棘和骶骨翼。止于股骨小转子及髋关节囊。此肌可屈大腿并外旋。受腰丛的肌支支配。

（4）梨状肌：位于小骨盆的后壁。起自骶骨两侧部的盆面骶前孔外侧的部分。止于大转子尖端。此肌使大腿外旋并外展。受骶丛的肌支支配。

（5）闭孔内肌：位于小骨盆的侧壁。起自闭孔筋膜的内面及其周围的骨面。止于转子窝。此肌使大腿外旋。受骶丛的分支支配。

2．髋外肌（图 9-17）

（1）臀大肌：几乎占据整个臀部皮下。起自髂后上棘到尾骨尖之间的部位、髂骨背面、骶骨下部和尾骨的背面以及两骨之间的韧带、腰背筋膜和骶结节韧带，至股骨上部。止于股骨的臀肌粗隆。此肌可伸大腿并稍旋外，当大腿被固定时，则使骨盆向后倾斜，维持身体直立姿式。受臀下神经支配。

（2）阔筋膜张肌：位于大腿的前外侧。起自髂前上棘。止于胫骨外侧髁。有前屈大腿并稍旋内的作用。受臀上神经支配。

（3）臀中肌：起自臀前线以上、臀后线以前的髂骨背面。止于股骨大转子尖端的上面和外侧面。有使大腿旋内或旋内及使大腿外展的作用。受臀上神经支配。

（4）股方肌：位臀大肌的深侧。起自坐骨结节的外面，止于转子间嵴和大转子。有使大腿旋外的作用。受骶神经丛的分支支配。

（5）臀小肌：位臀中肌的深面。起自臀前线以下、臀臼以上的髂骨背面。止点和神经支配与臀中肌相同。

（6）闭孔外肌：起自闭孔膜外面和闭孔周围的耻骨和坐骨骨面，止于转子窝。有使大腿外旋的作用。此肌受闭孔神经支配。

（二）游离下肢肌

1．大腿肌（图 9-18）

（1）前浅群

①缝匠肌：位大腿前面及内侧面的皮下，为全身最长的肌肉。起自髂前上棘，止于胫骨粗隆。

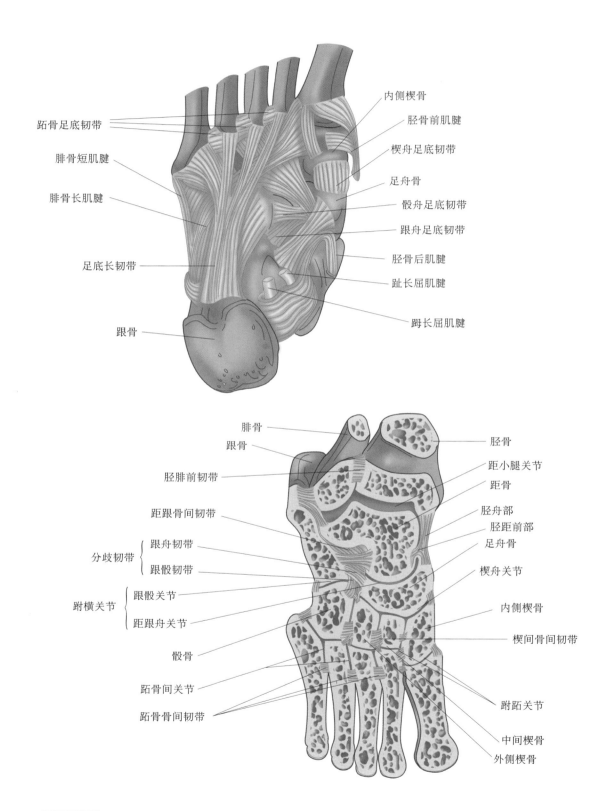

跖骨足底韧带
腓骨短肌腱
腓骨长肌腱
足底长韧带
跟骨

内侧楔骨
胫骨前肌腱
楔舟足底韧带
足舟骨
骰舟足底韧带
跟舟足底韧带
胫骨后肌腱
趾长屈肌腱
姆长屈肌腱

腓骨
跟骨
胫腓前韧带
距跟骨间韧带
分歧韧带 { 跟舟韧带 跟骰韧带 }
跗横关节 { 跟骰关节 距跟舟关节 }
骰骨
跖骨间关节
跖骨骨间韧带

胫骨
距小腿关节
距骨
胫舟部
胫距前部
足舟骨
楔舟关节
内侧楔骨
楔间骨间韧带
跗跖关节
中间楔骨
外侧楔骨

图 9-14 足底的韧带

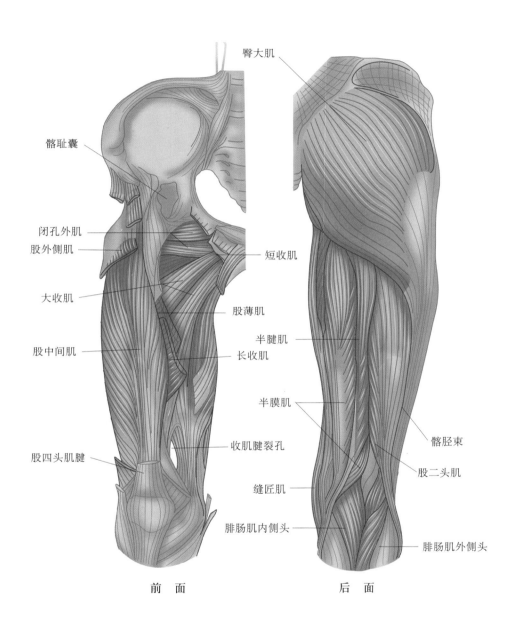

髂耻囊

臀大肌

闭孔外肌

股外侧肌

短收肌

大收肌

股薄肌

半腱肌

股中间肌

长收肌

半膜肌

髂胫束

收肌腱裂孔

股四头肌腱

股二头肌

缝匠肌

腓肠肌内侧头

腓肠肌外侧头

前　面

后　面

图 9-15 髋和大腿肌（一）

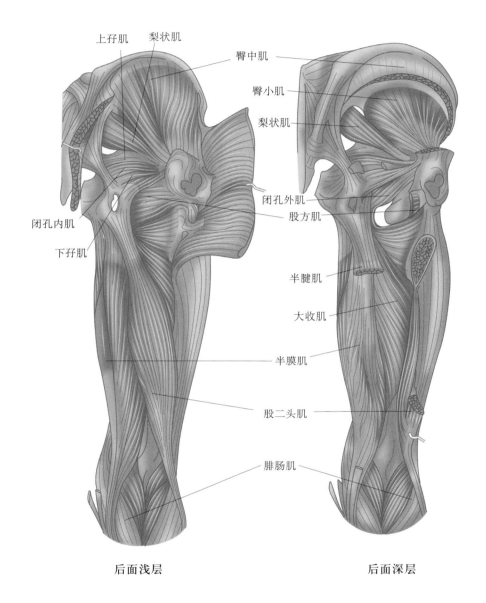

上孖肌　梨状肌

臀中肌

臀小肌

梨状肌

闭孔内肌

下孖肌

闭孔外肌

股方肌

半腱肌

大收肌

半膜肌

股二头肌

腓肠肌

后面浅层　　　　　　后面深层

图 9-16　髋和大腿肌（二）

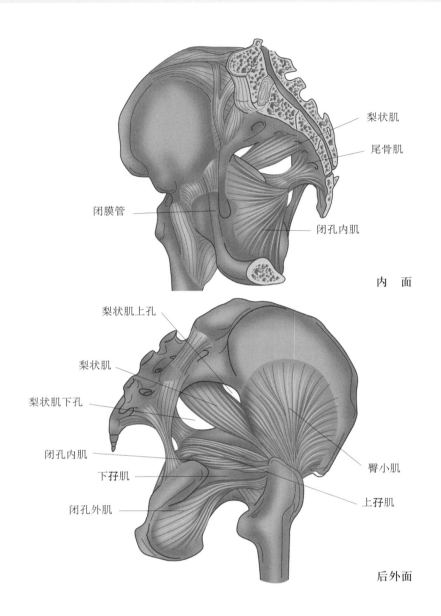

梨状肌

尾骨肌

闭膜管

闭孔内肌

内　面

梨状肌上孔

梨状肌

梨状肌下孔

闭孔内肌

下孖肌

闭孔外肌

臀小肌

上孖肌

后外面

图 9-17　髋和大腿肌（三）

有使大腿旋外、外展和前屈的作用。此肌受股神经的分支支配。

②股四头肌：为全身最大的肌肉，位大腿前面及外侧的皮下。起点由 4 个头组成，其中一个头起自髂前下棘，其余 3 个头均起自股骨。4 个头于股骨下端合成一扁腱，跨过膝关节前面止于胫骨粗隆。此肌为强大的小腿伸肌，股直肌还有前屈大腿的作用。受股神经的分支支配。

现将此肌的 4 个头分述于下。

股直肌：为股四头肌的中部肌束。起自髂前

下棘和髋臼上部，止于髌的上缘。

股外肌：位于大腿的外侧，股直肌和股间肌的外侧。起自股骨大转子根部，止于髌的外侧缘和上缘。

股内肌：位于大腿的前内侧。起自股骨粗线的内侧和内侧肌间隔，止于股四头肌腱及髌的内侧缘、髌上缘及膝关节囊。

股间肌：位于股直肌的深面。起自转子间线以下至股骨下 1/4 以上的股骨前面，止于髌的上缘。

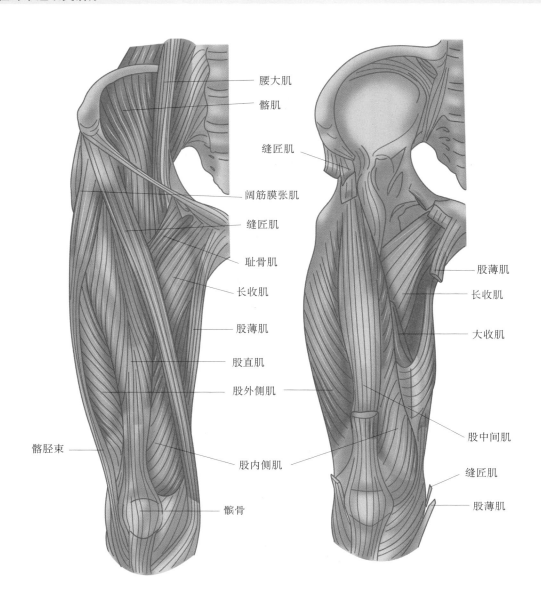

图 9-18 髋和大腿肌（前面）

（2）前深群

①耻骨肌：位大腿上部前面的皮下，髂腰肌的内侧，长收肌的外侧。起自耻骨梳和耻骨上支，止于股骨小转子以下的耻骨线。有使大腿屈曲、内收和旋外的作用。此肌受股神经的支配。

②长收肌：位于大腿上部前内侧的皮下，耻骨肌的内侧。起自耻骨体和耻骨上支前面上部，止于股骨粗线内侧唇中1/3。此肌使大腿内收并旋外。受闭孔神经的前支支配。

③股薄肌：位于大腿最内侧的皮下，覆盖大

收肌。起于耻骨下支的前面，止于胫骨粗隆内侧。使大腿内收，屈小腿并使屈曲的小腿旋内。此肌受闭孔神经支配。

④短收肌：位于大腿前内侧的上方，长收肌和耻骨肌的深侧。起自耻骨下支，止于股骨粗线的上1/3。使大腿屈曲并内收。此肌受闭孔神经支配。

⑤大收肌：位大腿的内侧。起自坐骨结节、坐骨下支和耻骨下支的前面，止于股骨内上髁。使大腿内收，上部肌束还有使大腿旋外的作用。

此肌受闭孔神经后支和坐骨神经分支支配。

（3）后群：大腿后部由3个肌肉构成，其共同的起点为坐骨结节，向下跨过髋关节和膝关节的后面，分别止于胫骨和腓骨的上端。其作用是伸大腿、屈小腿。当膝关节在屈曲状时，止于胫骨上端者使小腿旋内，止于腓骨上端者使小腿旋外，这3个肌肉均由坐骨神经支配。

①股二头肌：位于大腿后外侧的皮下。肌的长头起自坐骨结节，短头起自股骨嵴的外侧唇和外侧肌间隔，止于腓骨小头。有伸大腿、屈小腿并使小腿旋外的作用。

②半腱肌：位于大腿后内侧的皮下。起自坐骨结节，止于胫骨粗隆内侧。有伸大腿、屈小腿，

并使小腿旋内的作用。

③半膜肌：位于大腿后内侧皮下，半腱肌的内侧。起自坐骨结节，止于腘斜韧带，胫骨髁下缘和腘肌筋膜。有伸大腿、屈小腿及使小腿旋内的作用。

2. 小腿肌（图9-19）

（1）前侧群

①胫骨前肌：位于小腿前外侧皮下，紧贴胫骨的外面。起自胫骨外侧面的上2/3，止于第1楔骨及第1跖骨基底部。有伸足，使足内翻及内收的作用。受腓深神经支配。

②踇长伸肌：位于胫骨前肌和趾长伸肌之间，其上端被两肌遮盖。起于腓骨内侧面下2/3及

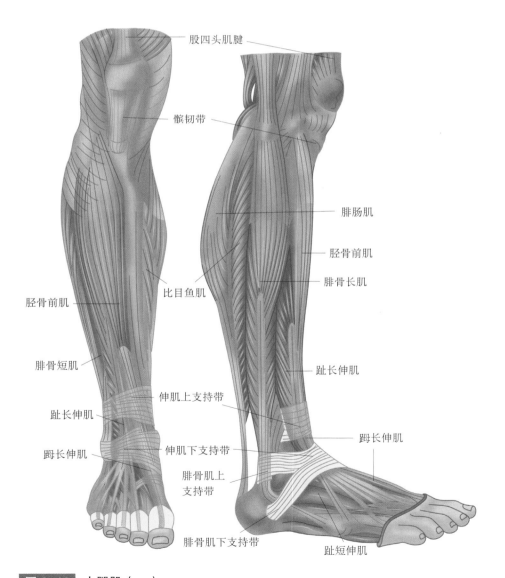

股四头肌腱
髌韧带
腓肠肌
胫骨前肌
腓骨长肌
比目鱼肌
胫骨前肌
腓骨短肌
趾长伸肌
趾长伸肌
伸肌上支持带
踇长伸肌
伸肌下支持带
踇长伸肌
腓骨肌上支持带
趾短伸肌
腓骨肌下支持带

图9-19 小腿肌（一）

其邻近的骨间膜，止于踇趾末节趾骨基底的背面。有伸踇趾及足，并使足内翻的作用。受腓深神经支配。

③趾长伸肌：位于小腿前外侧皮下，其内侧上方为胫骨前肌。起自腓骨前嵴和邻近骨间膜、胫骨上端，止于第2~5趾的末节趾骨及中节趾骨的基底部的背面。有伸足、伸趾、使足外翻的作用，受腓深神经支配。

（2）外侧群

①腓骨长肌：位于小腿外侧皮下，紧贴腓骨的外侧面。起自腓骨小头，止于第1楔骨和第1跖骨基底部跖侧面的外侧。有使足外翻、跖屈及足外展的作用，受腓神经支配。

②腓骨短肌：位于腓骨长肌的深面。起自腓骨外侧面下2/3及前后肌间隔，止于第5跖骨粗隆。有使足外翻、跖屈及足外展的作用，受腓浅神经的分支支配。

（3）后群

①浅层

腓肠肌：位于小腿后面皮下，比目鱼肌的表面。起自股骨内上髁，止于跟骨结节。有屈小腿，使足跖屈并稍使足内翻的作用。受胫神经支配。

比目鱼肌：位于腓肠肌的深面。起点延至腓骨上端、腓骨小头、比目鱼肌腱弓。胫骨腘线和胫骨体后面内侧缘中1/3。肌束向下移行于一腱，为构成跟腱的主要部分。作用如腓肠肌，受胫神经支配。

跖肌：位于腓肠肌外侧头与比目鱼肌之间。起自股骨外上髁及膝关节囊，止于跟骨。有屈趾作用。受胫神经支配。

②深层

胫骨后肌：位于小腿三头肌的深面。起自小腿骨间膜上2/3及邻近的胫腓骨骨面，止于舟骨粗隆及第1、2、3楔骨的基底面。有使跖屈的作用。受胫神经支配。

踇长屈肌：位于小腿后面的外侧。起自腓骨后面下2/3及其邻近的小腿骨间膜，止于踇趾末节趾骨基底部。有屈踇趾，使跖屈及内翻的作用。受胫神经支配。

趾长屈肌：位于胫骨后面。起自胫骨后面中1/3及小腿固有筋膜深层，止于末节趾骨的基部。

有使足跖屈及内翻的作用。受胫神经的分支支配。

腘肌：位于腓肠肌的深面，胫骨上端的后面。有屈膝关节，使小腿旋内并紧张膝关节囊的作用。受胫神经支配（图9-20）。

3．足肌

（1）足背肌

①趾短伸肌：位于足背皮下，趾长伸肌腱的深面。起自跟骨前端的上面和外侧面及小腿十字韧带，移行于第2到第4趾的趾背腱膜。此肌收缩时，可伸中间三趾。受腓深神经支配。

②踇短伸肌：位于趾短伸肌的内侧，起点与趾短伸肌同，止于踇趾第1趾骨基底部的背面。其作用为伸踇趾。受腓深神经支配。

（2）足底肌

①内侧群

踇展肌：位于足底内侧缘皮下。起自跟骨结节的内侧及舟骨粗隆，止于第1趾骨基底部的跖侧。可使踇趾远离中趾而外展。受足底内侧神经支配。

踇短屈肌：位于足内侧缘前端的皮下，踇展肌腱的外侧及深面。起于第1楔骨的底面、胫骨后肌的肌腱和足底面的各个肌腱，止于踇趾第1节趾骨基底部跖面的内侧。可屈踇趾的第1节趾骨。受足底内侧及外侧神经支配。

踇收肌：位于足底中部，分为斜头及横头；斜头位于趾长屈肌腱，蚓状肌和跖方肌的深面。起自跖长韧带、腓骨长肌腱、第3楔骨跖面和第2~3跖骨基底部的跖面，止于踇趾第1节趾骨基底部跖侧面的外侧。可屈踇趾。受足底外侧神经支配。

②背侧群

小趾展肌：位于足的外侧缘，跖腱膜的深面。起自跟骨结节的跖侧，止于第5跖骨粗隆及第1节趾骨基底部跖侧面。其作用为外展及屈小趾。受足底外侧神经支配。

小趾短屈肌：位于足外侧缘的前端。起自第5跖骨基底和跖长韧带，止于小趾第1节趾骨基底部跖侧面的内侧。有屈小趾第1节趾骨的作用。受足底外侧神经支配。

③中间群

趾短屈肌：位于足底中部。起自跟骨结节及

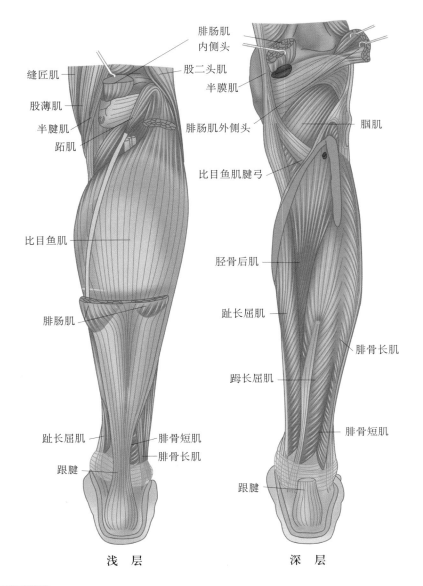

缝匠肌
股薄肌
半腱肌
跖肌
比目鱼肌
腓肠肌
趾长屈肌
跟腱

腓肠肌
内侧头
股二头肌
半膜肌
腓肠肌外侧头
比目鱼肌腱弓
腓骨短肌
腓骨长肌

腘肌
胫骨后肌
趾长屈肌
𧿹长屈肌
腓骨短肌
跟腱

腓骨长肌

浅 层　　　　　　深 层

图 9-20 小腿肌（二）

跖腱膜，止于第 2～5 趾。受足底内侧神经支配。

跖方肌：位于趾短屈肌的深面。起自跟骨底面的外侧、小部分起自内侧，止于趾长屈肌腱的外侧缘。可屈曲足趾。受足底外侧神经支配。

足蚓状肌：位于跖腱膜前端的深面。一般有 4 条。第 1 条起自屈第 2 趾的趾长屈肌腱内侧缘，其余 3 条，起自第 2～5 趾的趾长屈肌腱的相对缘。各腱分别沿小头横韧带的跖面绕过第 2～5 趾的第 1 趾骨基底部的内侧，移行于各相当趾的趾背腱膜。其作用为屈跖趾关节，伸趾关节，并使各趾内收。第 1～2 蚓状肌由足底内侧神经支配，

第 3～4 蚓状肌由足底外侧神经支配。

足骨间肌：位于跖骨间隙内，有 7 条肌肉，即 3 条骨间跖侧肌和 4 条骨间背侧肌。

骨间跖侧肌：位于第 2～5 跖骨间隙内。起自第 3～5 趾的第 1 节趾骨基底部。其作用为屈跖趾关节，伸趾关节，使第 3～5 趾内收。

骨间背侧肌：位于 4 个跖骨间隙内。起自相邻二跖骨的侧面，止于该节骨基底部的内侧、部分移行于趾背腱膜。可屈第 2～4 趾跖关节，伸趾关节。以上二肌均受腓深神经和足底外侧神经支配（图 9-21）。

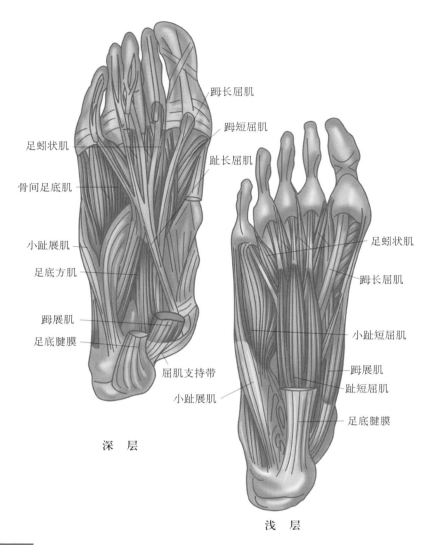

足蚓状肌
骨间足底肌
小趾展肌
足底方肌
蹚展肌
足底腱膜

蹚长屈肌
蹚短屈肌
趾长屈肌

屈肌支持带
小趾展肌

深　层

足蚓状肌
蹚长屈肌

小趾短屈肌

蹚展肌
趾短屈肌
足底腱膜

浅　层

图 9-21　足底肌

四、下肢神经

（一）腰神经的前支（图 9-22）

腰神经的前支，由上而下逐渐粗大。第 1~4 腰神经的前支，大部分组成腰神经丛。第 4 腰神经的小部与第 5 腰神经合成腰骶干，参与骶神经丛的组成。

腰神经前支与交感神经节的交通：每支腰神经的前支与交感神经节都有交通支。此交通支细长，排列亦不规则；一个腰神经节可以发灰交通支至两个腰神经；或一腰神经可接受两个腰神经节的灰交通支。第 1、2 腰神经与交感干的上部腰神经节之间可有白交通支连结。

1. 腰丛　腰丛由第 1、2、3 腰神经前支及第 4 腰神经前支的大部而成。第 1 腰神经可能接受第 12 胸神经来的一束纤维。腰丛位于腰大肌后侧，腰椎横突前侧，腰方肌的内侧缘。

腰丛组合的情形可有各种不同。一般自第 1 腰神经前支，分为三支：一为髂腹下神经，另为髂腹股沟神经，另一支为连接第 2 腰神经上支的生殖股神经。第 2 腰神经下支，与整个第 3 腰神经、第 4 腰神经的一部分，均分成较小的前股及较大的后股。前股合成闭孔神经，后股组成股外侧皮神经及股神经。

（1）肌支：至腰方肌的肌支，起于第 12 胸神经至第 4 腰神经。至腰大肌的肌支，起于第 2、3 腰神经，有时亦起于第 4 腰神经。至腰小肌的

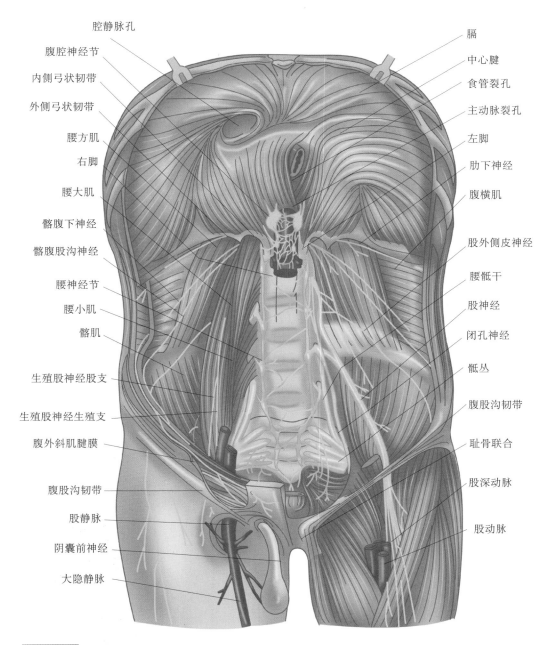

腔静脉孔

腹腔神经节

内侧弓状韧带

外侧弓状韧带

腰方肌

右脚

腰大肌

髂腹下神经

髂腹股沟神经

腰神经节

腰小肌

髂肌

生殖股神经股支

生殖股神经生殖支

腹外斜肌腱膜

腹股沟韧带

股静脉

阴囊前神经

大隐静脉

膈

中心腱

食管裂孔

主动脉裂孔

左脚

肋下神经

腹横肌

股外侧皮神经

腰骶干

股神经

闭孔神经

骶丛

腹股沟韧带

耻骨联合

股深动脉

股动脉

图 9-22 腰骶丛及其分支

肌支起于第 1 腰神经。至髂肌的肌支，起于第 2、3 腰神经。

（2）终末支（图 9-23 至图 9-25）

①髂腹下神经：起于第 1 腰神经，第 12 胸神经的纤维加入其中。自腰大肌上部外侧缘穿出，斜经肾下部的背侧，在腰方肌腹侧，髂嵴上方，穿过腹横肌后部的腱膜，经腹横肌与腹内斜肌之间，分为前皮支（腹下支）及外侧皮支（髂支）。

②髂腹股沟神经：较髂腹下神经细小。含有第 1 腰神经的纤维，第 12 胸神经的纤维也常加入其中。此神经出现于腰大肌的外侧缘，与髂腹下神经共干，位于该神经的下侧。沿腰方肌前面、肾的后面，经浅嵴内唇后部的内侧，继沿髂肌前面前进，当其行近髂嵴前部时，则穿腹横肌；又于髂前上棘下侧稍前处，穿腹内斜肌，进入腹股沟管。沿精索的外下侧下降，穿出该管皮下环至

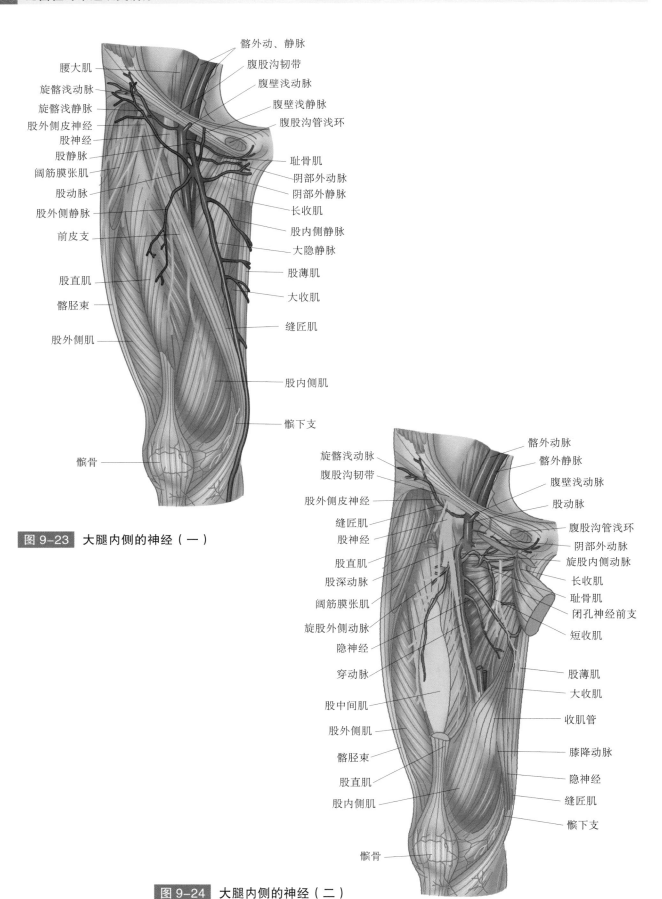

髂外动、静脉
腹股沟韧带
腹壁浅动脉
腹壁浅静脉
腹股沟管浅环

腰大肌
旋髂浅动脉
旋髂浅静脉
股外侧皮神经
股神经
股静脉
阔筋膜张肌
股动脉
股外侧静脉
前皮支

耻骨肌
阴部外动脉
阴部外静脉
长收肌
股内侧静脉
大隐静脉

股直肌
髂胫束

股薄肌
大收肌

股外侧肌

缝匠肌

股内侧肌

髌下支

髌骨

图 9-23 **大腿内侧的神经（一）**

旋髂浅动脉
腹股沟韧带
股外侧皮神经
缝匠肌
股神经
股直肌
股深动脉
阔筋膜张肌
旋股外侧动脉
隐神经
穿动脉

髂外动脉
髂外静脉
腹壁浅动脉
股动脉
腹股沟管浅环
阴部外动脉
旋股内侧动脉
长收肌
耻骨肌
闭孔神经前支
短收肌

股薄肌
大收肌

股中间肌
股外侧肌
髂胫束
股直肌
股内侧肌

收肌管
膝降动脉
隐神经
缝匠肌
髌下支

髌骨

图 9-24 **大腿内侧的神经（二）**

194

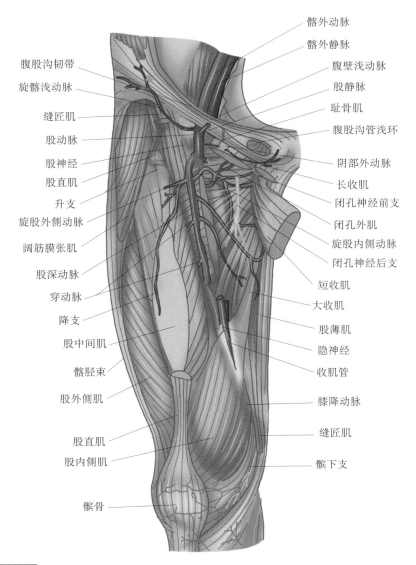

图 9-25 大腿内侧的神经（三）

浅筋膜，分布于大腿上部内侧的皮肤，并发支分布于阴茎根部及阴囊部的皮肤，称为阴囊前神经。

③生殖股神经：小部分纤维来自第 1 腰神经，大部分来自第 2 腰神经。穿腰大肌，沿其前面下降。在髂总动脉外侧，输尿管后侧分为二支，即股支与生殖支。

④股外侧皮神经：来自第 2、3 腰神经前支的后股。出现于腰大肌外侧缘，斜向外下方，经髂肌前面，在髂前上棘内侧的近旁，穿经腹股沟韧带深侧至股部；经缝匠肌的前面或后面，或穿过该肌上部，分为前、后二支。先在阔筋膜的深面行，继穿出阔筋膜至浅筋膜内。

⑤股神经：为腰丛中最大的一支，自第 2、3、4 腰神经前支的后股组成。穿腰大肌，在该肌下部外侧缘穿出，在髂筋膜后面，沿髂肌前面下降；经腹股沟韧带深面的肌腔隙至股部；于股三角内，先分为前后二股，再分为肌支和皮支。

⑥闭孔神经：起于第 2、3、4 腰神经前支的前段，而自第 3 腰神经来的纤维最多，第 2 腰神经的纤维最少。此神经出现于腰大肌内侧缘，在髂总动脉后侧，骨盆入口的后部，其与腰骶干间隔以腰动脉，入小骨盆；沿骨盆侧壁，在髂内动脉与输尿管外侧，贴闭孔膜下部，与闭孔血管共同穿闭膜管至股部。

2．腰骶干　此干由第 4 腰神经前支的一小部和第 5 腰神经前支的全部合成。位于腰大肌深侧，贴近骶骨翼；经髂总动脉及静脉后侧，达闭孔神经内侧；其与闭孔神经之间，隔以髂腰动脉。下降入骨盆，与第 1、2 骶神经连接，形成骶丛上干。

第 4 腰神经前支常称为分叉神经，由于它分叉成两部分，一部分加入腰丛，另一部分加入骶丛。

（二）骶神经的前支

上 4 对骶神经的前支，经骶前孔入骨盆，第 5 骶神经在骶骨与尾骨之间入骨盆。各支的大小不一，上部者大，愈往下愈小，即第 1 骶神经最大，以下各支则递次缩小。尾神经的前支最小，自第 1 尾骨残留横突的下侧，弓曲向前入盆腔。这些神经的前支相互结合，形成骶丛及尾丛。

骶及尾神经的前支，与相应的交感神经节之间，都有灰交通支。自第 2、3、4 骶神经发出的内脏传出纤维，称为盆内脏神经。内含副交感性神经纤维，直接与盆腔内脏壁内的小神经节联系。

骶丛

骶丛是由腰骶干，第 1、2、3 骶神经的前支及第 4 骶神经前支的一部分组成的。骶丛位于盆腔后壁，梨状肌前面，而在盆筋膜及髂内动脉多数分支的后侧，输尿管于骶丛前面经过，其间隔以髂内动静脉的分支；左侧骶丛前面有乙状结肠，右侧骶丛前面可与回肠下段接触。臀上动脉及臀下动脉，穿过骶丛自盆腔至臀部。臀上动脉夹在腰骶干及第 1 骶神经之间，或第 1、2 骶神经之间。臀下动脉则夹在第 1 与第 2 骶神经之间，或第 2、3 骶神经之间。骶丛略呈三角形，尖向坐骨大孔下部集合，向下移行于坐骨神经。骶丛的分支，可以由丛的前股、后股或前后股混合发出。按其性质划分为肌支、皮支及内脏支（图 9-26、图 9-27）。

1．内脏支　盆内脏神经或称盆神经由第 2、3、4 骶神经发出，分布于盆腔内脏，为副交感性神经。

2．皮支

（1）股后皮神经：由骶丛的第 1、2 骶神经后股的一部分及第 2、3 骶神经前股的一部合成。

经梨状肌下孔，随坐骨神经及臀下动脉出骨盆腔，至臀部。在臀大肌的深面，沿坐骨神经内侧或背侧下降，经股后在股二头肌长头的浅面及股后的固有筋膜深侧，达腘窝。在膝关节的后面，穿出固有筋膜。终末支沿小隐静脉下降，达小腿后面的中部，并可与腓肠神经发生交通。主要分布于股后部、腘窝、小腿后面上部及会阴部的皮肤。

（2）臀下内皮神经，或称穿皮神经、穿骶结节韧带神经、穿神经。自第 2、3 骶神经后股发出。穿骶结节韧带下部，绕臀大肌下缘，分布于覆盖臀大肌下部及内侧部的皮肤。

3．肌支

（1）至梨状肌的肌支：是由第 1、2 骶神经后股发出的一、二小支，于梨状肌的前面进入该肌。

（2）臀上神经：自第 4、5 腰神经及第 1 骶神经后股发出。经梨状肌上孔，穿出盆腔至臀部，与臀上动脉伴行，在臀部分为上、下两支。上支较小，与臀上动脉深支的上支伴行，分布于臀中肌，有时亦发支至臀小肌。下支较上支大，与臀上动脉深支的下支伴行，横过臀小肌中部，发支支配臀小肌及臀中肌，终支至阔筋膜张肌的后内侧部，并支配该肌。

（3）臀下神经自第 5 腰神经及第 1、2 骶神经的前股发出。经梨状肌下孔，自盆腔穿出至臀部，分为数支，在臀大肌的深面进入该肌。

（4）至股方肌的神经：自第 4、5 腰神经及第 1 骶神经的前股发出。经梨状肌下孔穿出，至臀部，位于坐骨的背侧，坐骨神经的深侧，经上下孖肌、闭孔肌腱的深侧与坐骨之间下降，在股方肌前面，进入该肌。发支至下孖肌，并发关节支至髋关节。

（5）至闭孔内肌的肌支：由第 5 腰神经及第 1、2 骶神经的前股发出。经梨状肌下孔穿出盆腔，至臀部，发分支至上孖肌；继于阴部内动脉外侧，跨过坐骨棘，经坐骨小孔至会阴，在闭孔内肌的内侧面进入该肌。

4．混合支　包括坐骨神经及阴部神经。

坐骨神经为全身最大的神经，在神经的起始处横宽约 2cm。可分成胫神经和腓总神经两部分。腓总神经起于第 4、5 腰神经及第 1、2 骶神经的

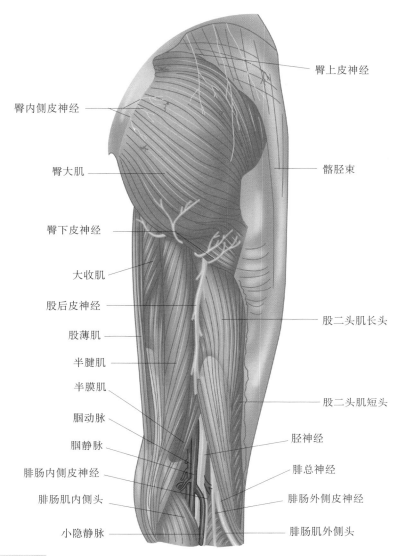

臀上皮神经

臀内侧皮神经

髂胫束

臀大肌

臀下皮神经

大收肌

股后皮神经

股二头肌长头

股薄肌

半腱肌

半膜肌

股二头肌短头

腘动脉

腘静脉

胫神经

腓肠内侧皮神经

腓总神经

腓肠肌内侧头

腓肠外侧皮神经

小隐静脉

腓肠肌外侧头

图 9-26 臀部及大腿后面的神经（一）

后股；胫神经起于第 4、5 腰神经及第 1、2、3 骶神经的前股。此两股合并，包于一个总的结缔组织鞘内，成为坐骨神经。但这两部分可自骶丛至股后下 1/3 处的任一点上分开。

坐骨神经一般自梨状肌下孔穿至臀部。被盖于臀大肌深侧，约在坐骨结节与大转子之间中点处下降。此神经的内侧有臀下动脉及后皮神经。在股后部坐骨神经行于大收肌与股二头肌长头之间，下降至腘窝。一般于腘窝的上角处分为二终支，内侧为胫神经，外侧为腓神经。

坐骨神经的分支：

（1）关节支：自坐骨神经上部发出至髋关节，

由关节囊的后部穿入。此关节支有时直接起于骶丛。

（2）肌支：于股上部自坐骨神经发出的肌支，计有支配股二头肌长头、半腱肌、半膜肌及大收肌诸支，常起于一干。在股中部发出的肌支，至股二头肌短头。上述各肌支，只有股二头肌短头的肌支来自腓总神经，其他各支均起于胫神经。

（3）坐骨神经两大终末支

①胫神经：自坐骨神经分出后，经腘窝中间垂直下降，初位于腘动脉外侧；至腘窝中点，跨过动脉背面至其内侧；下达腘肌下缘，与腘动脉共同穿过比目鱼肌腱弓深侧进入小腿后侧。在小腿后侧的上部，神经位于深浅层屈肌之间。至小

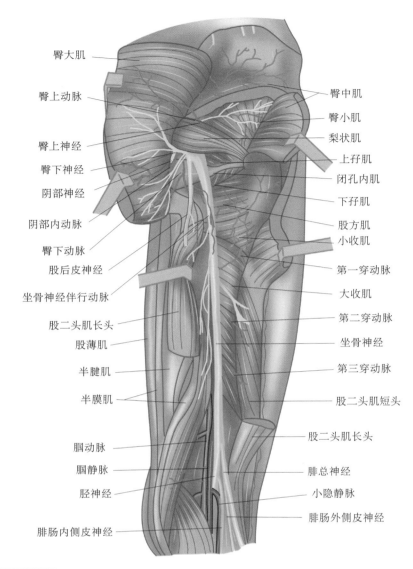

臀大肌
臀上动脉
臀上神经
臀下神经
阴部神经
阴部内动脉
臀下动脉
股后皮神经
坐骨神经伴行动脉
股二头肌长头
股薄肌
半腱肌
半膜肌
腘动脉
腘静脉
胫神经
腓肠内侧皮神经

臀中肌
臀小肌
梨状肌
上孖肌
闭孔内肌
下孖肌
股方肌
小收肌
第一穿动脉
大收肌
第二穿动脉
坐骨神经
第三穿动脉
股二头肌短头
股二头肌长头
腓总神经
小隐静脉
腓肠外侧皮神经

图 9-27 臀部及大腿后面的神经（二）

腿后侧下 1/3 以下，该神经仅被皮肤及固有筋膜覆盖。胫神经深侧，大部分贴在胫后肌的后面，而至小腿下部则贴在胫骨的后面。胫神经与胫后动脉的关系：在小腿后上部，神经位于胫后动脉的内侧，继而神经由动脉的后侧转至其外侧。在内踝后侧，胫神经与胫后动脉一同穿过分裂韧带的深侧，并行进入足底，于此胫神经分为足底外侧神经及足底内侧神经。其分支如下：

A．在腘窝分出的分支

腓肠内侧皮神经：随小隐静脉下降于小腿固有筋膜的深侧，在腓肠肌两头之间的沟内；约在小腿中点处穿出固有筋膜，接受来自腓总神经的

交通支以后，则称腓肠神经。腓肠神经沿跟腱外侧缘下降，经外踝及跟骨间，在外踝的下侧转向前行，改称足底外侧皮神经，沿足及小趾外侧缘，达小趾末节基底部。腓肠内侧皮神经分布于小腿后侧的下部，足及小趾外侧缘的皮肤。足背外侧皮神经可与腓浅神经的足背中间皮神经以交通支相连结。腓肠内侧皮神经在小腿后侧，尚可与股后皮神经有支相连结。

肌支：在腓肠两头之间发出，支配腓肠肌两头、跖肌、比目鱼肌及腘肌。至比目鱼肌的肌支较大，在腓肠肌与跖肌之间下降，由比目鱼肌表面进入肌内。至腘肌的肌支，在该肌后面下降，

绕过其下缘，自深面进入该肌；自此肌支发一细支支配胫骨后肌；发关节支支配胫腓关节及膝关节；发至胫骨的一小支，伴胫骨营养动脉入骨；此外，尚发一骨间支，沿骨间膜，靠近腓骨下降，直达胫腓韧带联合。

关节支：一般有 3 支，支配膝关节，即膝上内关节支、膝下内关节支及膝中关节支，与同名动脉伴行，穿膝关节韧带入关节内。

B．在小腿后侧的分支（图 9-28、图 9-29）

肌支：起于一干或各自独立分出。支配比目鱼肌的肌支，自深面入肌内。此外，并有支配胫骨后肌、𧿹长屈肌及趾长屈肌的肌支。至𧿹长屈

肌的肌支，与腓动脉伴行。比目鱼肌的肌支数以 1～3 支居多；胫骨后肌者多为 1～2 支；𧿹长屈肌者多为 1～2 支；趾长屈肌者多为 1～3 支。

关节支：在胫神经的下部，当其将要分成足底神经的分叉处发出，穿三角韧带，进入踝关节。

跟内侧支：在小腿的下端，自胫神经分出，穿分裂韧带，分布于足跟的内侧。

C．胫神经的终末支（图 9-30 至图 9-32）

足底内侧神经：较足底外侧神经粗大，是胫神经经分裂韧带深侧时自胫神经分出。入足底，达𧿹展肌深侧，经𧿹展肌与趾短屈肌之间，穿行于足底内侧沟的肌间隔内。该神经与足底内侧动

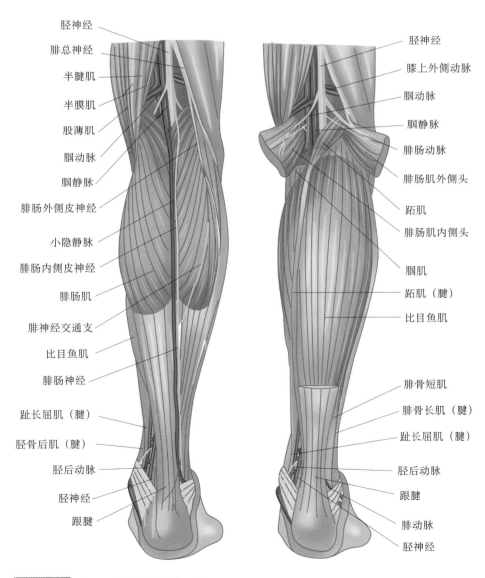

图 9-28 小腿后面的神经（一）

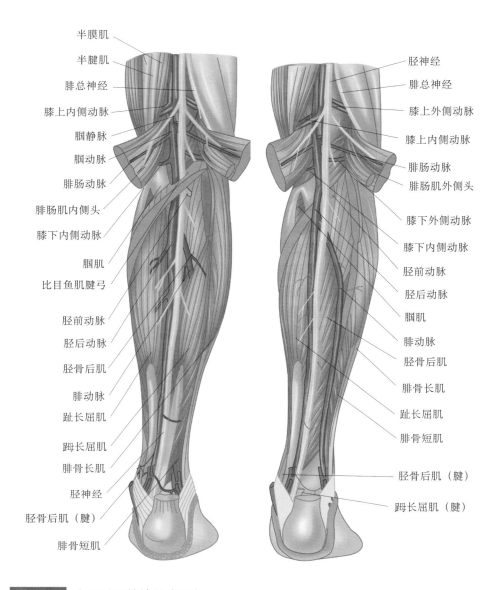

图 9-29 小腿后面的神经（二）

左图标注（从上到下）：半膜肌、半腱肌、腓总神经、膝上内侧动脉、腘静脉、腘动脉、腓肠动脉、腓肠肌内侧头、膝下内侧动脉、腘肌、比目鱼肌腱弓、胫前动脉、胫后动脉、胫骨后肌、腓动脉、趾长屈肌、踇长屈肌、腓骨长肌、胫神经、胫骨后肌（腱）、腓骨短肌

右图标注（从上到下）：胫神经、腓总神经、膝上外侧动脉、膝上内侧动脉、腓肠动脉、腓肠肌外侧头、膝下外侧动脉、膝下内侧动脉、胫前动脉、胫后动脉、腘肌、腓动脉、胫骨后肌、腓骨长肌、趾长屈肌、腓骨短肌、胫骨后肌（腱）、踇长屈肌（腱）

脉伴行，神经在动脉的外侧。足底内侧神经先分出趾底固有神经至踇趾内侧缘。然后在跖骨基底处，又分出 3 条趾底总神经。这三条神经行于跖腱膜与趾短屈肌之间，又分为两条趾底固有神经。足底内侧神经的分支如下：

皮支：穿跖腱膜，分布于足底内侧的皮肤。

肌支：支配踇展肌及趾短屈肌的肌支起于一分，在踇展肌深侧，自足底内侧神经起始处发出。至踇短屈肌的肌支，发自踇趾内侧底固有神经。至第一蚓状肌的肌支，起于第 1 趾底总神经。

关节支：至跗骨及跖骨间的关节。

踇趾内侧的趾底固有神经：分布于踇趾内侧

缘的皮肤，并发支支配踇短屈肌。

①足底外侧神经：与足底内侧神经分开后，经踇展肌的深侧，继而斜向前外侧，行于趾长屈肌腱及跖方肌的浅面，而在趾短屈肌的深侧，至足底外侧沟内向前进，达第 5 跖骨基底，分为浅支与深支。

在此神经尚未分成深浅支之前，发肌支支配跖方肌及小趾展肌。并发出一些小皮支，穿跖腱膜支配足底外侧部的皮肤，关节支支配跟骰关节。

②腓总神经：较胫神经为小，在腘窝上角分出后斜向外下侧，沿腘窝的上外侧缘，股二头肌的内侧而降。达股二头肌腱与腓肠肌外侧头之间，

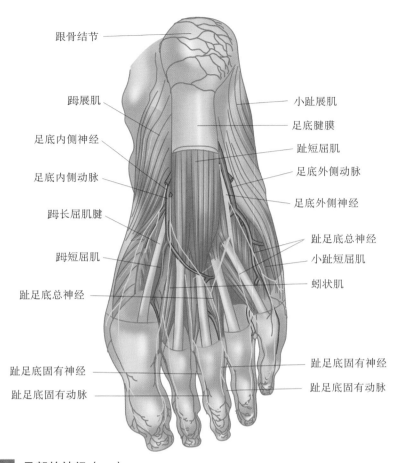

跟骨结节
蹞展肌
足底内侧神经
足底内侧动脉
蹞长屈肌腱
蹞短屈肌
趾足底总神经
趾足底固有神经
趾足底固有动脉

小趾展肌
足底腱膜
趾短屈肌
足底外侧动脉
足底外侧神经
趾足底总神经
小趾短屈肌
蚓状肌
趾足底固有神经
趾足底固有动脉

图 9-30 足部的神经（一）

经腓骨长肌的深侧绕腓骨颈，分为腓深神经及腓浅神经二终支。腓总神经的分支如下：

A．皮神经：有两支，但常共干。自腘窝发出，即腓肠外侧皮神经及腓神经交通支。腓肠外侧皮神经在小腿固有筋膜与腓肠外侧头之间下降，至小腿中部穿出固有筋膜，分布于小腿远侧端外侧面的皮肤。腓神经交通支自腓肠外侧皮神经的下侧，近腓骨小头处发出。斜跨过腓肠肌外侧头的浅面，在小腿中点处与腓肠内侧皮神经合在一起，而形成腓肠神经。

关节支：有 3 支，即上关节支、下关节支及关节返支。上关节支伴随膝上外动脉；下关节支伴随膝下外动脉入膝关节内。上关节支起于坐骨神经干。关节返支自腓总神经分成二终支之处发出，穿胫骨前肌，与胫前返动脉伴行，在膝关节前面入关节，并支配胫腓关节及胫骨前肌。

终末支。

B．腓浅神经：腓浅神经先位于腓骨长肌与腓骨短肌之间，下降至腓骨肌与趾长伸肌之。在小腿下 1/3 处，穿固有筋膜至浅筋膜层内下降，分为足背内侧皮神经及足背中间皮神经。其分支如下：

肌支：当腓浅神经行于肌肉之间时分出，至腓骨长肌及腓骨短肌。腓骨长肌的肌支数以 1～3 支，至腓骨短肌者以 1 支为多见。

皮支：足背内侧皮神经：向下内侧行，跨过小腿横韧带及十字韧带的表面，分为内、外两支。内侧支分布于蹞趾内侧及足内侧的皮肤，可与隐神经及腓深神经的分支结合。外侧支分为二支，分布于第 2、3 趾背的相对缘。足背中间皮神经：经十字韧带表面，至足背外侧部分为二支。内侧支分布第 3、4 趾相对缘；外侧支分布第 4、5 趾相对缘，并与腓肠神经间有交通支。

C．腓深神经：在腓总神经绕腓骨小头处，于腓骨长肌上部的深侧分出。穿过腓骨前间隔及

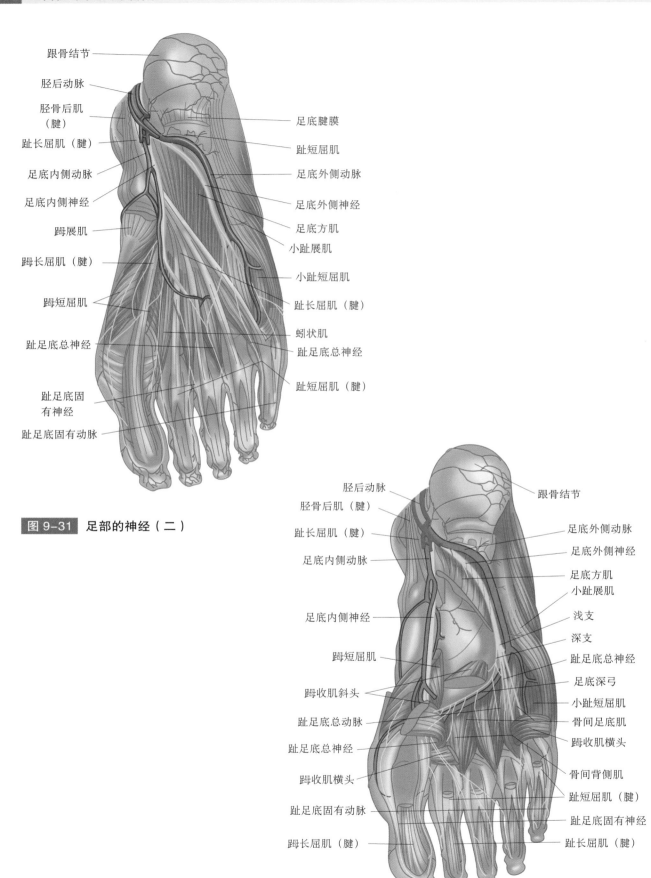

跟骨结节

胫后动脉

胫骨后肌
（腱）

趾长屈肌（腱）

足底内侧动脉

足底内侧神经

踇展肌

踇长屈肌（腱）

踇短屈肌

趾足底总神经

趾足底固
有神经

趾足底固有动脉

足底腱膜

趾短屈肌

足底外侧动脉

足底外侧神经

足底方肌

小趾展肌

小趾短屈肌

趾长屈肌（腱）

蚓状肌

趾足底总神经

趾短屈肌（腱）

图 9-31 足部的神经（二）

胫后动脉

胫骨后肌（腱）

趾长屈肌（腱）

足底内侧动脉

足底内侧神经

踇短屈肌

踇收肌斜头

趾足底总动脉

趾足底总神经

踇收肌横头

趾足底固有动脉

踇长屈肌（腱）

跟骨结节

足底外侧动脉

足底外侧神经

足底方肌

小趾展肌

浅支

深支

趾足底总神经

足底深弓

小趾短屈肌

骨间足底肌

踇收肌横头

骨间背侧肌

趾短屈肌（腱）

趾足底固有神经

趾长屈肌（腱）

图 9-32 足

趾长伸肌，下降于趾长伸肌及胫骨前肌之间，沿骨间膜前侧与胫前动脉伴行；于小腿上部，神经在动脉的外侧。到小腿中部，则神经位于动脉的前面，而介于踇长伸肌及胫骨前肌之间，在小腿的下部，神经又复居于动脉外侧，而介于踇长伸肌与趾长伸肌之间。在踝关节前侧，分为二终支。其分支如下：

肌支：至胫骨前肌、趾长伸肌、踇长伸肌及第 3 腓骨肌。

关节支：至踝关节。

终末支：分为二支。外侧支：在趾短伸肌的深侧，有一神经节样的膨大，自此膨大发分支分布于踇短伸肌、趾短伸肌、跗骨关节及外侧三个跖骨间隙。在跖骨间隙内发小支，分布于邻近诸骨，骨膜及第 2、3、4 跖趾关节。内侧支：沿足背动脉外侧至第 1 跖骨间隙，与腓浅神经的内侧支交通，并分为两条趾背支，分布于第 1、2 趾相对缘。亦发细支，至邻近骨的骨膜、跖趾关节、趾间关节，并发支至第 1 背侧骨间肌，及发穿支经此骨间隙与足底外侧神经结合（图 9-33、图 9-34）。

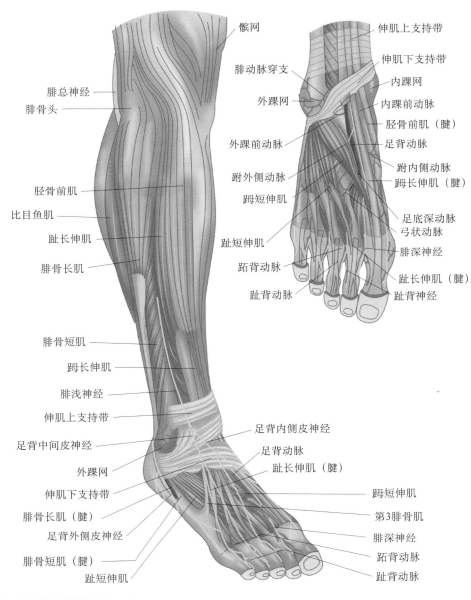

图 9-33 小腿前外侧的神经（一）

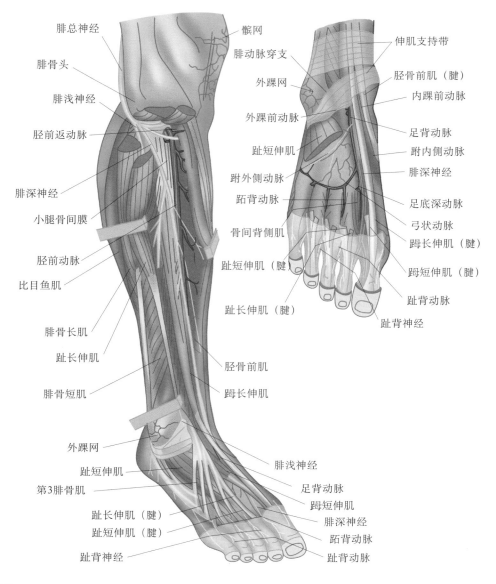

图 9-34 小腿前外侧的神经（二）

第二节　髋部治疗手法与锻炼方法

一、臀及大腿后侧治疗手法

1. 麻醉手法

（1）腰神经麻醉：患者取侧卧位，下侧腿膝关节伸直，上侧腿膝关节屈曲位。术者位于患者的前侧或后侧，使双拇指重叠位于其腰 3～4 椎间处进行按压。按压的力量由小到大，而力量的方向要垂直于脊柱。当患臀部及下肢有酸麻胀痛感时改为定点按揉。按揉的力量大于按法，反复按揉，当病人腰以下有酸麻胀沉感和触电感时持续 10～20 秒钟结束（图 9-35）。

（2）臀上皮神经麻醉：患者取俯卧位。术者位于患者的一侧，双拇指重叠位于患者臀上皮神经根支处进行按压。按压的力量由小到大，当患臀部有酸麻胀沉感时再进行按揉。应用的力量大于按压手法，当臀部有酸麻胀沉及触电感时持续 10～20 秒钟结束（图 9-36）。

（3）坐骨神经麻醉：患者取俯卧位，双膝

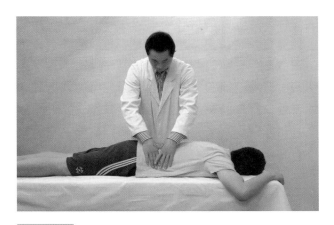

图 9-35 腰神经麻醉

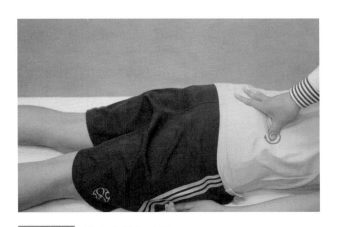

图 9-36 臀上皮神经麻醉

直。术者位于患者的一侧，使手掌分别位于其臀后、外侧的臀大肌、髂胫束、股二头肌、半腱肌、半膜肌的起点处，由肌肉的起点开始沿着肌肉的走行下移至肌肉的止点，而后以臀部和髋关节周围为重点，自上而下反复进行。其应用的力量由小逐渐加大，当臀肌、股二头肌和半腱肌痉挛度缓解、疼痛减轻时结束（图9-38）。

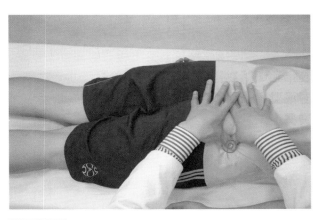

图 9-37 坐骨神经麻醉

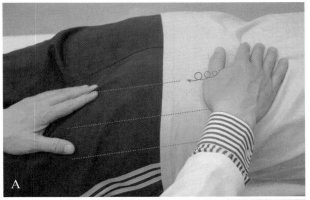

A

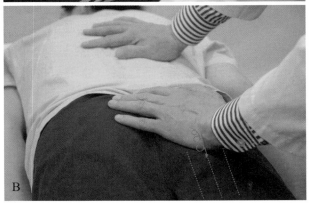

B

图 9-38 臀部掌面按揉

关节伸直，臀部肌肉放松。术者位于患者的一侧，双拇指重叠位于患者臀部，对臀部深层的坐骨神经根支进行按压。按压的力量由小到大。当臀部及下肢有麻胀酸沉感时再进行按揉，其力量大于按压手法。当患者臀部及下肢有麻胀酸沉或有触电感向下放射时维持10-20秒钟结束（图9-37）。

以上麻醉手法，是针对髋关节病变和疼痛而选择进行的，同时根据髋关节和髋关节周围的肌肉、肌腱、关节囊和韧带的神经分布而对不同部位的神经根支进行按压和按揉。通过按压和按揉，起到了缓解痉挛、减轻疼痛、减弱神经对肌肉和各纤维组织及血管的兴奋度，达到了神经根支阻滞麻醉的效果。

2．按揉手法

（1）掌面按揉：患者取俯卧位，双膝关节伸

（2）前臂按揉：患者的体位与术者的位置不变。术者使一肘屈曲，分别位于患者臀外、后侧的臀大肌和股二头肌、髂胫束及半腱肌的起点处，由肌肉的起点开始，沿着诸肌的走行下移至肌肉的止点，以臀部为重点，自上而下反复进行数遍。应用的力量由小逐渐加大，力量要适度，当诸肌的痉挛度缓解、疼痛减轻时结束（图9-39）。

（3）拇指按揉：患者与术者的体位不变。术者拇指分别交替位于臀肌、髂胫束、股二头肌、半腱肌、半膜肌、髂胫束的起点处，由肌肉上端的起点开始按揉，沿着诸肌的走行下移至肌肉的下端止点，以痛点和异常变化明显的部位为重点，自上而下反复进行数遍。应用的力量同上，当患者感觉大腿后侧的紧张的痉挛缓解、轻松及疼痛减轻时结束（图9-40）。

以上3种按揉手法在临床施治中，要根据病人的体质强弱、病情轻重和接受能力大小选择适度的力量进行，力争不给病人造成新的痛苦。该手法主要促使肌肉与肌肉间、肌纤维与肌纤维组织间、肌膜与肌膜之间水肿和炎症的吸收，同时通过外力手法的刺激，使诸肌和肌腱、韧带的痉挛、紧张度缓解，疼痛、肿胀减轻。起到消肿止痛、加速局部血液循环和新陈代谢的作用。达到

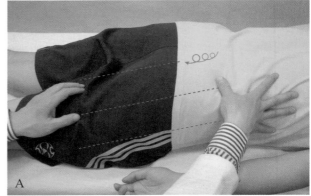
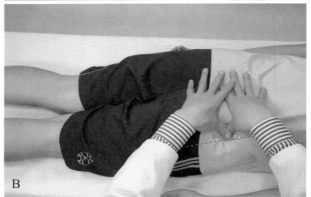
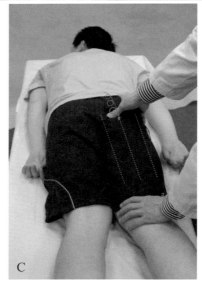

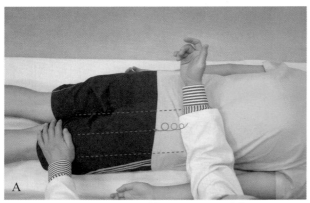
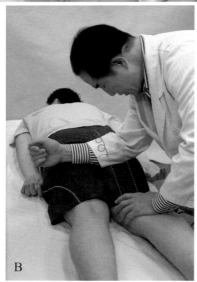

图9-39 臀部前臂按揉　　　**图9-40** 臀部拇指按揉

促进肌肉、韧带和关节功能改善、恢复的目的。

3．剥离手法

（1）拇指剥离：患者与术者的体位不变。术者双拇指末节重叠，分别位于患者臀大肌、中肌、小肌、梨状肌和股二头肌及半腱肌的上端起点处，沿着诸肌的走行下移，找准痉挛的条索和机化粘连的结节，自上而下反复进行横向弹剥。应用的力量由小逐渐加大，当诸肌紧张和痉挛缓解、放松，疼痛减轻，机化粘连的条索和结节由硬变软、由大变小时结束（图 9-41）。

（2）肘尖剥离：患者取俯卧位，双膝关节伸直。术者位于患者的一侧，肘关节屈曲，使肘尖部分别位于其臀肌、梨状肌和股二头肌、半腱肌的上端起点处，沿着诸肌的走行横向弹剥，下移至诸肌的下端止点处，自上而下反复进行数遍。应用的力量由小逐渐加大，当诸肌深层痉挛的条索和机化粘连的结节由大变小、由硬变软，同时疼痛相对减轻时结束（图 9-42）。

以上剥离手法可剥脱开臀肌之间的粘连，缓解和放松肌肉张力和痉挛度，同时软化机化的条索和结节，扩大各纤维组织间的间隙，加强血液循环和新陈代谢，促使炎症和组织间水肿的吸收，增强肌肉、肌腱、韧带等组织的收缩力和伸缩性，防止水肿机化、粘连的形成。起到理顺关节、扩大间隙和消肿止痛的作用。达到了协调肌肉、平衡关节，促使功能改善、恢复的目的。最后重复按揉手法中的前臂按揉，进行的顺序同上，但力量由大到小而结束。

二、大腿前侧、内侧、外侧治疗手法

1．麻醉手法 股神经麻醉：患者取仰卧位，双膝关节伸直。术者一手拇指位于患者大腿上端股动脉搏动的外侧进行按压。应用的力量由小到大，当患者感到大腿前侧有酸麻胀沉感时再进行按揉手法。按揉的力量要大于按压手法，当患者大腿前侧有酸麻胀沉和触电感向下放射时持续10~20 秒钟结束（图 9-43）。

2．按揉手法

（1）掌面按揉：患者取仰卧位，双膝关节伸直。术者位于患者的一侧，使手掌分别位于患者

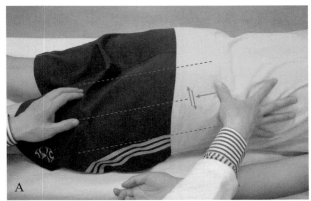

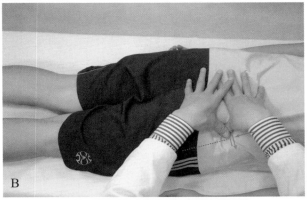

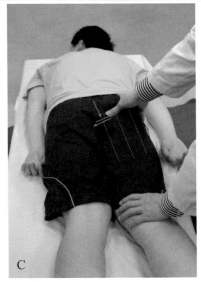

图 9-41 臀部拇指剥离

髋关节前外侧的阔筋膜张肌、髂胫束、缝匠肌、腹股沟韧带、股直肌、股四头肌和内收肌、股薄肌和股内侧肌的上端起点处，沿着各侧诸肌的走行下移至各肌的下端止点，自上而下反复进行。应用的力量由小逐渐加大，当外侧、前侧和内侧的肌紧张度和肌肉痉挛度减轻，疼痛缓解时结束（图 9-44）。

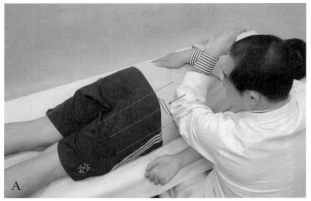

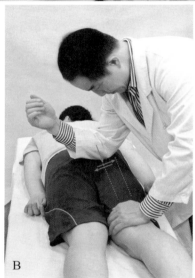

图 9-42 臀部肘尖剥离

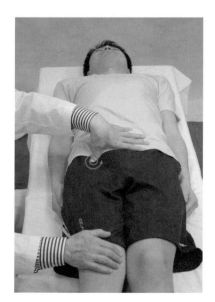

图 9-43 股神经麻醉

（2）拇指按揉：患者取仰卧位，术者位于患者的一侧，拇指分别位于患者髂前外侧的髂胫束起点和髂前上棘前侧的股四头肌的起点及大腿内侧的内收长短肌的起点处，沿着诸肌的走行下移至肌肉的止点，自上而下反复进行。当上述诸肌通过反复的按揉，肌张力和痉挛度减轻、肌肉柔软松弛、疼痛缓解时结束（图 9-45）。

3. 剥离手法　拇指剥离：患者的体位不变。术者位于患者的一侧，使拇指并列或重叠位于患

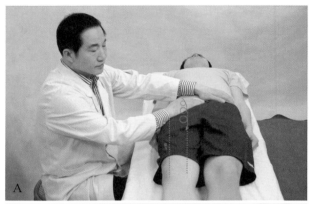

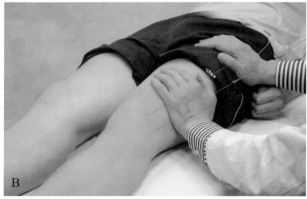

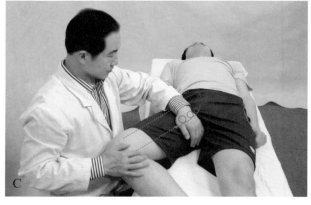

图 9-44 大腿掌面按揉

　A. 大腿前侧掌面按揉；B. 大腿外侧掌面按揉；C. 大腿内侧掌面按揉

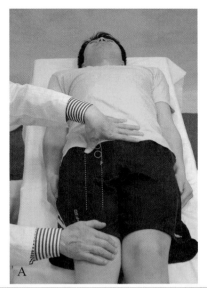

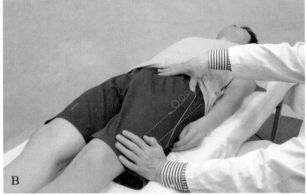

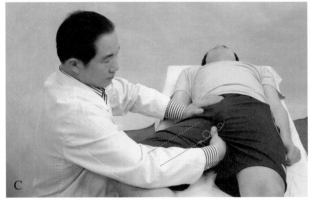

图 9-45 大腿拇指按揉

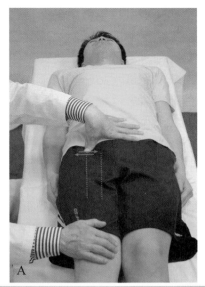

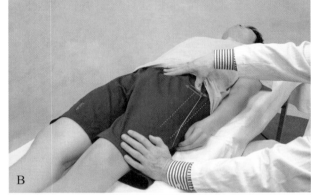

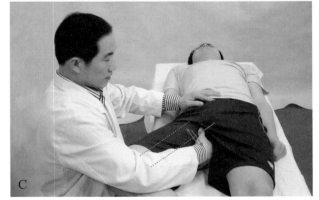

图 9-46 大腿拇指剥离

者髂胫束、股四头肌和内收长短肌的起点处，摸找以上诸肌痉挛、水肿机化形成粘连的条索及结节的走行进行横向弹剥，纵向下移至结节条索的下端，自上而下反复进行。当感觉到机化粘连的条索和结节由硬变软、面积由大变小时结束（图9-46）。

三、运动治疗法

1. *屈膝屈髋法* 患者取仰卧位。术者位于患者的一侧，一手位于其膝关节前外侧，另一手持握其小腿下端，双手同时用力使膝关节屈曲，做屈膝屈髋运动。屈髋的角度大小要取决于患者髋关节的病情轻重和关节功能障碍程度，由小逐渐加大反复进行。当达到最大限度时维持限度巩固数次结束（图9-47）。

2. **伸膝屈髋法** 患者取仰卧位。术者位于患者的一侧，一手及前臂将患者下肢抱起，膝关节伸直，另一手持握足尖处，双手同时将下肢高抬，做屈髋运动。动度由小逐渐加大，当达到最大限度时结束（图9-48）。

3. **屈膝收髋展髋法** 患者取仰卧位。术者双手分别使患者双膝关节屈曲，双足并拢不动，而后术者双手同时使患者双膝分开，做髋关节收展运动。收展的动度要根据髋关节的病情情况由小逐渐加大，当达到本组的最大限度时巩固数次结束（图9-49）。

4. **屈膝旋髋法** 患者的体位与术者的位置不变。术者一手位于患者膝关节的前外方，另一手持握小腿下端，使膝关节屈曲，双手同时使髋关节做外展内旋旋转运动。旋转的范围、角度要根据髋关节的狭窄程度和功能障碍情况由小逐渐加大。当达到最大限度时，再使髋关节做内收外旋运动。其旋转的范围和角度及程度均与外展内旋相同（图9-50）。

5. **屈膝伸髋法** 患者取俯卧位，双肘屈曲位于头前。术者位于患者的一侧，一手按患者臀部，使其膝关节屈曲，另一手握住膝关节向后上方搬起，使髋关节做后伸运动。后伸的动度由小逐渐加大，当达到最大限度时巩固数次结束。最后重复掌面按揉手法（图9-51）。

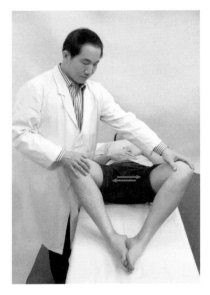

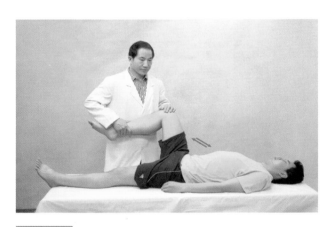

图 9-47 屈膝屈髋法

图 9-49 屈膝收髋展髋法

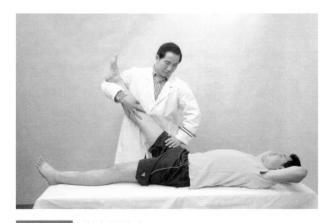

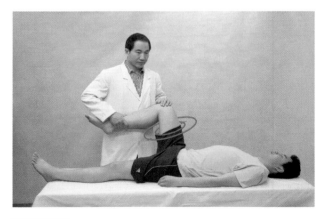

图 9-48 伸膝屈髋法

图 9-50 屈膝旋髋法

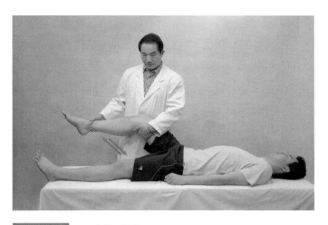

图 9—51 屈膝伸髋法

以上不同的运动手法是根据病人关节和肌肉等组织的生理功能和病理变化需要而研究应用的。针对患者的关节肿胀、水肿的机化、纤维组织的粘连、肌肉的萎缩、关节的挛缩等病理变化导致的关节功能障碍，采用科学而有效的被动治疗手法，起到了撕脱粘连、软化结节和条索、理顺关系的作用。扩大了关节活动角度和范围，增大了关节间隙，增强了肌肉、肌腱、韧带和关节囊等纤维组织的弹缩性及舒张度，加强了各组织间的润滑性，加速了关节和各组织的血液循环及新陈代谢，促进了炎症和水肿的吸收，防止了水肿机化粘连的形成。达到了消肿止痛、促使关节和肌肉功能改善、恢复的目的。

四、锻炼方法

（一）被动锻炼方法

1. **屈膝屈髋法** 患者取仰卧位。术者位于患者的一侧，术者一手位于患者膝关节前部，另一手握住小腿下端，使膝关节屈曲的同时向上推做髋关节屈曲运动。屈曲时要在膝关节和髋关节的病情允许的情况下由小逐渐加大，反复进行。当达到最大限度时结束。每组屈曲 30~60 次，每日 2~3 组（见图 9—47）。

髋关节屈曲时，是使大腿前侧的关节囊、韧带、股四头肌和伴行的神经及血管等组织被动收缩，同时牵拉伸展髋后侧的关节囊、韧带和股二头肌、股薄肌、半腱肌、半膜肌及伴行的神经、血管等组织。

2. **伸膝屈髋法** 患者与术者的体位同上。术者一手位于患者髋前侧进行固定，另一手持握患者小腿下端后侧，使大腿伸直高抬做髋关节屈曲运动。其屈曲的动度由小逐渐加大，反复进行，当达到最大限度时结束。每组 20~40 次，每日 2~3 组（见图 9—48）。

该动作收缩、牵拉的关节囊、韧带、肌肉、神经及血管同屈膝屈髋法。

3. **屈膝收髋展髋法** 患者与术者的体位不变。术者使患者双膝关节并拢屈曲，双手同时分别位于患者双膝关节处，使双腿分开做髋关节收展运动。收展的动度要根据髋关节的病情轻重和间隙大小程度由小逐渐加大，反复进行。当达到最大限度时结束。每组各收展 30~60 次，每日 2~3 组（见图 9—49）。

髋内收时，是髋内侧的关节囊、韧带和大腿内侧的内收肌及伴行的神经、血管被动收缩，同时牵拉伸展髋关节外侧的关节囊、韧带和大腿外侧的臀肌、髂胫束及有关神经、血管等。

髋外展时，是使髋关节外侧的关节囊、韧带、臀肌和髂胫束及伴行的神经、血管等组织被动收缩，同时牵拉、伸展髋内侧的关节囊、韧带、内收肌和伴行的神经及血管等组织。

4. **屈膝旋髋法** 患者与术者的体位同上。术者一手位于患者膝关节前侧，另一手持握小腿下端，双手同时使患者膝关节屈曲，做髋关节内收外旋旋转运动。旋转的幅度、角度和范围要根据病情由小逐渐加大，反复进行数遍。当达到最大限度时，术者再持患者腿向相反方向，做髋关节外展内旋旋转运动。其旋转的一切均与内收外旋运动相同。每组各方向旋转 30~60 圈，每日 2~3 组（见图 9—50）。

髋内收外旋的一瞬间，是使髋关节上内侧的关节囊、韧带和股四头肌、内收肌及神经、血管被动收缩，同时牵拉、伸展髋关节外后侧的关节囊、韧带、髂胫束、股二头肌、半腱肌、股薄肌、半膜肌和伴行的神经及血管等组织。

髋外展内旋的一瞬间，是使髋关节外后侧的关节囊、韧带、髂胫束、股二头肌、股薄肌、半腱肌、半膜肌和伴行的神经及血管被动收缩，同时牵拉、伸展髋关节上内侧的关节囊、韧带和股四头、内收肌及神经、血管等。

5．**屈膝伸髋法** 患者取俯卧位。术者位于患者的一侧，一手位于患者骶后侧进行固定，另一手使膝关节屈曲，并将膝关节向后搬起做髋关节后伸运动。动度要根据髋关节的病情由小逐渐加大，反复进行，当达到最大限度时结束。每组15～30次，每日2～3组（图9-51）。

髋后伸时，是使髋关节后侧的关节囊、韧带、臀肌、大腿后侧的股二头肌、股薄肌、半腱肌、半膜肌和神经及血管被动收缩，同时牵拉、伸展髋关节前侧的关节囊、韧带、股四头肌和伴行的神经及血管等组织。

（二）主动锻炼方法

关节主动功能锻炼方法，是治疗后巩固治疗效果和功能恢复的重要环节。该方法多用于关节和肌肉肿痛、活动受限，关节仍有主动运动功能的病人。通过主动运动，使患者肢体关节做主动活动，肌肉主动收缩、舒张、牵拉，促使功能恢复。

1．**屈膝屈髋法** 患者取立或仰卧位均可，膝关节屈曲，双腿分别做屈膝屈髋运动。屈伸的动度可随着疼痛的减轻和肌肉痉挛的缓解由小逐渐加大。当达到本组最大限度时巩固数次结束。每组20～40次，每日2～3组（图9-52）。

屈膝屈髋时，是髋关节前侧的关节囊、韧带、腹股沟韧带、阔筋膜张肌、髂胫束、股直肌、股间肌和股外侧肌的收缩，同时牵拉伸展髋关节后侧的关节囊、韧带、臀肌、股二头肌和半腱肌等

相关的肌肉。当髋关节伸直时是使髋关节后侧的臀肌、股二头肌、半腱肌和大腿前侧的股四头肌收缩，同时牵拉和伸展髋关节前侧的阔筋膜张肌、髂胫束、股直肌、股间肌和股外侧肌等。

2．**伸膝屈髋法** 患者可取仰卧位或立位，膝关节伸直，将大腿抬起做直腿屈髋运动。其动度由小逐渐加大，反复进行，当达到最大限度时巩固数次结束。双腿分别进行。每屈伸为一次，每组20～40次，每日2～3组（图9-53）。

伸膝屈髋时，是髋关节前侧的关节囊、腹股沟韧带、阔筋膜张肌、髂胫束和股四头肌收缩，同时牵拉和伸展大腿后侧的肱二头肌、半腱肌。当髋关节伸直时，是大腿后侧的臀肌、股二头肌和半腱肌收缩，同时牵拉和伸展大腿前侧上述诸肌。伸膝屈髋运动时，肌肉的收缩和牵拉与屈膝屈髋运动方法大致相同，但伸膝屈髋法大腿前后两侧肌肉收缩、牵拉的力度大于屈膝屈髋运动。

3．**屈膝收髋展髋法** 患者取仰卧位，双足并拢，双膝屈曲，使双髋关节做内收外展运动。收展的动度要由小逐渐加大，当达到最大限度时巩固数次结束。每收展为一次，每组30～60次，每日2～3组（图9-54）。

髋关节内收时，是髋关节内侧的关节囊、大腿内侧的收长短肌、耻骨肌和股薄肌收缩，同时牵拉伸展髋关节外侧的关节囊、韧带、臀肌和髂胫束。髋关节外展时，是髋关节外侧的关节囊、韧带、臀肌、髂胫束和阔筋膜张肌收缩，同时牵拉伸展髋关节内侧的关节囊和上述诸肌。

4．**伸膝收髋展髋法** 患者可取立位或仰卧

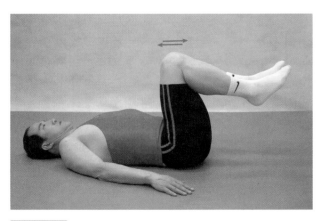

图9-52 屈膝屈髋法

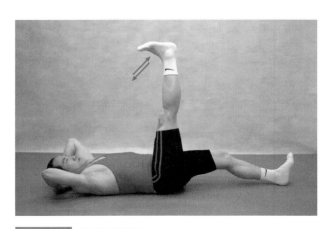

图9-53 伸膝屈髋法

位，膝关节伸直抬起，使髋关节做内收和外展运动。其动度由小逐渐加大，反复进行，当达到最大限度时巩固数次结束。每收展为一次，每组10~30次，每日2~3组（图9-55）。

伸膝收髋展髋与屈膝收髋展髋两种运动方法进行时，大腿内外侧肌肉的收缩和牵拉的作用是相同的，但前者收缩和牵拉的力度要大于后者。所不同的是本方法在进行时股四头肌、阔筋膜张肌和髂胫束始终保持紧张的收缩状态，以保障髋关节内收外展运动的完成。

5. **屈膝旋髋法** 患者可取立位或仰卧位，将膝髋关节屈曲，使髋关节做外展内旋运动。其旋转的范围和幅度由小逐渐加大。当达到最大限度时，再使髋关节向相反方向做内收外旋运动。旋转的范围和幅度及程度均同外展内旋运动。每组各方向旋转20~40圈，每日2~3组（图9-56）。

髋关节外展时，是髋关节外侧的关节囊、股直肌、阔筋膜张肌、髂胫束和臀肌收缩；内旋时是股薄肌和内收长短肌及耻骨肌收缩。外展的同时牵拉髋关节内侧的关节囊、大腿内侧的内收肌和缝匠肌；内旋的同时牵拉伸展髋关节外后侧的关节囊、臀肌、股二头伸展肌、髂胫束及阔筋膜张肌等。

当髋关节内收时收缩髋关节内侧的关节囊、内收长短肌、耻骨肌，同时牵拉髋关节外侧的关节囊、臀肌、阔筋膜张肌、髂胫束。外旋时是臀肌、阔筋膜张肌、髂胫束和股二头肌，同时牵拉髋关节内侧的关节囊、内收长短肌、耻骨肌、股薄肌和大收肌。

6. **伸膝伸髋屈髋法** 患者可取立位，徒手或扶物，膝关节伸直，使髋关节做后伸前屈运动。动度由小逐渐加大，当达到最大限度时巩固数次结束。每组伸髋20~40次，每日2~3组（图9-57）。

伸膝伸髋时，是髋关节后侧的关节囊、韧带、大腿后侧的臀大、中、小肌和股二头肌及半腱肌收缩，同时牵拉伸展髋关节前侧的关节囊、大腿前侧的腹股沟韧带、阔筋膜张肌、股直肌和股间肌等相关的肌肉。当髋关节前屈时，是髋关节前侧的关节囊、韧带、腹股沟韧带、阔筋膜张肌、髂胫束肌和股沟头肌收缩，同时牵拉伸展髋关节后侧的关节囊、韧带、臀肌和大腿后侧的股二头肌和半腱肌等邻近肌。

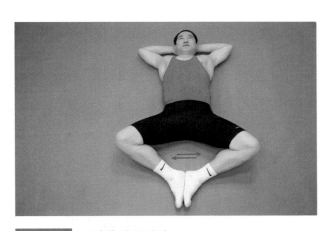

图 9-54 屈膝收髋展髋法

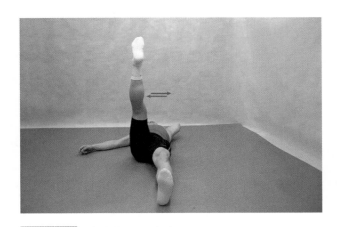

图 9-55 伸膝收髋展髋法

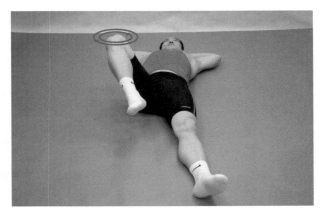

图 9-56 屈膝旋髋法

7. 臀肌收缩法　患者可取卧位或立位，双膝关节伸直，用力使双腿后侧的臀大肌和双大腿前侧的股四头肌及髂胫束肌同时主动收缩。收缩一次，舒张放松一次，反复进行。收缩的力量由小逐渐加大，当收缩的肌肉感到有酸沉感时巩固数次结束。每收缩放松为一次，每组 10～40 次，每日 2～3 组（图 9-58）。

臀肌和股四头肌收缩时，是肌纤维强度收缩，使肌腱缩短变粗、变硬，舒张时是使肌纤维放松，而使肌纤维变细、变长。一收一缩撕脱纤维间的粘连，同时消肿疼痛，达到增强肌力，肌肉增长和功能改善和恢复的目的。

8. 屈髋压腿法　患者可取坐位或立位。立位双腿可分别进行，坐位双腿可同时进行。进行时，立位单腿和坐位双腿膝关节均需伸直，而后患者的双手按压膝关节处，躯干向前做屈曲运动。屈曲的动度由小逐渐加大，反复进行，当达到最大限度时结束。每组 20～60 次，每日 2～3 组（图 9-59）。

此动作为髋关节被动屈曲运动，当躯干前屈时，使髋关节前侧的肌肉收缩，而主要牵拉臀肌、股二头肌、半腱肌和坐骨神经及血管。

9. 分腿压髋法　患者取立位，双足分开，双手分别按于髂骨外侧，使双髋做内收外展运动。

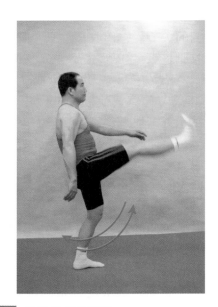

图 9-57　伸膝伸髋屈髋法

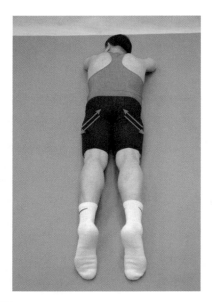

图 9-58　臀肌收缩法

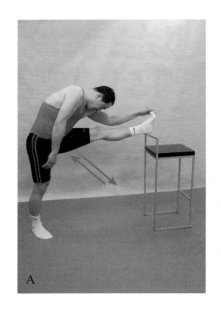

A

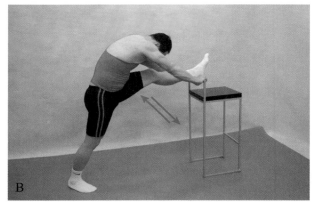

B

图 9-59　屈髋压腿法

其动度由小逐渐加大。随着运动反复的进行，双髋关节的紧张、痉挛缓解及疼痛减轻，双足的距离随着运动而增宽。当双髋关节内收外展和双足的距离逐渐加大增宽，达到本组最大限度时结束。每组 30～60 次，每日 2～3 组（图 9-60）。

分腿压髋运动，是使髋关节同时向左右做收展运动，左右足不动，而躯干向左倾斜。左髋关节外展右髋关节内收时，左髋外侧的关节囊、韧带、臀大肌、阔筋膜张肌和髂胫束等肌肉松弛，右髋关节内侧的关节囊、韧带、内收长短肌和耻骨肌收缩，同时牵拉伸展右髋关节内侧的关节囊、内收长短肌、耻骨肌、股薄肌和右髋关节外侧的关节囊、韧带、臀肌、阔筋膜张肌和髂胫束。当左髋关节内收、右髋关节外展时，是左髋关节内侧的关节囊、韧带、内收长短肌、耻骨肌、股薄肌收缩，而外展的右髋关节外侧的关节囊、韧带、臀肌、髂胫束和阔筋膜张肌松弛，同时牵拉伸展右髋关节内侧的关节囊、韧带、内收长短肌、耻骨肌、股薄肌和左髋关节外侧的关节囊、韧带、臀肌、阔筋膜张肌和髂胫束。

10. **弓步伸髋屈髋法** 患者取立位，将双足前后分开，左腿在前，膝、髋关节屈曲，右腿在后，膝、髋关节伸直，躯干正直，双手按于左腿的膝关节处，而后做起浮屈髋伸髋运动。其动度由小逐渐加大，当达到最大限度时，再将躯干向相反方向转动，使右腿在前，膝、髋关节屈曲，而左膝、髋关节伸直，按上述屈伸运动进行，其角度和顺序及程度均同上。每个关节屈伸 20～40 次，每日 2～3 组（图 9-61）。

弓步伸髋屈髋运动，左腿屈膝屈髋时，是使左髋关节的前侧关节囊、韧带、腹股沟韧带、阔筋膜张肌收缩，同时牵拉伸展股四头肌、髋关节后侧的关节囊、韧带、臀肌、股二头肌和半腱肌，而后伸的右腿臀肌、股二头肌、半腱肌收缩，同时牵拉伸展着右髋关节前侧的关节囊、腹股沟韧带、阔筋膜张肌，股四头肌和缝匠肌。

11. **降髋提髋法** 患者取立位，双腿立直，双足分开大约 20cm，左膝关节屈曲的同时，左髋关节放松下降，而后髋关节上升，当右膝关节屈曲时，右髋关节放松下降，而左髋关节上升。左右髋关节分别反复进行，当达到最大限度时巩固数次结束。每髋关节升降 30～50 次，每日 2～3 组（图 9-62）。

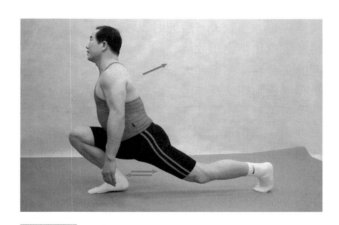

图 9-61 弓步伸髋屈髋法

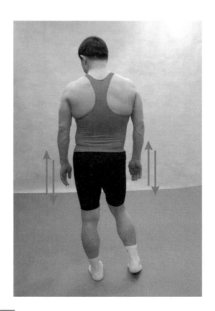

图 9-62 降髋提髋法

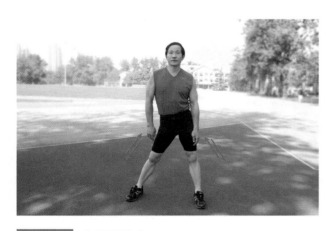

图 9-60 分腿压髋法

松髋降、升髋关节运动，左髋下降时，左髋及左右腿的肌肉均处于松弛状态，而右髋关节上升时，臀部和大腿部诸肌均处于收缩紧张状态。当右髋关节下降时，右髋关节及周围的诸肌均处于松弛状态，而左髋关节上提时，臀部和大腿周围诸肌均紧张收缩。

12. 跑步拉髋法　患者取立位，可采取原地跑步和跑动性跑步。原地不动跑步时，患者分别使双小腿向后屈做髋关节后伸运动，小腿后屈的同时用力向后上踢。其动度由小逐渐加大，当达到最大限度时结束。每屈伸为一次，每组屈伸30～60次，每日2～3组（图9-63）。

屈髋时，是髋关节前侧的关节囊、腹股沟韧带、腰大肌、阔筋膜张肌和髂腰肌收缩，同时牵拉髋关节后侧的关节囊、韧带、臀肌、股二头肌和半腱肌。当髋关节后伸时，是臀肌、股二头肌、髂胫束肌和半腱肌收缩，同时牵拉伸展髋关节前侧的关节囊、韧带和大腿前侧的股四头肌、缝匠肌和腹股沟韧带及神经、血管。

髋关节是无菌性纤维组织炎病人的主要受累关节之一，因此，需要病人有效而合理的运动，加强关节的抵抗能力和局部的血液循环，防止功能障碍。为提高疗效和巩固治疗效果，充分调动和发挥病人的主观能动性，同时改善和恢复髋关节功能，笔者根据髋关节的运动生理功能的需要，

针对髋关节病理变化和受累关节障碍情况，总结出上述髋关节主动功能锻炼方法。根据关节受累的程度，肌肉肿胀和肌肉萎缩而选择适度的运动，做到知病而行，忍痛而进，循序渐进。通过髋关节的主动积极的运动，撕脱了髋关节囊、韧带和周围诸肌的相互粘连，加强了髋关节的各方向的活动范围，扩大了关节囊、韧带、肌肉、肌腱及血管、神经相互间隙，加速了髋关节周围软组织的血液循环和新陈代谢以及水肿、炎症的吸收。同时理顺了组织，防止了血、水肿和炎症在关节周围的集聚，形成再度机化粘连，使关节囊、韧带和肢体肌肉造成失用性肌萎缩。患者只要坚持不懈锻炼，就会达到消肿止痛、关节和肌肉功能改善、恢复的目的。

第三节　膝部治疗手法与锻炼方法

一、膝后侧治疗手法

1. 麻醉手法

（1）坐骨神经麻醉：患者取俯卧位，膝关节伸直。术者位于患者的一侧，肘关节屈曲，肘尖位于患者坐骨结节下，摸准坐骨神经干后进行按压。应用的力量由小逐渐加大，当病人感到坐骨神经以下有酸麻胀沉感时再进行按揉，按揉的力度要大于按压的力度。当患肢有酸麻胀沉和触电感时持续15～20秒钟结束（图9-64）。

（2）胫神经麻醉：患者取俯卧位，膝关节伸直或微屈。术者位于患者一侧，可分别用双拇指

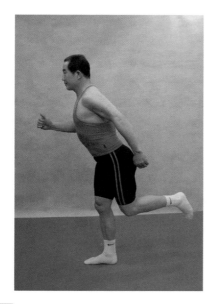

图 9-63　跑步拉髋法

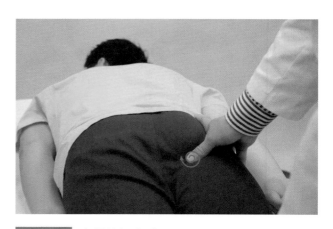

图 9-64　坐骨神经麻醉

重叠或肘尖位于患者大腿后腘窝上处，摸准深层的胫神经干支，在神经之上用适度的力量进行按压。当膝以下有酸麻胀沉感时再进行按揉，应用的力量由小逐渐加大，但力度要大于按压手法，当病人感到按揉以下有酸麻胀沉感及触电感向下放射时持续 15～20 秒钟结束（图 9-65）。

术者针对患者膝部的肿胀、疼痛和关节功能障碍程度，根据膝部神经分布和支配范围进行神经根支按压和按揉，通过外界力量的刺激，起到了阻滞麻醉的作用，达到了缓解痉挛、减轻疼痛的目的，便于其他手法的顺利进行。

2．按揉手法

（1）掌面按揉：患者与术者的体位不变。术者分别用手掌位于患者大腿腘窝和小腿后侧，按着大、小腿后侧诸肌的起始上端下移至肌肉下端，反复进行按揉。按揉的力量由小到大，由浅入深，当大腿小腿后侧诸肌、韧带痉挛缓解，疼痛减轻，肿胀消散时结束（图 9-66）。

（2）拇指按揉：患者与术者的体位不变。术者双拇指分别位于患者膝关节后侧股二头肌肌腱、半腱肌腱、半膜肌腱、大收肌腱止点经腘窝至小腿后侧的腓肠肌和比目鱼肌的起点处，自上而下反复进行按揉。当术者感到以上诸肌的肿胀逐消、痉挛紧张度缓解、疼痛减轻时结束。

（3）前臂按揉：患者取俯卧位，双膝关节伸直。术者位于一侧，肘关节屈曲，将前臂位于患者大腿后侧，沿着股二头肌和坐骨神经上端至大小腿后侧腓肠肌等诸肌和胫神经的走行下移进行按揉。按揉的方向由肌肉的起点至肌肉的抵止处，由上至下，反复进行数遍，当感觉到诸肌的紧张和痉挛度缓解、疼痛减轻时结束（图 9-68）。

3．剥离手法

（1）拇指剥离：患者与术者的体位不变。术者单拇指或双拇指重叠位于患者大腿后侧的诸肌腘窝处和小腿后侧诸肌的结节条索处，沿着腘窝处的上述诸肌和胫神经及腓总神经的走行横向

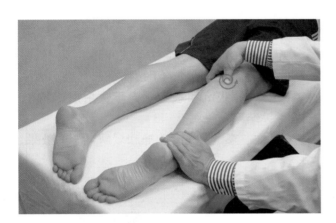

图 9-65 胫神经麻醉

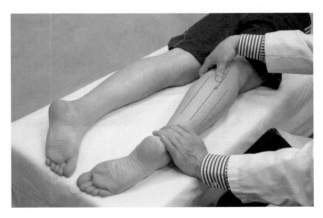

图 9-67 膝后拇指按揉

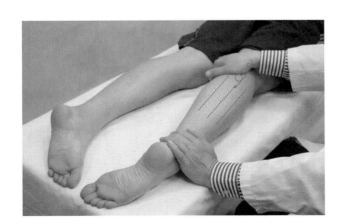

图 9-66 膝后掌面按揉

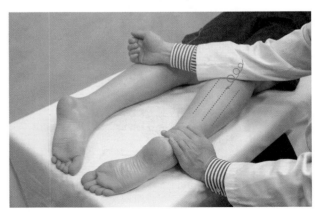

图 9-68 膝后前臂按揉

剥离。应用的力量由轻逐渐加重，由浅逐渐入深，反复进行，当感到腘窝处的痉挛条索和血、水肿及炎症刺激而形成的机化粘连的结节由大变小，由硬变软，疼痛缓解，肿胀消散时结束（图9-69）。

（2）肘尖剥离：患者的体位与术者的位置不变。术者肘关节屈曲，肘尖位于患者大腿后侧的股二头肌、半腱肌和邻近的肌肉上，找到诸肌之间相互机化粘连的结节和条索进行剥离。其方向由结节和条索的上端开始下移，按着肌肉的走行纵向延伸横向剥离。应用的力量由轻到重，剥离时由浅入深，反复进行。当感到大腿后侧诸肌痉挛的条索和机化粘连的结节由硬变软，由大变小时结束（图9-70）。

（3）按拿手法：按拿治疗手法作用于大腿和小腿后侧，该手法与其他手法不同。患者取俯卧位。术者位于患者的一侧，双手并列，双手拇指和其他手指分别位于患者大、小腿后侧的内、外诸肌的上端向下进行按拿。双手指、手掌同时按下，按住深层的肌肉和条索。当达到最大限度时，双手指将按住的肌肉条索和皮肤一同拿起，到一定程度时再放松按下。拿起、下按动作要协调连贯，自上而下，力量由小逐渐加大，由浅入深，反复进行数遍结束（图9-71）。

该手法既有剥离作用，又有按揉效果。为了解除上述各种手法带来的不同程度的疼痛和不舒服，最后重复掌面按揉手法。

二、膝前、外侧治疗手法

1. 麻醉手法　股神经麻醉：患者仰卧位，膝关节伸直。术者位于患者的一侧，用手指在患者腹股沟触摸股动脉的情况后，再用拇指位于股动脉外侧按压股神经干。应用的力量由小逐渐加大，当大腿前侧及膝关节处有酸麻胀沉感时再进行按揉。应用的力量要大于按压手法。当患者大腿前侧有酸麻胀沉和触电感向下放射时维持10～15秒钟结束（见图9-43）。

该手法主要起麻醉、止痛和缓解痉挛的效果，

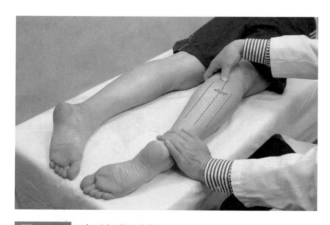

图 9-69　膝后拇指剥离

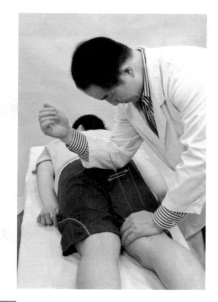

图 9-70　膝后肘尖剥离

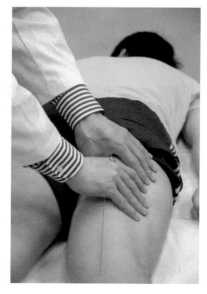

图 9-71　膝后按拿手法

为其他治疗手法的顺利进行起到了积极的作用。

2. 按揉手法

（1）患者取仰卧位，双膝关节伸直，或在膝后侧垫一薄枕。术者位于患肢的外侧，手掌分别位于患者大腿前侧、内侧和外侧下端诸肌的抵止点，以及膝关节前侧的髌腱和内、外侧的副韧带进行按揉。力量由小逐渐加大，反复进行数遍。当术者感到患者前外、内侧诸肌、韧带的痉挛紧张度缓解，肿胀消散，疼痛减轻时结束（图9–72）。

（2）拇指按揉：患者取仰卧位，膝关节伸直。术者位于患者的一侧，双拇指同时分别位于患者膝关节内、前、外侧的肌腱、韧带和小腿上端，按着以上诸肌、肌腱和关节韧带以及伴行神经的走行，自上而下反复进行按揉。应用的力量由轻逐渐到重，按揉的层次由浅入深。当膝关节外、前、内侧韧带和肌腱的痉挛缓解，疼痛减轻，肿胀和机化粘连的结节及条索由硬变软，由厚变薄，由大变小时结束（图9–73）。

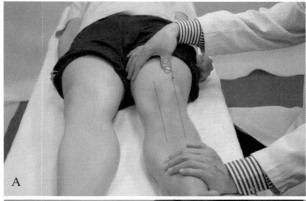

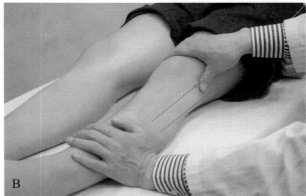

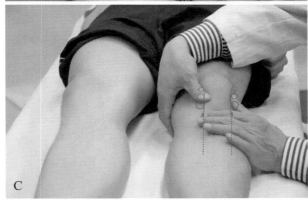

图 9–73　膝前拇指按揉

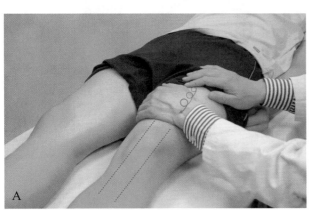

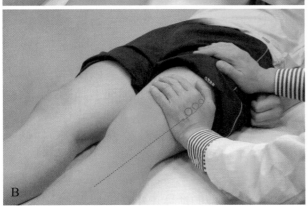

图 9–72　膝前掌面按揉

（3）按拿手法：患者与术者体位同上。术者双手拇指和余四指分开位于患者大腿上端内、外两侧进行按拿。拿时双手拇指和余四指同时用力将大腿前、内、外侧的肌肉拿起，一瞬间再将拿起的诸肌放下。下按、拿起时动作要连贯，不要分节进行。应用的力量由小逐渐加大，其顺序由上至下到膝关节处，反复进行，数遍结束（图9–74）。

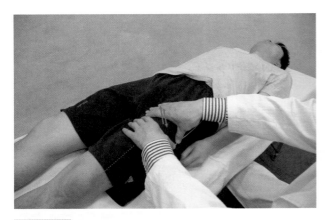

图 9-74 膝前按拿手法

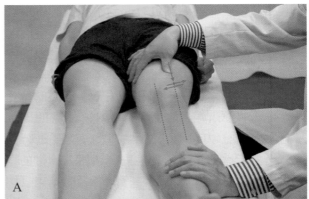

A

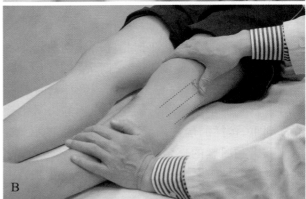

B

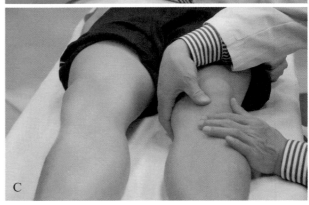

C

图 9-75 膝前拇指剥离

A. 膝前拇指剥离；B. 膝部外侧拇指剥离；C. 膝部双拇指剥离

3. **剥离手法** 拇指剥离：患者与术者的体位不变，膝关节伸直。术者根据患者大腿或膝部机化粘连的程度、硬度以及粘连组织层次的深浅，可选用单拇指剥离或双拇指重叠剥离。一般对于大腿肌肉较发达、层次较深的结节，多采用拇指重叠剥离，对较浅的纤维组织粘连结节可采用单拇指剥离，要因病情程度而宜。拇指摸准大腿前内外侧或膝部前内外侧韧带和肌腱的机化粘连结节处，沿着各部位条索、结节的走行向相反方向横向剥离粘连的各组织，使其分离剥开，由上而下反复进行，直到大腿和膝部的条索及结节变软变小，疼痛减轻时结束（图 9-75）。

三、运动治疗手法

1. **仰卧屈膝伸膝法** 患者与术者的体位不变。患者双膝关节伸直。术者一手位于患者膝关节的前外方，另一手持握小腿下端，双手同时用力，使患膝关节做被动屈伸运动。治疗时要根据膝部肿痛和关节功能障碍情况而进行。运动的范围要随着膝部痉挛度的缓解，疼痛的减轻而由小逐渐加大。当达到本组的最大活动限度时巩固数次结束（图 9-76）。

2. **仰卧膝关节旋转法** 患者取仰卧位。术者位于患者的一侧，一手位于患腿的关节外侧或小腿上端的后侧，另一手持握小腿的下端，使膝关节做外展内旋旋转运动。旋转时要根据膝部肿痛的轻重和关节功能障碍程度而进行。其旋转的

范围由小逐渐加大，当达到最大限度时，再做内收外旋旋转运动，旋转的范围同上。达到最大限度时结束（图 9-77）。

3. **俯卧屈膝伸膝法** 患者取俯卧位，膝关节伸直。术者位于患者的一侧，一手下按患者大腿后侧下端，另一手持握小腿下端，使膝关节做屈伸运动。屈伸的动度由小逐渐加大，当达到最大限度时巩固数次结束（图 9-78）。

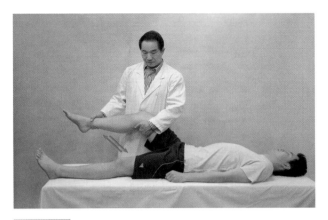

图 9-76 仰卧屈膝伸膝法

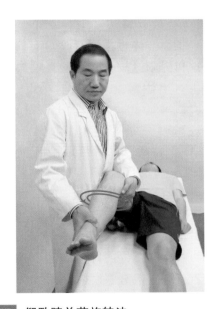

图 9-77 仰卧膝关节旋转法

4. 俯卧膝关节旋转法 患者取俯卧位，膝关节伸直。术者一手下按患者大腿后侧的下端，另一手持握小腿下端将膝关节屈曲，做内收外旋和外展内旋旋转运动。旋转的范围和角度由小逐渐加大，当达到最大限度时再向相反方向旋转，其角度和范围同上，反复进行数遍后结束（图9-79）。

膝部运动治疗手法，主要是根据膝部的肿痛和关节功能障碍程度而进行治疗。通过关节的被动屈伸和旋转运动，促进膝部水肿和炎症的吸收，缓解痉挛，减轻疼痛，同时撕脱膝关节周围各组织相互之间的粘连，扩大膝关节和纤维组织间隙，加大关节的活动范围和角度，增强肌纤维的伸展度和弹缩性，起到防止水肿机化再粘连的作用，达到膝部肌肉和关节功能改善和恢复的目的。

以上治疗手法全部结束后，为了解除手法在施治过程中带来或产生的轻微疼痛和不适，最后请重复掌面按揉手法。

四、锻炼方法

（一）被动锻炼方法

1. 仰卧屈膝伸膝法 患者取仰卧位。术者位于患者的一侧，一手位于患者膝关节前侧，另一手持握小腿下端，双手同时用力，使患膝关节做屈伸运动。其动度要根据膝部病情的轻重由小逐渐加大，当达到最大限度时结束。每屈伸为一次，每组屈伸 30~60 次，每日 2~3 组（见图9-76）。

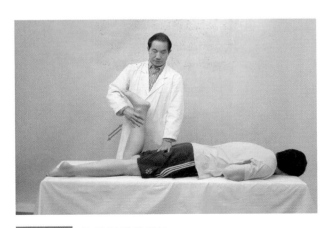

图 9-78 俯卧屈膝伸膝法

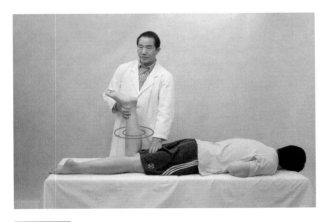

图 9-79 俯卧膝关节旋转法

屈膝时，是大腿后侧的股二头肌、股薄肌、半腱肌、半膜肌、肌腱、腘肌和膝关节后侧的关节囊、韧带及伴行的神经、血管等纤维组织被动收缩，同时牵拉、伸展大腿前的股四头肌、膝关节前侧的髌腱和伴行的神经及血管等组织。

伸膝时，是使大腿前侧的上述诸肌和膝关节前侧的髌腱及伴行的神经、血管被动收缩，同时牵拉、伸展大腿后侧的上述诸肌、肌腱和膝关节后侧的关节囊、韧带、腘肌及伴行的神经、血管等。

2. 仰卧膝关节旋转法　患者与术者的体位同上。术者双手将患者的膝关节屈曲做内收外旋运动。旋转的范围和角度由小逐渐加大，当达到最大限度时反复进行数遍，再使膝关节向相反方向做外展内旋运动，进行的一切同上。每组各方向旋转30～60圈，每日2～3组（见图9-77）。

内收的一瞬间是使大腿内侧的肌肉被动收缩，牵拉膝关节内侧副韧带，同时使膝关节外侧的副韧带和关节囊被动收缩，并牵拉大腿外后侧的诸肌和神经及血管。外展的一瞬间是使大腿外侧的髂胫束被动收缩，牵拉膝关节外侧的副韧带、关节囊和肌腱，同时牵拉大腿内侧的肌肉、肌腱和神经及血管。

外展内旋时，牵拉和被动收缩的肌肉、韧带、肌腱、关节囊和神经及血管与内收外旋时相反。

3. 俯卧屈膝伸膝法　患者取俯卧位。术者位于患者的一侧，一手位于患者臀部或大腿的后侧，另一手持握小腿下端，使膝关节做屈伸运动。动度要根据膝部病情的轻重由小逐渐加大，当达到最大限度时巩固数次结束。每屈伸为一次，每组30～60次，每日2～3组（见图9-78）。

膝关节屈曲时，使大腿后侧的股二头肌、股薄肌、半腱肌、半膜肌、肌腱和膝关节后侧的关节囊、韧带、腘肌及伴行的神经、血管等组织被动收缩，同时牵拉、伸展大腿前侧的股四头肌和膝关节前侧的髌腱、内外两侧的副韧带及伴行的神经、血管等。

4. 俯卧膝关节旋转法　患者与术者的体位同上。术者一手位于患者大腿的后侧进行固定，另一持握患者的小腿下端，使小腿旋转做膝关节内收外旋旋转运动。旋转的范围由小逐渐加大，当达到最大限度时，再使小腿向相反方向做外展

内旋旋转运动，进行的一切均与内收外旋旋转方法相同。每组各方向旋转20～40圈，每日2～3组（见图9-79）。

内收外旋的一瞬间，是大腿后侧肌肉、内侧肌和膝关节后内侧的关节囊、韧带、肌腱及伴行的神经、血管被动收缩，同时牵拉、伸展大腿前外侧的股四头肌、髂胫束肌和膝关节前侧的髌腱、外侧的副韧带、关节囊及伴行的神经、血管等。

外展内旋时，被动收缩和牵拉、伸展的关节囊、韧带、肌肉、肌腱和神经及血管均与内收外旋相反。

（二）主动锻炼方法

1. 股四头肌收缩法　患者取仰卧位、坐位或立位，双膝关节伸直，使双股四头肌同时做收缩（紧张）和舒张（放松）运动。收缩的力量由小逐渐加大，当达到最大限度时结束。每收缩、舒张为一次，每组20～40次以上，每日2～3组（图9-80）。

2. 屈膝伸膝法　患者可取俯卧位、坐位或立位。取俯卧位时，患者双膝关节伸直，使双膝关节分别或同时进行屈伸运动；取坐位时，患者双膝关节悬空，使膝关节做屈伸运动；取立位时，患者双膝关节持物或徒手使膝关节做屈伸运动。各体位运动可分别交替进行，动度由小逐渐加大，反复进行，当达到最大限度时巩固数次结束。每屈伸为一次，每组屈伸30～60次以上，每日2～3组（图9-81）。

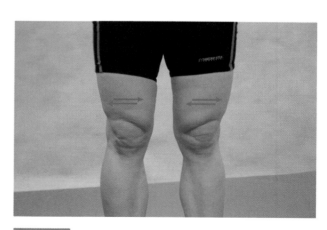

图9-80　股四头肌收缩法

患者膝关节屈曲时，是使大腿后侧的股二头肌、半腱肌和髂胫束肌及膝关节后侧的韧带、关节囊主动收缩，同时牵拉大腿前侧的股四头肌、膝关节前侧的髌腱和前内外侧的副韧带。当膝关节伸直时，使大腿前侧的股四头肌、膝关节髌腱

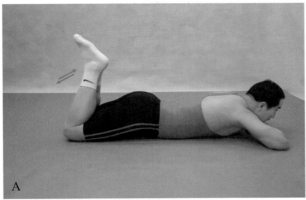

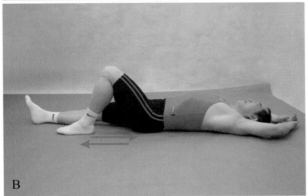

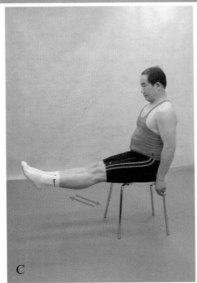

及关节副韧带主动收缩，同时主动牵拉大腿后侧的股二头肌、半腱肌和胫神经、腓总神经及血管。

3．蹲起法　患者取立位，双足分开，患者根据膝部肿胀和疼痛及关节功能障碍程度，可采用不同的屈伸锻炼方式。轻者可徒手进行膝关节屈伸活动，重者可扶物借力进行膝关节屈伸运动。其动度由小逐渐加大，当达到本组的最大限度时巩固数遍结束。每蹲起为一次，每组 10～40 次以上，每日 2～3 组（图 9-82）。

膝关节下蹲的一瞬间和起立的一瞬间，使股四头肌、髂胫束肌和股二头肌及有关肌收缩。当膝关节蹲下去时，使主动牵拉大腿前的诸肌和关

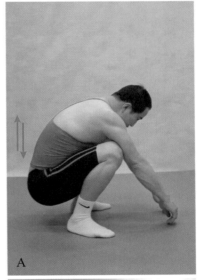

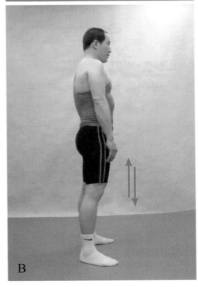

图 9-81　屈膝伸膝法
　　Ａ．俯卧位膝关节屈伸法；Ｂ．仰卧屈膝伸膝法；Ｃ．坐位伸膝法

图 9-82　蹲起法

223

节前内、外侧的韧带及大腿后侧的股二头肌、膝关节立起伸直时股二头肌和髂胫束肌和相关的肌肉收缩，同时股四头肌放松。

4．膝关节旋转法　患者可取俯卧位、坐位和立位三种不同方式。

（1）俯卧位：患者双膝同时或单膝分别交替进行均可。

（2）坐位：患者坐在较高床边上，双足悬空，使双膝关节做旋转运动。

（3）立位：患者双足分开，使膝关节同时做旋转运动。

以上3种不同体位的膝关节旋转方法，旋转的范围和角度均由小逐渐加大，当达到最大限度时巩固数次后，再向相反方向旋转，其程度和范围同上，每组各种体位均旋转20～40圈以上，每日2～3组（图9-83）。

膝关节不同体位的旋转，由周围的韧带、肌腱和关节囊以及上下诸肌的收缩、舒张、牵拉，相互配合支持而完成。

以上4种不同的膝关节主动功能锻炼方法，是针对膝部的肿胀、疼痛、关节功能障碍的程度进行的。治疗后采用膝关节的主动功能锻炼方法，可起到消肿止痛、松解关节周围各纤维组织的痉挛和巩固治疗效果的作用。通过关节的活动，使肌肉、韧带和关节囊主动收缩、牵拉和伸展，撕脱关节周围韧带、肌肉和神经、血管间的相互粘连，扩大关节活动范围，增大关节周围各纤维组织的间隙，同时理顺关节及纤维组织的关系，解除关节及软组织间的紊乱，加速关节及各纤维组织间的血液循环和新陈代谢，促进水肿和炎症的吸收，防止血、水肿和炎症的再度机化粘连，增强膝关节周围韧带和上下肌肉及肌腱纤维的弹缩性，最终达到膝部肌肉和关节功能改善或恢复的目的。

第四节　踝部治疗手法与锻炼方法

一、踝后、内侧治疗手法

1．麻醉手法　膝胫神经麻醉：患者取俯卧位。术者位于患者的一侧，双手拇指重叠位于患者膝

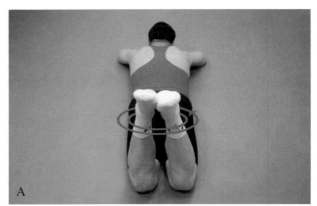
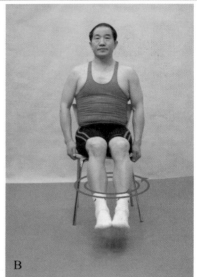
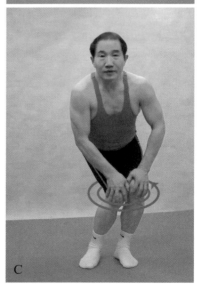

图 9-83　膝关节旋转法

A．卧位膝关节旋转法；B．坐位膝关节旋转法；C 立位膝关节旋转法

后腘窝处，按压通过的胫神经根支。按压的力量由小逐渐加大，当患者感到小腿后侧有酸麻胀沉感时再进行按揉。按揉的力度大于按压手法，当患者有酸麻胀沉感和触电感向下放射时持续 10～15 秒钟结束（图 9-84）。

胫神经进行按压和按揉主要是通过外界力量对胫神经的抑制，使胫神经分布支配小腿后侧肌肉和踝关节后、内侧的关节囊、韧带、肌肉和肌腱，达到阻滞麻醉的目的。

2. 按揉手法

（1）掌面按揉：患者取仰卧位或坐位，膝关节微屈，使小腿后侧的肌肉放松。术者一手位于患者小腿内、前侧固定，另一手掌位于小腿后、内侧诸肌上端起始处，沿着肌肉和胫神经及血管的走行，自上而下至跟腱进行按揉。应用的力量由小逐渐加大，由浅入深，反复进行数遍，当小腿诸肌紧张、痉挛、僵硬缓解，疼痛和肿胀减轻时结束（图 9-85）。

（2）前臂按揉：患者取俯卧位，膝关节微屈，踝前垫一薄枕。术者位于患者一侧，肘关节屈曲位于患者小腿后侧腓肠肌和比目鱼肌的上端起点处，沿着诸肌和胫神经的走行自上而下至足跟部，反复进行按揉。应用的力量由小逐渐加大，当病人的疼痛减轻，术者感到小腿后侧诸肌的痉挛紧张度缓解时结束（图 9-86）。

（3）拇指按揉：患者与术者的体位不变。术者的拇指分别位于患者小腿后侧和跟腱处，沿着跟腱、踝关节后内两侧的关节囊、韧带和胫神经根支的走行，自上而下反复进行数遍。当术者拇指感到跟腱深层痉挛的肌肉条索由硬变软，机化粘连的肥厚组织由厚变薄，由大变小，疼痛随着手法的进行而减轻时结束（图 9-87）。

该手法根据小腿后、内侧诸肌和踝关节及神经、血管的走行，自上而下的进行按揉，应用的力量适度。通过不同手法的按揉，起到了缓解肌肉、肌纤维和神经及血管紧张痉挛，减轻疼痛，

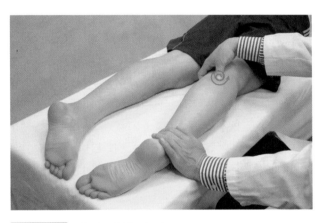

图 9-84 膝后胫神经麻醉

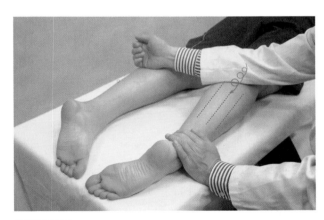

图 9-86 小腿后前臂按揉

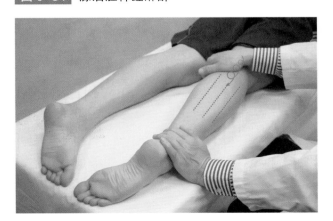

图 9-85 小腿后掌面按揉

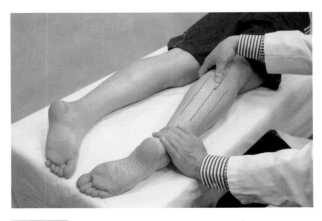

图 9-87 小腿后拇指按揉

消散水肿和炎症的作用。促使肌肉与肌肉之间、肌纤维与肌纤维之间、肌肉与神经之间、肌肉和血管等组织之间的炎症和血水肿吸收，防止机化粘连，达到踝关节功能恢复。

3．剥离手法

（1）肘尖剥离：患者取俯卧位，膝关节伸直，踝关节屈曲。术者一手位于患者踝关节处，另肘屈曲，肘尖部位于患者小腿后侧诸肌深层的机化粘连形成的条索和结节处进行剥离。其顺序沿着肌肉和神经、血管的走行，纵向下移，横向弹剥，自上而下反复进行。其力量要根据病人患病时间的长短、病情的轻重以及机化粘连的牢固程度进行选择，力争做到既剥开粘连又不加重或再度损伤。同时还要结合病人的忍受程度和耐力进行。当患者小腿后侧粘连的纤维条索和机化的结节由大变小、由硬变软时结束。

（2）拇指剥离：患者与术者的体位不变。术者拇指分别位于患者小腿后侧和跟腱内外侧诸肌肌腱、神经和血管经过处，用适度的力量对小腿后侧及跟腱两侧因痉挛、水肿机化而形成的条索和结节进行剥离。顺序由上而下，剥离的方向纵向延伸横向剥离，反复进行数遍，直到小腿和跟腱两侧的条索和结节变软、变小时结束（图9-88）。

通过剥离手法将小腿和踝关节处的粘连形成的结节剥开、理顺，使其周围的组织各自归回原位，同时扩大各纤维组织和神经、血管的间隙，加大踝关节及其周围韧带、关节囊和肌肉、肌腱的弹缩性，加速局部肢体的血液循环和新陈代谢。

起到消肿散瘀、促使水肿和炎症吸收的作用，达到了解除对神经和血管的压迫，促使各功能恢复的目的。

二、踝前、外侧治疗手法

1．麻醉手法

（1）腓总神经麻醉：患者取坐位或仰卧位，膝关节屈曲。术者位于患者的一侧，一手其固定膝关节或小腿，另一手拇指位于其腓骨小头外后侧（膝外）摸准腓总神经根支进行按压。按压的力量由小到大，当患肢膝外侧以下有酸麻胀沉感时再进行按揉。按揉的力量相对大于按压手法。当病人感到小腿和足趾有酸麻胀沉及触电感向下放射时持续10～15秒钟结束（图9-89）。

（2）腓深神经麻醉：患者取坐或仰卧位，踝关节中立位。术者位于一侧，拇指位于患者外踝的前上方，摸准通过的腓总神经浅支后用适度的力量进行按压。当病人有酸麻胀沉感时改为按揉。应用的力量由小逐渐加大，当患者踝以下有酸麻胀沉及触电感时持续10～15秒钟结束（图9-90）。

以上腓总神经和腓深神经的按压及按揉麻醉手法，主要通过拇指按压和按揉的外界力量，抑制支配小腿前、外侧和踝关节前外侧关节囊、韧带、肌肉、肌腱、韧带的神经，使紧张痉挛松弛，使小腿、踝前外侧的诸肌、韧带和肌腱疼痛减轻，达到麻醉镇痛的目的。

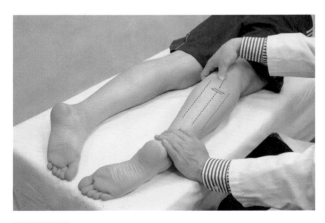

图 9-88　小腿后拇指剥离

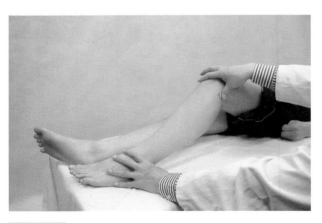

图 9-89　腓总神经麻醉

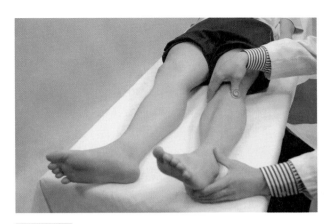

图 9-90 腓深神经麻醉

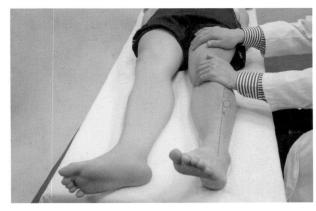

图 9-91 小腿前面掌面按揉

2. 按揉手法

（1）掌面按揉：患者取坐位或仰卧位，膝关节屈曲。术者位于一侧，一手固定患者小腿，另一手掌位于小腿下端分别沿着小腿前、外侧的胫前肌、趾长伸肌、姆长伸肌、肌腱和足背的姆短伸肌、趾短伸肌以及分布在踝足背侧的皮神经、中间皮神经的走行，自上而下的反复进行按揉。其力量随着肿胀的消散和疼痛的减轻而由小逐渐加大，当达到最大限度时结束（图 9-91）。

（2）拇指按揉：患者与术者的体位不变。术者拇指分别位于患者小腿前外侧诸肌、肌腱和足背内侧皮神经、中间皮神经及踝后外侧皮神经的走行下移至足背，自上而下反复进行按揉。应用的力量由小到大要适度，当踝部的肿胀和疼痛缓解减轻时结束（图 9-92）。

按揉手法是踝部治疗中痛而舒服的手法，也是消肿止痛和关节肌肉功能恢复的主要手法之一。术者用掌面和拇指在小腿和踝关节及足背部的反复按揉，可使踝关节周围痉挛紧张的肌肉、肌腱、关节囊和韧带以及神经、血管松弛缓解，同时可起到放松肌肉、解除痉挛和剥离粘连的作用。扩大踝部各纤维组织相互间的间隙，加速踝关节周围血液循环和新陈代谢，促使踝部的水肿和炎症早日吸收，达到踝部各功能改善和恢复的目的。

3. 剥离手法
拇指剥离：患者的体位与术者的位置不变。术者一手固定患者踝关节，另一手拇指位于患者小腿和踝关节及足背深层质硬的

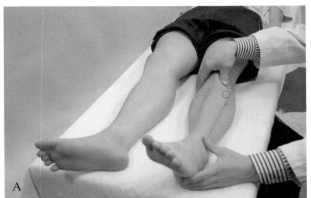

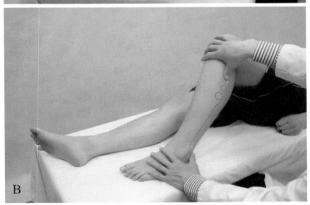

图 9-92 小腿前面拇指按揉
A. 小腿前侧拇指按揉；B. 小腿外侧拇指按揉

机化粘连的条索、结节处，按着组织的走行纵向延伸，横向剥离。自上而下反复进行数遍，双拇指交替进行。应用的力量要适度，力争做到即既剥开粘连，又不损伤组织，直到机化粘连的条索和结节由大变小，由硬变软时结束（图 9-93）。

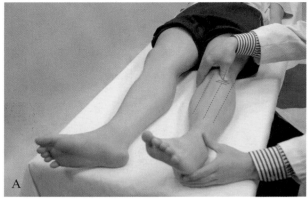

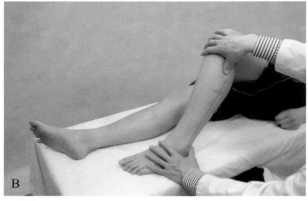

图 9-93 小腿前面剥离手法

A. 小腿前侧拇指剥离；B. 小腿外侧拇指剥离

踝部剥离手法是治疗手法中较重的一种手法，也是治疗和功能恢复需要的破坏性手法。因踝关节周围软组织间炎症的刺激、水肿的积聚，使踝部出现了不同程度的肿胀。长期的肿胀可导致各种软组织纤维之间发生机化，形成程度不同的粘连，使踝关节周围、小腿及足部的肌肉、韧带、肌腱的功能局限，阻滞小腿、足踝部的血液循环和新陈代谢，使肌肉和各纤维组织功能减弱，弹性较差，不随着踝关节的运动而收缩舒张。因此需要不同的手法、不同的力量给予剥离，理顺关系，扩大组织间隙，加速小腿和踝、足部的血液循环，加强踝关节及周围各纤维组织功能。起到剥离粘连、促使水肿和炎症吸收的作用，达到理顺各组织关系、促使功能改善和恢复的目的。

三、运动治疗手法

1. **踝关节屈伸法** 患者取仰卧位或坐位，

膝关节伸直。术者位于一侧，一手按住患者踝上部，另一手握住足弓部，使踝关节做背伸和屈曲运动。屈伸的动度由小逐渐加大，反复进行，当达到最大限度时结束（图 9-94）。

2. **踝关节旋转法** 患者与术者的体位不变。术者一手持握患者踝上部给予固定，另一手握患者足弓部使踝关节做内收外旋旋转运动。旋转的范围由小逐渐加大，当达到最大限度时，再向相反方向做外展内旋旋转运动，旋转的范围和角度及程度均同上（图 9-95）。

踝关节运动治疗手法是治疗中的一部分。在踝关节严重肿痛，关节功能障碍，施行上述按揉、剥离手法的过程中，通过不同手法起到缓解痉挛、减轻疼痛、消散肿胀、剥开粘连结节的作用。扩大了关节和肌肉诸纤维组织间隙，加速了踝关节及局部的血液循环，解除了组织间的相互约束和压迫，使血液循环改善和流通，促使肌肉、肌腱、韧带和关节囊、纤维弹性的加强及关节功能的恢

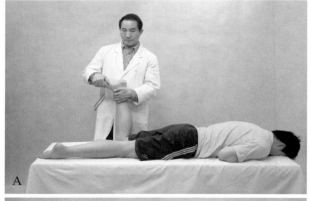

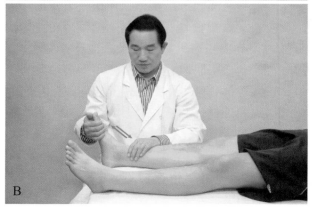

图 9-94 踝关节屈伸法

复。同时通过被动收缩和牵拉、撕脱了粘连，促进了水肿和炎症的吸收，防止了水肿的机化再粘连，关节肌纤维的挛缩和肌肉的失用性萎缩，加强了关节和肌肉的功能，起到了主动运动的作用。

四、科学有效锻炼方法

（一）被动锻炼方法

1. **踝关节屈伸法**　患者取坐位或仰卧位。术者位于患者的一侧，一手位于患者小腿下端进行固定，另一手握足弓处使踝关节做屈伸运动。屈伸的动度要根据踝关节的病情和条件允许由小逐渐加大，反复进行，当达到最大限度时巩固数遍结束。每屈伸为一次，每组 30～60 次，每日 2～3 组（见图 9-94）。

踝关节背伸时，使小腿前侧的胫前肌，踇长、短伸肌，趾长、短伸肌，肌腱和踝关节前侧的关节囊、韧带及神经、血管等组织被动收缩，同时牵拉、伸展小腿后侧的腓肠肌、比目鱼肌、肌腱和踝关节后侧的关节、韧带及神经、血管等组织。

踝关节屈曲时，使小腿后侧的诸肌、肌腱和踝关节后侧的关节囊、韧带及神经、血管等组织被动收缩，同时牵拉、伸展小腿前侧的上述诸肌、肌腱和踝关节前侧的关节囊、韧带及神经、血管等。

2. **踝关节旋转法**　患者与术者的体位同上。术者一手位于患者小腿下端固定，另一手持握足弓部使踝关节做内收外旋旋转运动。旋转的动度由小逐渐加大，反复进行，当达到最大限度时，再使踝关节做外展内旋旋转运动。旋转的范围和角度及程度均同上。每组各方向旋转 30～60 圈，每日 2～3 组（见图 9-95）。

内收外旋时，使小腿前侧和踝关节前侧两侧的肌肉、关节囊、韧带及神经、血管等纤维组织被动收缩，同时牵拉、伸展小腿后侧和踝关节后外两侧的关节囊、韧带及神经、血管等。

外展内旋时，使小腿后外两侧的诸肌和踝关节后外侧两侧的关节囊、韧带及神经、血管被动收缩，同时牵拉、伸展小腿前侧的诸肌、肌腱和踝关节前内两侧的关节囊、韧带及神经、血管等组织。

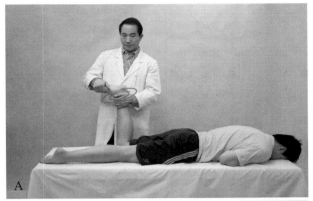

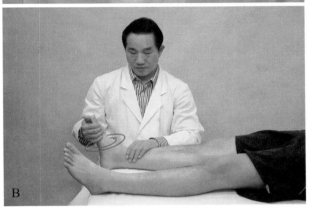

图 9-95　踝关节旋转法

以上踝关节被动锻炼方法，主要通过他人的辅助使踝关节做屈伸和旋转运动。扩大踝关节的间隙和踝关节屈伸、旋转的活动范围，同时通过踝关节的活动，关节周围的肌肉、肌腱、关节囊、韧带被动收缩、牵拉和伸展，撕脱相互之间的粘连，扩大软组织、神经及血管之间的间隙，解除局部压迫，加速局部、肢体的血液循环和新陈代谢，并促进炎症和水肿的吸收，防止炎症的刺激和水肿的机化所导致的踝关节周围各纤维组织间的再粘连。达到消肿止痛和促使功能恢复及主动功能锻炼的目的。

（二）主动锻炼方法

1. **踝关节屈伸法**　患者可取仰卧位、坐位或立位，使踝关节做主动屈伸运动。仰卧位和坐位双踝可同时进行，立位双踝关节可分别交替进行。屈伸的程度由小逐渐加大，反复进行，当达到最大限度时巩固数遍结束。每屈伸为一次，每组 30~60 次，每日 2~3 组（图 9-96）。

　　踝关节背伸时，使小腿前的胫前肌、姆长伸肌、腓骨长、短肌和踝关节前侧的伸肌上下支持韧带及关节囊主动收缩，同时牵拉小腿后侧的腓肠肌、比目鱼肌、跟腱和踝关节后侧的关节囊及有关韧带。

　　当踝关节屈曲时，使小腿和踝关节后侧的上述诸肌、肌腱和韧带及关节囊主动收缩，同时牵拉小腿前侧和踝关节前侧的上述诸肌、肌腱、关节囊和韧带。

　　2. 踝关节收展法　患者可取仰卧位、坐位或立位，使踝关节做内收外展运动。仰卧位和坐位双踝可同时进行，立位时双踝可分别交替进行。运动的动度由小逐渐加大，当达到最大限度时巩固数次结束。内收和外展为一次，每组 20~40 次，每日 2~3 组（图 9-97）。

　　踝关节内收时，使小腿内、前侧胫前肌、姆长屈肌和腓肠肌的小头及踝关节内侧的韧带、关节囊主动收缩，同时牵拉小腿和踝关节外侧腓骨长、短肌、踝关节韧带和关节囊及神经、血管。当踝关节外展时，使胫前肌、趾长伸肌、姆长伸肌、腓骨长、短肌和踝关节外侧的韧带、关节囊及神经、血管主动收缩，同时牵拉小腿内侧腓肠肌内侧头、比目鱼肌、跟腱和踝关节内侧的肌腱、关节囊及韧带等纤维组织。

　　3. 踝关节旋转法　患者取仰卧位、坐位或立位，使踝关节先做内收外旋运动。动度由小逐渐加大，当达到最大限度时，再使踝关节做外展

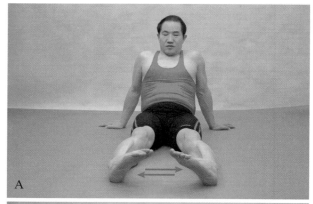

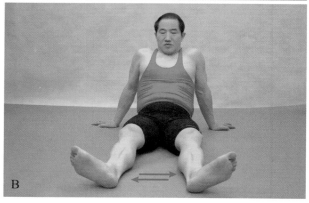

图 9-97　踝关节收展法

内旋运动。旋转的范围由小到大反复进行，当达到最大限度时巩固数次结束。每组各方向旋转 20~40 圈以上，每日 2~3 组（图 9-98）。

　　踝关节内旋时，是胫前肌、趾长屈肌、姆趾屈肌、腓肠肌内侧头和踝关节内侧的韧带及关节囊等组织的收缩，同时牵拉小腿外侧的腓骨长、短肌、腓肠肌外侧头和踝关节外后侧的关节囊及韧带。当踝关节外旋时，使小腿前外后侧的胫前肌、趾长伸肌、姆长伸肌、腓骨长短肌和踝关节外侧的关节囊及关节韧带等纤维组织主动收缩，同时牵拉小腿和踝关节内侧的诸肌、肌腱和关节囊及韧带等组织。

　　以上 3 种不同的主动锻炼方法是根据踝关节的运动生理和病情的需要，使小腿、踝关节周围的肌肉、肌腱、关节囊和韧带恢复主动收缩、舒张、牵拉功能。充分利用病人的主观能动性，通过踝关节不同的活动方法和不同程度的收缩及舒张、牵拉，起到巩固治疗效果的作用。同时撕脱粘连，扩大组织间隙，加速局部的血液循环，促

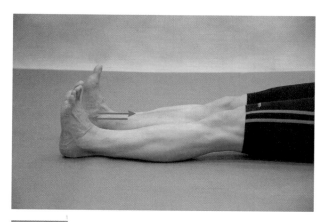

图 9-96　踝关节屈伸法

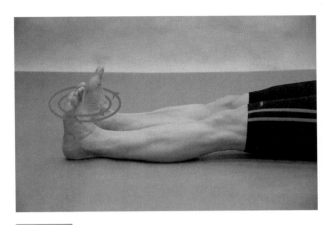

图 9-98　踝关节旋转法

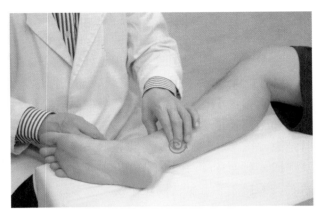

图 9-99　内踝胫神经麻醉

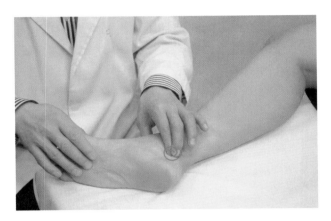

图 9-100　足底内侧神经麻醉

使水肿和炎症的吸收，防止水肿和炎症的再度机化及粘连的形成。加强关节周围关节囊、韧带、肌肉、肌腱等纤维组织的弹缩性和关节的稳固性，增加关节的活动范围，达到了消肿解痛，改善或恢复的目的。

第五节　足部治疗手法与锻炼方法

一、足底部治疗手法

1．麻醉手法

（1）内踝胫神经麻醉：患者取仰卧位或坐位。术者位于患者的一侧，一手握住其足趾，另一手示、中两指重叠位于内踝骨的内侧，按压通过的胫神经根支。按压的力量由小逐渐加大，当患者足内及足底部有酸麻胀沉感时再进行按揉。按揉的力量要相对大于按压手法，当患者足内及足底部有酸麻胀沉和触电感向下放射时持续 10～15 秒钟结束（图 9-99）。

（2）足底内侧神经麻醉：患者与术者的体位不变。术者一手位于患者足背侧固定，另一手拇指位于姆展肌内缘和趾短屈肌外缘的足底内侧神经根处进行按压。其力量由小到大，当患者感到第 1、2、3 足趾有酸麻胀沉时再进行按揉。按揉的力量相对大于按压手法，当第 1、2、3 足趾有麻胀和触电感时持续 10　～15 秒钟结束（图 9-100）。

（3）足底外侧神经麻醉：患者与术者的体位不变。术者一手位于患足背固定，另一手拇指位于患者趾短屈肌外缘与小趾展肌的内缘之间，按压足底外侧神经根支。按压的力量由小到大，当有酸麻胀感时再进行按揉手法，其力度大于按压手。当足趾有酸麻胀感时维持 10～15 秒钟结束（图 9-101）。

神经按压和按揉手法，是针对足底诸肌和跖筋膜的增生肥厚以及足趾部的肿痛等病理变化而进行的。通过手法的外界力量对神经根支进行压迫，起到了止痛、缓解痉挛、减轻肌张力的作用，达到阻滞麻醉的目的。

2．按揉手法

（1）拇指按揉：患者的体位与术者的位置不变。术者一手固定患足，另一手拇指位于患者足跟骨的内外两侧及跟骨结节处的足底上述诸肌、肌腱起点处，沿着诸肌和肌腱及神经、血管的走行，由上而下至肌肉、肌腱的止点处反复进行按揉。双拇指可交替进行。而后诸趾底部进行按揉，应用的力量由小逐渐加大。当足底部深层的肌肉、条索和跖筋膜增生机化粘连形成的结节变软变小时结束（图9-102）。

（2）肘尖按揉：患者取俯卧位，膝关节屈曲。术者一手托住患者足背固定，另肘关节屈曲，使肘尖分别位于足底诸肌和足底肌膜的起点（上端），由上而下，由内向外进行按揉，反复数次。应用的力量根据患者足底部肿胀轻重和跖筋膜粘连肥厚的程度而选择。运用时随着痉挛的缓解、肿胀的消散和疼痛的减轻而由小逐渐加大。当术者感到足底诸肌痉挛、紧张的条索缓解，跖趾关节处机化粘连肥厚的结节由大变小，由硬变软时结束（图9-103）。

足底部两种不同的按揉手法，对诸肌、肌腱因炎症和血水肿的形成，以及各纤维组织间粘连而引起的疼痛、痉挛和肿胀进行按揉。通过按揉，使足底部诸肌疼痛减轻，肿胀消散，痉挛缓解，并可扩大足底部各组织间的间隙，加速局部和足趾的血液循环，促使足关节和肌肉功能的恢复。

3. 剥离手法

（1）拇指剥离：患者的体位与术者的位置不变。术者使一手固定患者足背处，另一手拇指位于其足底诸肌和肌腱的起始或上端，沿着诸肌和肌腱的走行下移，并用拇指横向剥离粘连的肌肉和机化的结节。自上起始点至下诸趾的抵止点，反复进行数遍。直到足底诸肌和肌腱及跖筋膜增生肥厚由厚变薄，痉挛粘连的条索和机化的结节变软变小，其间隙变大时结束（图9-104）。

（2）肘尖剥离：患者取俯卧位，膝关节屈曲或伸直均可。术者位于一侧，一手固定患者足部，

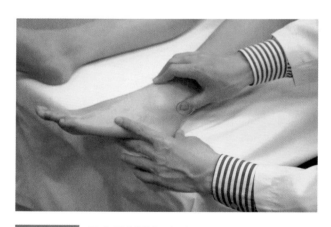

图9-101 足底外侧神经麻醉

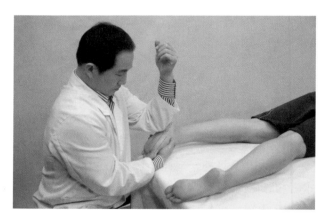

图9-103 足底肘尖按揉

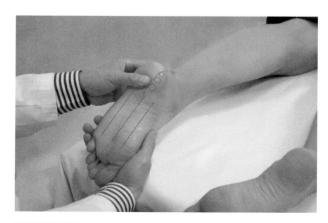

图9-102 足底拇指按揉

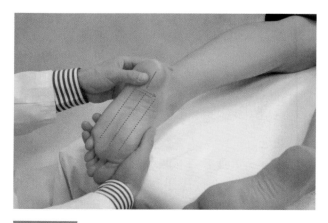

图9-104 足底拇指剥离

另一肘关节屈曲，使肘尖位于患者足底部诸肌和肌腱的上端起始部，沿着诸肌和肌腱的走行自上而下纵伸下移横向剥离。反复进行数遍，应用的力量由小逐渐加大。当肘感到足底部诸肌和其他纤维组织粘连机化的条索、结节变软变小时结束（图 9-105）。

针对足底诸肌、肌腱鞘膜、神经鞘膜、血管、跖筋膜、滑膜炎症的刺激而导致上述诸肌的痉挛、血水渗出、疼痛的产生、各组织间的机化粘连、关节及肌肉等组织的功能受限甚至障碍等病理变化，而施行肘尖和拇指两种不同的手法进行剥离。可使组织粘连剥脱分开，恢复其固有功能。剥离手法治疗起到消肿止痛、扩大组织间隙、理顺组织关系、加速足部血液循环、促使水肿和炎症吸收的作用。改善了关节和足底部诸肌、肌腱、跖筋膜等组织血流量，解除了纤维包裹性压迫，增强了神经传导功能，达到改善和恢复功能的目的。

二、足背部治疗手法

1. 麻醉手法

（1）踝前腓浅神经麻醉：患者取坐位或仰卧位。术者位于患者的一侧，一手位于患者足趾处，另一手拇指位于外踝骨的上方，按压通过的腓浅神经根支。应用的力量由小逐渐加大。当患者足趾背有酸麻胀沉感时再进行按揉，力度大于按压手法。当患者足趾背有酸麻胀沉和触电感向下放射时持续 10～15 秒钟结束（图 9-106）。

（2）足背外侧皮神经麻醉：患者与术者的体位不变。术者一手固定患者踝关节，另一手拇指尖位于踝骨的下缘处按压足背外侧皮神经支。按压的力量要适度，当足外侧及小趾的外侧有酸麻胀沉感时再进行按揉。按揉的力量相对大于按压手法，当足外侧及小趾外侧有触电感向下放射时持续 10～15 秒钟结束（图 9-107）。

通过按压和按揉足背内侧皮神经、中间皮神经和外侧皮神经根支，使神经传导和对肌肉等组织的兴奋度降低，肌肉痉挛缓解，疼痛减轻。为其他治疗手法的进行起到积极作用，达到止痛、放松和麻醉的目的。

2. 按揉手法

（1）掌面按揉：患者取仰卧位或坐位，膝关节屈曲或伸直。术者位于患者的一侧，一手固定患者踝关节，另一手掌位于足背诸肌的起点处，沿着上述诸肌和神经及血管的走行进行按揉。其

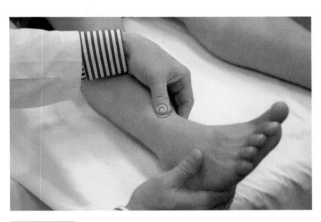

图 9-106 踝前腓浅神经麻醉

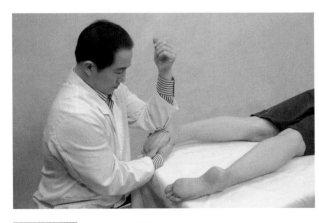

图 9-105 足底肘尖剥离

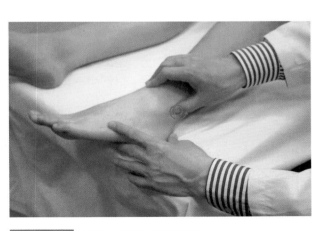

图 9-107 足背外侧皮神经麻醉

方向由诸肌的上端至诸肌的下端，自上而下反复进行。应用的力量随着足背诸肌痉挛的缓解、肿胀的消退和疼痛减轻而由小逐渐加大，以病人能耐受为度。当达到最大限度时反复进行数遍结束（图9-108）。

（2）拇指按揉：患者的体位与术者位置不变。术者一手握患者足部固定，另一手拇指位于足背之上，沿着诸肌的起点走行分别进行按揉。由上而下至诸肌的抵止点处，反复进行数遍。应用的力量由小逐渐加大，当足背诸肌痉挛缓解、肿胀消散、疼痛减轻时结束（图9-109）。

（3）足趾部拇、示指按揉：患者的体位与术者的位置不变。术者一手持握患者的足弓固定，另一手拇、示指分别位于各足趾背、底和内、外两侧，自上而下的按揉足趾周围的肌肉、肌腱和神经、血管及韧带等组织。按揉的力量由小逐渐

加大，当术者感到足部踇趾周围的肿胀消散、痉挛缓解、机化粘连的结节和条索变小变薄时，再移向余趾，按踇趾按揉的手法、力量、部位和程度分别进行按揉，而后结束（图9-110）。

以上足背、足趾按揉手法分别进行，该手法是治疗手法中较有效的一种手法。可使足背部诸痉挛缓解、肿胀消退、疼痛减轻。同时起到剥离粘连、软化结节、理顺组织关系、扩大组织间隙的作用。加速了足背及足趾的血液循环，改善了微循环，促使足背和足趾部的水肿及炎症随着肢体的血液循环而吸收，促进足、趾部肌肉和关节功能的恢复。

3. 剥离手法　患者取仰卧位或坐位。术者位于患侧，使患者踝关节跖屈位，一手持握足趾部固定，另一手拇指位于踝背部，沿着足背诸伸肌腱、肌肉、神经和血管的走行及机化、粘连、异常条索、结节的形状，自上而下，由内至外进行横向弹剥。应用的力量由小逐渐加大，由浅入深反复进行数遍。当感到足背的异常结节和粘连的条索由大变小，由硬变软，由厚变薄，疼痛减轻时结束（图9-111）。

三、运动治疗手法

1. 足趾屈伸法　患者取仰卧位或坐位。术者位于患者的一侧，一手握住跖部诸骨固定，另一手持握各足趾的末节，分别使诸趾做背伸和跖屈运动。屈伸的动度要根据病人跖趾关节和趾间

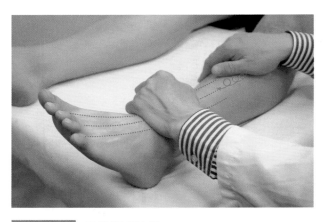

图 9-108　足背掌面按揉

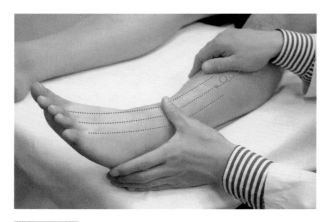

图 9-109　足背拇指按揉

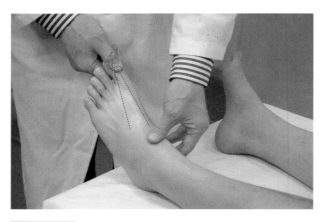

图 9-110　足趾部拇、示指按揉

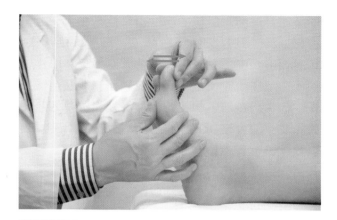

图 9-112　足趾屈伸法

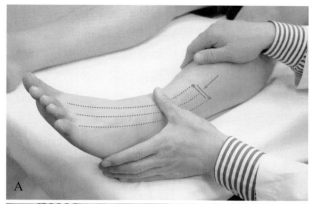

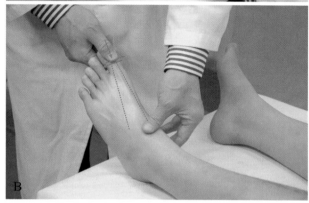

图 9-111　剥离手法
　　A. 足背拇指剥离；B. 足趾拇、示指剥离

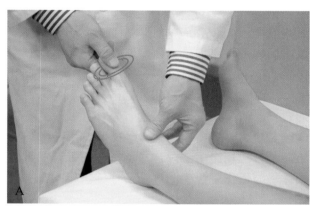

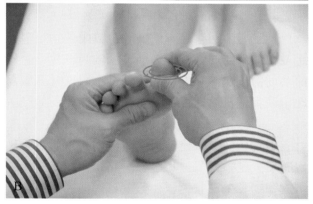

图 9-113　足趾关节旋转法

关节的病情轻重、关节功能受限程度和关节周围软组织肿胀及机化粘连、挛缩、萎缩情况而由小逐渐加大。当达到最大限度时巩固数遍结束（图9-112）。

　　2. 足趾关节旋转法　患者与术者的体位不变。术者一手固定患者趾的近端，另一手持握足趾的远端给予对抗牵引。分别使诸趾做内收外旋和外展内旋旋转运动。旋转的范围与角度要根据跖趾关节和趾间关节的损害及功能受限程度由小逐渐加大，当达到最大限度时结束（图9-113）。

　　以上足趾关节屈伸和旋转两种运动治疗手法，主要通过两种不同的被动活动，使足趾关节达到主动活动的功能。防止了足趾诸肌失用性、进行性肌萎缩。同时撕脱肌腱、肌肉、关节囊和韧带及神经、血管之间的粘连，扩大了组织间隙，理顺了组织关系，加速了足趾的血液循环，促使足背和足趾部的水肿及炎症的吸收，加强各功能恢复。

四、科学有效锻炼方法

（一）被动锻炼方法

　　1. 足趾关节屈伸法　患者取仰卧位或坐位。术者位于患者的一侧，一手握住患者跖骨上端固定，另一手拇、示指握住足趾的末节，使诸趾分别做屈伸运动。屈伸的动度由小逐渐加大，反复进行，当达到最大限度时结束。每屈伸为一次，每组 30～60 次，每日 2～3 组（见图 9-112）。

跖趾屈曲时使足底部的诸屈肌、肌腱、关节囊、韧带、跖筋膜和伴行的神经及血管随着足趾的屈曲被动收缩，同时牵拉足背足趾侧的诸伸肌、肌腱、关节囊、韧带和伴行的神经及血管。跖趾背伸使足趾背部的诸伸肌、肌腱、关节囊、韧带和伴行的神经及血管被动收缩，同时牵拉足跖底部的诸屈肌、肌腱、关节囊、韧带和神经及血管。

2. 足趾关节旋转法 患者与术者的体位不变。术者一手握住患者趾骨固定，另一手拇、示指分别持握姆趾和其他诸趾的末节，进行内收外旋和外展内旋旋转运动。旋转的范围与角度由小逐渐加大，当达到最大限度时结束。每趾各方向旋转 20～40 圈，每日 2～3 组（见图 9-113）。

足趾关节内收外旋和外展内旋时可使其周围的肌肉、肌腱、关节囊、韧带和神经及血管随着诸趾关节的旋转而对称性被动的收缩牵拉。

关节被动锻炼方法，在临床上所取得的效果和作用与治疗手法中的运动治疗手法相同。

（二）主动锻炼方法

足趾屈伸法：患者取仰卧位或坐位均可，使足趾关节做跖屈和背伸运动。屈伸为一次，屈伸的动度由小逐渐加大，当达到最大限度时巩固数次后结束。每组进行 30～60 次，每日 2～3 组（图 9-114）。

足趾屈曲时，使足姆展肌、姆长短屈肌、足底腱膜、趾短屈肌、小趾长短屈肌、蚓状肌、关节囊和韧带主动收缩，伴行分布的神经及血管支随着肌肉、肌腱的收缩而运动。同时牵拉足趾背侧的姆长短伸肌、趾短伸肌、关节囊、韧带和分布伴行的神经及血管。

足趾背伸时，使足背侧踝关节前的伸肌上下支持带、姆长短伸肌、趾短伸肌、肌腱、关节囊、韧带和分布伴行的神经及血管主动收缩，同时牵拉足底部诸屈肌、关节囊、韧带和神经及血管。

足趾关节主动屈伸活动，可主动撕脱足趾背、底两侧肌肉、肌腱、韧带、神经和血管间的粘连，理顺组织关系，扩大关节活动范围和组织间隙，加速局部血液循环。促使足和趾局部的水肿及炎症的吸收，同时加强肌肉、肌腱和关节面的滑度及光泽感，使肌纤维组织的弹缩性和伸展功能加强，起到消肿止痛的作用。达到改善和恢复足趾部肌肉和关节功能的目的。

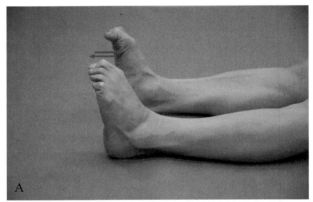

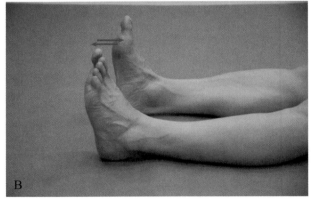

图 9-114 足趾屈伸法